歯科衛生士のための
歯周治療ガイドブック
キャリアアップ・認定資格取得をめざして

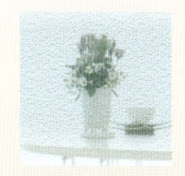

特定非営利活動法人
日本歯周病学会 編

Periodontal Therapy:

Practical Guide for

the Dental Hygienist

医歯薬出版株式会社

執筆者一覧
（執筆順）

伊藤　公一[★,*]	日本大学　名誉教授	
髙阪　利美[*]	愛知学院大学　特任教授	
野村　正子[*]	日本歯科大学東京短期大学　特任教授	
川浪　雅光[*]	北海道大学　名誉教授，札幌北ビル歯科クリニック	
小田　茂[*]	高砂おだ歯科クリニック（東京都葛飾区）	
坂井　雅子[*]	日本大学歯学部付属歯科病院歯科衛生室	
岩﨑　剣吾	大阪歯科大学　医療イノベーション推進機構　先進医療研究センター　准教授	
秋月　達也	間瀬デンタルクリニック（千葉県富津市），東京科学大学　非常勤講師	
鈴木　基之[*]	東京都歯科医師会協力診療委員会　委員	
鍵和田優佳里[*]	神奈川歯科大学短期大学部　客員教授	
和泉　雄一[*]	東京科学大学　名誉教授，福島県立医科大学　特任教授	
村上　恵子	村上歯科医院（東京都日野市）	
澁谷　俊昭[*]	元朝日大学歯学部口腔感染医療学講座歯周病学分野　教授	
林　丈一朗	明海大学歯学部口腔生物再生医工学講座歯周病学分野　教授	
申　基喆	明海大学副学長・歯学部教授	
西村　英紀	九州大学大学院歯学研究院口腔機能修復学講座歯周病学分野　教授	
河野　隆幸	岡山大学病院歯科・総合歯科部門	
吉江　弘正	新潟大学　名誉教授	
山本　幸司	三川インターデンタルクリニック（新潟県東蒲原郡）	
古市　保志	北海道医療大学総合教育学系歯学教育開発学分野　特任教授	
佐藤　聡	日本歯科大学新潟生命歯学部歯周病学講座　教授	
髙柴　正悟	岡山大学大学院医歯薬学総合研究科病態制御学専攻病態機構学講座歯周病態学分野　教授	
曽我　賢彦	岡山大学病院医療支援歯科治療部　部長・准教授	
茂木　美保[*]	住友商事歯科診療所（東京都千代田区），東京科学大学歯学部口腔保健学科　非常勤講師	

[★]編集代表．　[*]（平成19年4月～平成21年3月）日本歯周病学会歯科衛生士関連委員会委員

This book is originally published in Japanese
under the title of :

SHIKAEISEISHI-NO TAMENO SHISYUCHIRYO GAIDOBUKKU

(Periodontal Therapy : Practical Guide for the Dental Hygienist)

Editors :
ITO, Koichi et al.
ITO, Koichi
　Professor and Chairman, Department of Periodontology, Nihon University School of Dentistry

© 2009 1st ed.

ISHIYAKU PUBLISHERS, INC.
　7-10, Honkomagome 1 chome, Bunkyo-ku,
　Tokyo 113-8612, Japan

Preface 序

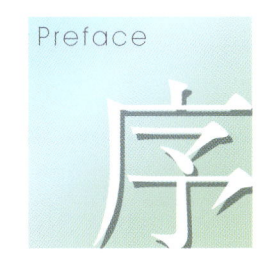

歯の喪失原因として，歯周病は齲蝕とともに口腔領域における2大疾患と称されてきましたが，齲蝕が減少傾向を示す一方で，歯周病はいまだ高い有病率を示しています．ところで，近年の歯周病学に関する研究の進展とエビデンスの集積によって，歯周病が糖尿病や心血管系疾患，また早期低体重児出産や呼吸器疾患などと深い関連性があることが明らかとなり，歯周病と全身疾患との関連が大きな注目を集めています．さらに，医療界におけるゲノム研究の発展によって，歯科界においてもゲノムにかかわる歯周病の検索が進められ，歯周病の発症機構の遺伝子レベルでの解明，リスク遺伝子を有する個人の生活習慣への介入による1次予防などが可能になることが予測されています．

このように近年，歯周病学における基礎分野での研究の進展に伴い，歯周療法の開発が期待されています．そこで日本歯周病学会では，歯周病の予防，治療を通して国民の健康な生活を確保するための各種ガイドライン，たとえば『歯周病の診断と治療の指針-2007』『歯周病の検査・診断・治療計画の指針-2008』を作成して，国民にわかりやすい治療法の手引きを提示してきました．また，歯科医師の育成のために，学会認定による歯周病認定医，歯周病専門医制度を設けるなど，さまざまな活動を行っています．認定歯科衛生士制度もその一環であり，本学会では，歯科医師がよりよい歯周病治療を行う際のよき治療協力者として歯科衛生士をとらえ，歯科衛生士の専門的知識と技術を確保し，歯周病治療の発展及び向上を図り，国民の口腔保健の増進に貢献することを目的として，「日本歯周病学会認定歯科衛生士制度」を2005年に発足しました．

本書は，この認定歯科衛生士制度をより普及させ，コデンタルスタッフとしてより多くの優秀な歯科衛生士を誕生させるための手引き書です．そこで，認定歯科衛生士試験（1症例についてケースプレゼンテーションを行い，試験委員による口頭試問を受ける）において，その症例を通して口頭試問される歯周病学ならびに治療に関する基礎的事項を，1章「歯周治療と歯科衛生士」から8章「歯周病と全身疾患や加齢についての基礎知識」で整理しました．一方，9章「症例のまとめ方とプレゼンテーション」では，認定歯科衛生士試験で行うケースプレゼンテーションのために，上手な症例のまとめ方のカンどころを掲載しました．

本書が十分に活用されて多くの優秀な認定歯科衛生士が誕生し，歯科医師とともに歯周病の予防・治療を通して国民の健康な生活に寄与してくださることを願ってやみません．

2009年8月
特定非営利活動法人日本歯周病学会 前理事長　山田　了

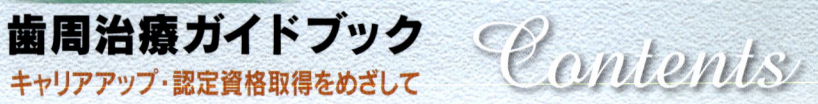

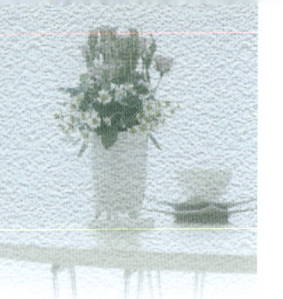

歯科衛生士のための 歯周治療ガイドブック
キャリアアップ・認定資格取得をめざして

Contents

1章　歯周治療と歯科衛生士　……………………………………… 伊藤公一・高阪利美　1

1　歯周病とは ……………………………………………………………………………… 2
- 1 歯周病の定義 ……………………………………………………………………… 2
- 2 歯周病の有病状況 ………………………………………………………………… 2
- 3 歯周病の分類 ……………………………………………………………………… 2
- 4 生活習慣病 ………………………………………………………………………… 5
- 5 リスクファクターとしての歯周病 ……………………………………………… 5

2　歯周治療の流れと歯科衛生士の役割 ………………………………………………… 6
- 1 歯周治療における歯科衛生士 …………………………………………………… 6
- 2 歯周治療の流れと役割 …………………………………………………………… 6

3　認定歯科衛生士とは …………………………………………………………………… 8
- 1 目的 ………………………………………………………………………………… 8
- 2 認定歯科衛生士までの道のり …………………………………………………… 8
- 3 認定資格の更新 …………………………………………………………………… 8
- 4 認定を取得した歯科衛生士 ……………………………………………………… 9

4　歯周治療と保険診療 ………………………………………………………………… 10
- 1 保険診療と自由診療 …………………………………………………………… 10
- 2 歯科における保険診療 ………………………………………………………… 11

2章　歯周病患者への医療面接と検査 ……………………………… 野村正子・川浪雅光　13

1　医療面接の基本と押さえておくべき患者の情報 ………………………………… 14
- 1 医療面接とは …………………………………………………………………… 14
- 2 医療面接の基本 ………………………………………………………………… 15
- 3 押さえておくべき患者の情報 ………………………………………………… 16

2　歯周組織検査の方法と得られる情報 ……………………………………………… 18
- 1 プロービングによってわかること …………………………………………… 18
- 2 口腔衛生状態を把握する ……………………………………………………… 24
- 3 歯の動揺度を調べる …………………………………………………………… 26
- 4 根分岐部病変を探る …………………………………………………………… 28
- 5 プラークリテンションファクターを把握する ……………………………… 29

3　規格性のある口腔内写真の必要性と撮影法 ……………………………………… 33
- 1 規格性のある口腔内写真の必要性 …………………………………………… 33
- 2 撮影法 …………………………………………………………………………… 33
- 3 よい写真のイメージ …………………………………………………………… 33
- 4 撮影時の姿勢と撮影に用いる機材 …………………………………………… 34

4 エックス線写真からわかること……38
　1 歯周治療で用いられるエックス線写真……38
　2 デンタルエックス線写真の読影の基本……38
　3 読影上の注意点……39
5 咬合性外傷の診査……41

3章　治療計画と歯科衛生士の関わり……小田　茂・坂井雅子・岩﨑剣吾・秋月達也　43

1 歯肉炎……44
　1 歯肉炎の治療……44
　2 症例……44
2 軽度慢性歯周炎……47
　1 軽度歯周炎の治療……47
　2 症例……48
3 中等度慢性歯周炎……51
　1 中等度歯周炎の治療……51
　2 症例……51
4 重度慢性歯周炎……55
　1 重度歯周炎の治療……55
　2 症例……55
5 侵襲性歯周炎……59
　1 侵襲性歯周炎の治療……59
　2 症例……60
6 咬合性外傷……64
　1 咬合性外傷の特徴……64
　2 咬合性外傷の治療……64

4章　歯周基本治療を成功させるためのポイント……鈴木基之・鍵和田優佳里　67

1 モチベーションをアップさせるためのコツ……68
　1 患者とは……68
　2 コミュニケーションとは……69
2 歯周病患者にしてもらうこと……70
　1 患者のプラークコントロールを向上させるには……70
　2 生活習慣を改善してもらう……70
3 歯科衛生士による炎症のコントロール……72
　1 専門家による口腔清掃……72
　2 SRPをマスターする……72
　3 歯周治療に活かすPMTC……84
　4 局所薬物配送システムの応用と留意点……86

5章　サポーティブペリオドンタルセラピーとメインテナンス
　　　　　　　　　　　　　　　　　　村上恵子・秋月達也・和泉雄一　89

1 歯周病における再評価・病状安定と治癒 90
- 1 再評価 90
- 2 病状安定と治癒 91

2 サポーティブペリオドンタルセラピー 92
- 1 サポーティブペリオドンタルセラピーとは 92
- 2 SPTの内容 92
- 3 歯科衛生士がSPT施行時に留意すべき臨床ポイント 97
- 4 歯周組織検査結果に基づいた対応の実際 97

3 メインテナンス 100
- 1 メインテナンスの意義 100
- 2 メインテナンスの内容 100
- 3 歯科衛生士がメインテナンス施行時に留意すべき臨床ポイント 101
- 4 もう一つのキーポイント 101

6章　歯周外科治療とアシスタントワーク　澁谷俊昭　105

1 患者に伝えるべきこと 106
- 1 歯周外科治療についての理解 106
- 2 術前の説明 106

2 手術をスムーズに行うためのアシスタントワーク 109
- 1 術前の準備 109
- 2 術中のアシスタントワーク 110
- 3 術後の処置 111

7章　インプラント治療　申 基喆・林 丈一朗　113

1 インプラント治療の利点と注意点 114
- 1 インプラントシステム 114
- 2 インプラント周囲組織の特徴 114
- 3 歯周治療におけるインプラント治療の利点 114
- 4 インプラント治療の適応症 116
- 5 インプラント周囲炎 116

2 インプラント治療の実際とアシスタントワーク 117
- 1 インプラント治療の流れ 117
- 2 術前検査 117
- 3 インプラント埋入（一次）手術 118
- 4 二次手術 121
- 5 インプラント補綴処置 121

3 インプラントのメインテナンス……123
- 1 インプラント治療後のメインテナンス……123
- 2 メインテナンスの内容……123

8章 歯周病と全身疾患や加齢についての基礎知識
……西村英紀・河野隆幸・吉江弘正・山本幸司・古市保志・佐藤　聡・髙柴正悟・曽我賢彦　125

1 糖尿病……126
- 1 増加している糖尿病患者……126
- 2 糖尿病の基礎知識……126
- 3 歯周治療が糖尿病に影響を与えるメカニズム……126
- 4 糖尿病患者の歯周治療……127

2 循環器系疾患……129
- 1 循環器系疾患とは……129
- 2 循環器系疾患の基礎知識……129
- 3 循環器系疾患と歯周病のかかわり……129
- 4 歯科治療時の歯科衛生士の役割……131
- 5 治療上注意すべき点……131

3 早産・低体重児出産……133
- 1 早産・低体重児出産とは……133
- 2 歯周病との関連……133

4 喫煙……136
- 1 喫煙による生体への影響……136
- 2 歯周病に対する喫煙の影響……136

5 加齢変化……138
- 1 高齢化が進行する社会における歯科衛生士の役割……138
- 2 高齢者の口腔に関係する加齢変化……138
- 3 高齢者の歯周治療……140
- 4 高齢者の歯周治療における留意点……140

9章 症例のまとめ方とプレゼンテーション……鈴木基之・茂木美保　143

1 情報の収集と整理……144
- 1 主観的情報……144
- 2 客観的情報……144

1 プレゼンテーションの基本……145
- 1 プレゼンテーションで考慮する三つのP……145
- 2 プレゼンテーションの準備……145

2 ケースプレゼンテーションの実際……147
- 1 パワーポイントの使い方……147
- 2 リハーサルとスライドの修正……154
- 3 合格へ導くケースプレゼンテーションのテクニック……155

コラム

項目	著者	頁
初めて義歯装着する患者への指導のポイント	坂井雅子	63
歯科における禁煙支援のポイント	坂井雅子	65
インプラントのスケーリング	申基喆・林丈一朗	124
歯周病と糖尿病の関係について（文献的考察）	西村英紀・河野隆幸	128
高血圧症患者で歯肉増殖がある場合は、薬を変更してもらう必要がありますか？	吉江弘正・山本幸司	132
妊娠中に歯周治療を行ってもよいか？	古市保志	135
妊娠性歯肉炎の原因とその対処法は？	古市保志	135
特別養護老人ホーム入所者に口腔ケアを行うことで誤嚥性肺炎を予防できるか？	高柴正悟・曽我賢彦	140
より表現力豊かなスライドを作成するには	茂木美保	146
合格が遠のくケース〜失敗した受験生から学ぶ〜	茂木美保	157

索引 …………………………………………………………………… 158

Periodontal Therapy:
Practical Guide for the Dental Hygienist

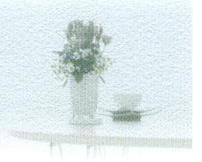

CHAPTER 1

歯周治療と歯科衛生士

伊藤公一：*1*, *4*
高阪利美：*2*, *3*

1 歯周病とは

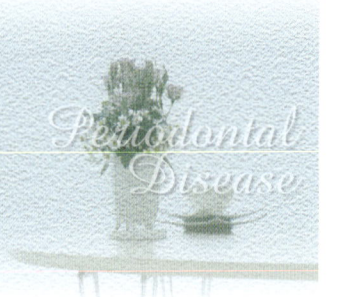

1 歯周病の定義

　歯周病とは，歯周組織（歯肉，歯槽骨，歯根膜〈歯周靭帯〉，セメント質）にみられる疾患群の総称で，狭義では歯肉炎，歯周炎および咬合性外傷が相当する．さらにプラークに起因する歯肉炎，歯周炎のみをさすこともある[1]．

　一般に歯肉の炎症は，プラークの直接的な作用と生体の防御機構とが複雑に関連して引き起こされる．人によって歯周組織の環境や抵抗力はさまざまなので，歯周病の発症や進行の程度には個人差がある．また，歯周病の発症に不可欠な因子は細菌因子であるが，これに他のリスクファクター（危険因子：たとえば喫煙や糖尿病など）が加わると，より複雑な形で歯周病が発症して，進行する．すなわち，リスクファクターが多いほど歯周病になる確率が高くなり，また，治癒しにくくなる（図1-1）．

2 歯周病の有病状況

　歯周病は加齢に伴い悪化し，歯肉出血は20〜79歳の年齢層で約40%を示し，4mm以上の歯周ポケットを有する者は，35歳以上の年齢層で約40〜60%になる（表1-1）[2]．

3 歯周病の分類

　日本歯周病学会による歯周病分類システム（2006）の一部を表1-2に示す．

1）歯肉炎

　炎症が歯肉に限局し，歯槽骨，歯根膜，セメント質に波及していない状態で，付着の喪失（アタッチメントロス）および歯槽骨の吸収や歯根膜の破壊のない歯肉の炎症をいう（図1-2）．歯肉炎には，単純性歯肉炎，潰瘍性歯肉炎，肥大性歯肉炎，薬

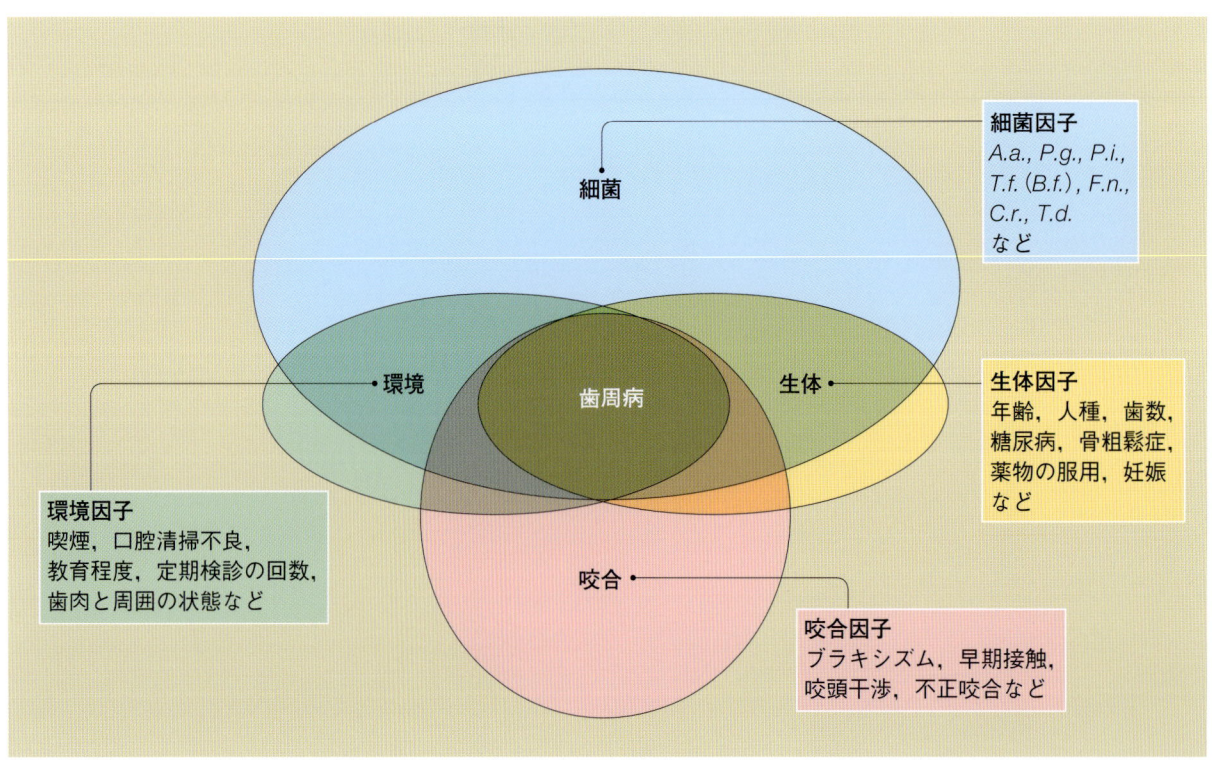

細菌因子
A.a., P.g., P.i., T.f.(B.f.), F.n., C.r., T.d. など

生体因子
年齢，人種，歯数，糖尿病，骨粗鬆症，薬物の服用，妊娠など

環境因子
喫煙，口腔清掃不良，教育程度，定期検診の回数，歯肉と周囲の状態など

咬合因子
ブラキシズム，早期接触，咬頭干渉，不正咬合など

図1-1　歯周病（歯周炎）のリスクファクター
（Wolff, L. et al.：Bacteria as risk markers for periodontitis. *J. Periodontol*. 65（5 suppl），498〜510，1994 より改変）

物性歯肉炎などがある．

主な局所的原因はプラークや歯石などの沈着物であり，全身的原因としては，ホルモンの変調，性ホルモン，栄養障害，内分泌異常などがある．

2）歯周炎

歯肉炎が進行し，深部歯周組織である歯槽骨，歯根膜，セメント質に炎症が波及した状態で，付着の喪失および歯槽骨吸収を伴う（図1-2）．進行速度は比較的緩慢であるが，外傷性因子によっ

表1-1 歯周病の有病状況

年齢階級 (歳)	歯肉出血 なし	歯肉出血 あり	対象歯のないもの	歯周ポケット 4mm未満	4mm以上 総数	4mm以上 6mm未満	6mm以上	対象歯のないもの
15〜19	69.4	30.6	―	93.9	6.1	6.1	―	―
20〜24	57.1	42.9	―	74.3	25.7	25.7	―	―
25〜29	62.8	37.2	―	68.6	31.4	31.4	―	―
30〜34	58.3	41.7	―	66.9	33.1	30.2	2.9	―
35〜39	56.8	43.2	―	60.5	39.5	33.7	5.8	―
40〜44	52.0	48.0	―	55.1	44.9	39.4	5.5	―
45〜49	55.9	44.1	―	55.4	44.6	40.6	4.0	―
50〜54	59.5	40.0	0.5	45.5	54.1	44.5	9.5	0.5
55〜59	59.3	39.1	1.6	50.6	47.8	37.5	10.3	1.6
60〜64	56.7	39.8	3.4	38.7	57.9	43.6	14.3	3.4
65〜69	51.7	43.7	4.6	34.9	60.5	42.3	18.2	4.6
70〜74	51.7	38.8	9.5	36.9	53.6	40.4	13.2	9.5
75〜79	46.2	39.3	14.5	30.2	55.3	40.3	15.1	14.5
80〜84	45.5	33.3	21.2	30.6	47.7	35.6	12.2	21.6
85〜	30.1	33.1	36.8	19.1	44.1	31.6	12.5	36.8

（2016年「歯科疾患実態調査」より．最新歯科衛生士教本 歯周病学 第2版，医歯薬出版，東京，2015，2〜7．）

表1-2 歯周病分類システム

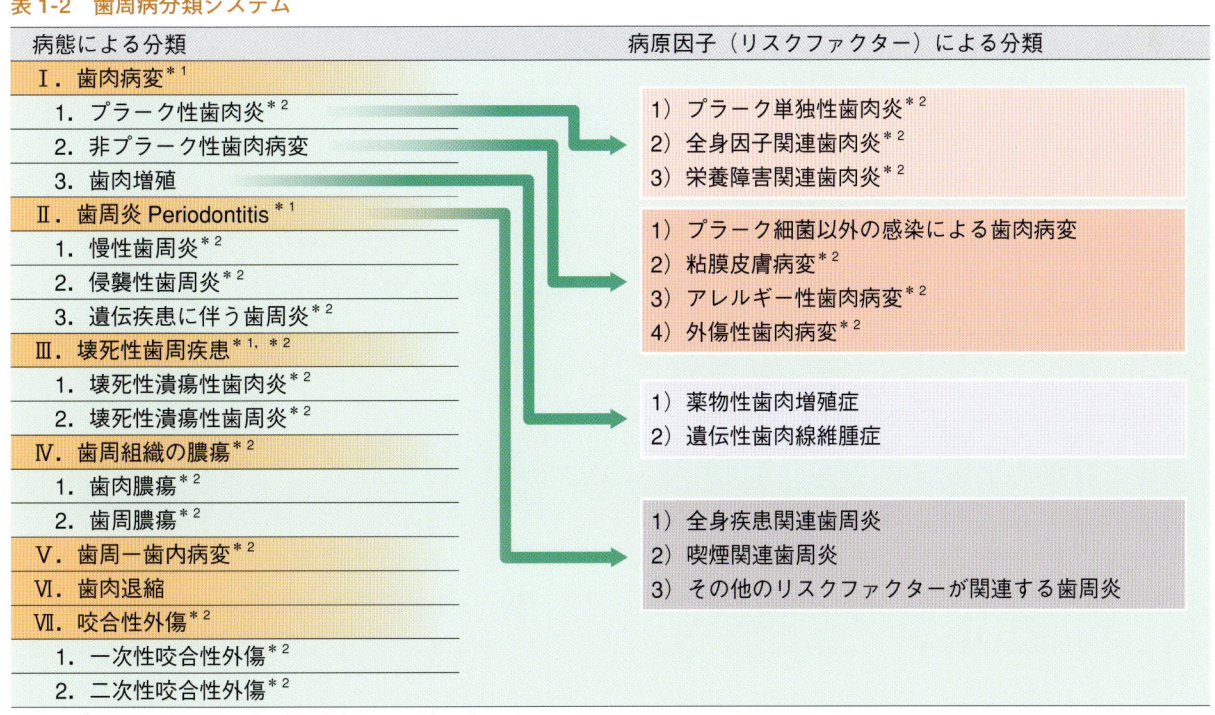

病態による分類

- Ⅰ．歯肉病変[*1]
  1. プラーク性歯肉炎[*2]
  2. 非プラーク性歯肉病変
  3. 歯肉増殖
- Ⅱ．歯周炎 Periodontitis[*1]
  1. 慢性歯周炎[*2]
  2. 侵襲性歯周炎[*2]
  3. 遺伝疾患に伴う歯周炎[*2]
- Ⅲ．壊死性歯周疾患[*1,*2]
  1. 壊死性潰瘍性歯肉炎[*2]
  2. 壊死性潰瘍性歯周炎[*2]
- Ⅳ．歯周組織の膿瘍[*2]
  1. 歯肉膿瘍[*2]
  2. 歯周膿瘍[*2]
- Ⅴ．歯周−歯内病変[*2]
- Ⅵ．歯肉退縮
- Ⅶ．咬合性外傷[*2]
  1. 一次性咬合性外傷[*2]
  2. 二次性咬合性外傷[*2]

病原因子（リスクファクター）による分類

- 1）プラーク単独性歯肉炎[*2]
- 2）全身因子関連歯肉炎[*2]
- 3）栄養障害関連歯肉炎[*2]

- 1）プラーク細菌以外の感染による歯肉病変
- 2）粘膜皮膚病変[*2]
- 3）アレルギー性歯肉病変[*2]
- 4）外傷性歯肉病変[*2]

- 1）薬物性歯肉増殖症
- 2）遺伝性歯肉線維腫症

- 1）全身疾患関連歯周炎
- 2）喫煙関連歯周炎
- 3）その他のリスクファクターが関連する歯周炎

[*1]：いずれも限局型（localized），広汎型（generalized）に分けられる．
[*2]：米国歯周病学会の新分類（1999）と全く同一の疾患名を示す．これ以外については本学会で定義したものである．

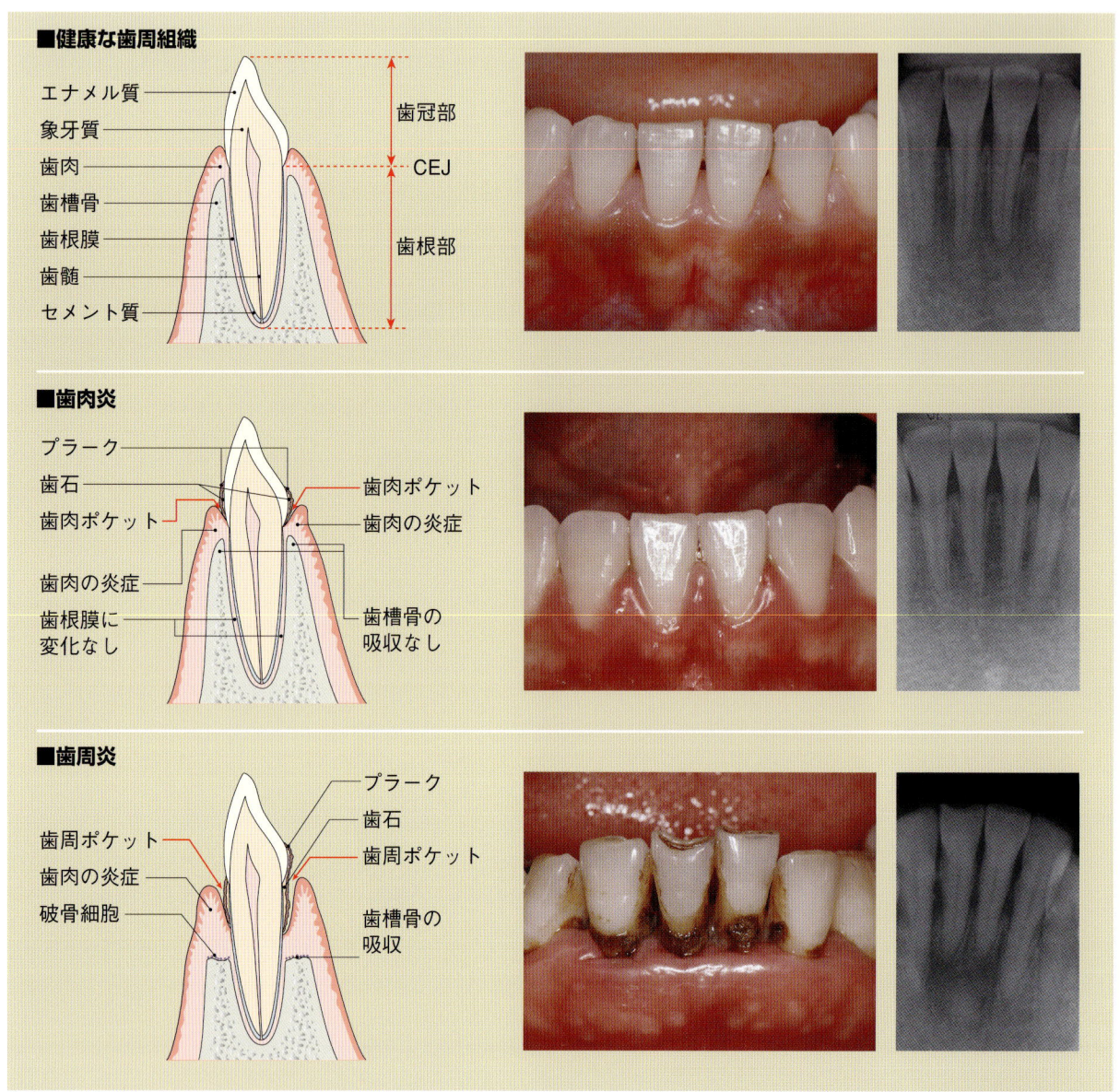

図1-2 歯肉炎と歯周炎の病態 歯肉炎と歯周炎の最も大きな違いは，アタッチメントロスの有無と支持歯槽骨に炎症が波及しているか否かである．

て病変の進行が早まることがあったり，特殊なタイプでは短期間で急激な進行もみられる．

　歯周病原細菌とは，歯周炎の発症や進行に関与する細菌で，歯周炎の活動部位に多く検出され，排除すると歯周炎の進行が停止する．慢性歯周炎では，*Porphyromonas gingivalis*，*Tannerella forsythia*（*Bacteroides forsythus*），*Fusobacterium nucleatum*，*Treponema denticola* などが，侵襲性歯周炎（若年性歯周炎）では，*Aggregatibacter*（*Actinobacillus*）*actinomycetemcomitans* などが検出されることが多い．

3）咬合性外傷

　咬合性外傷とは，咬合力によって生じる歯周組織の傷害で，一次性と二次性に分類される（**図1-3**）．一次性咬合性外傷とは，過度な咬合力により歯肉を除く歯周組織（セメント質，歯槽骨，歯根膜）に外傷が生じたものである．二次性咬合性外傷とは，歯周炎の進行により支持歯槽骨が減少して咬合負担能力が低下した歯に生じる外傷であり，生理的な咬合力によっても引き起こされる．歯の動揺とエックス線写真における歯根膜腔の拡大が重要な所見である．

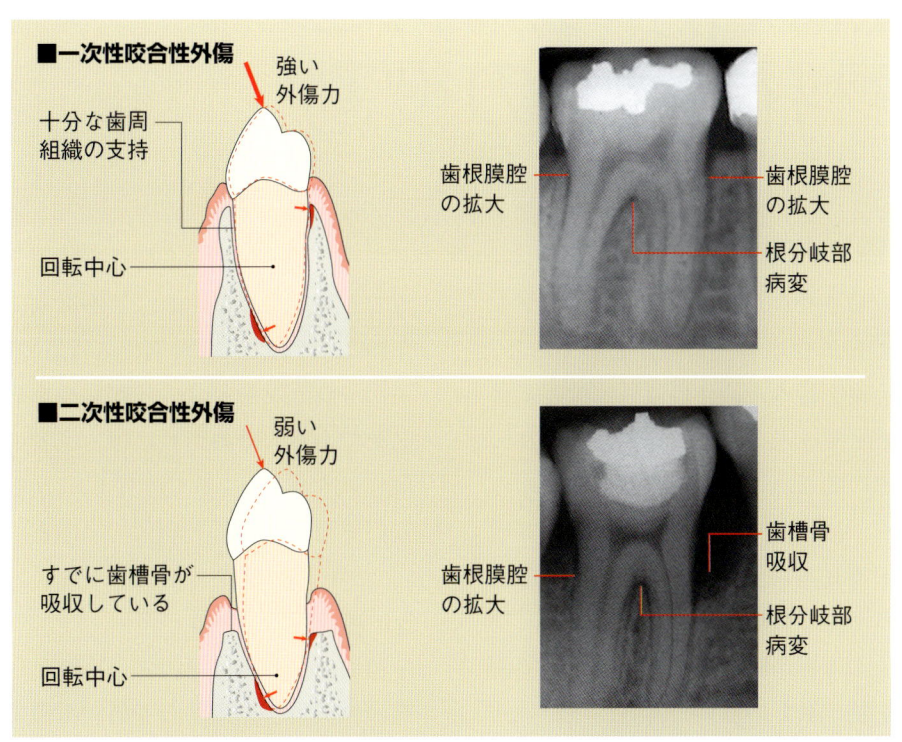

図1-3 一次性咬合性外傷と二次性咬合性外傷　CEJから歯槽骨頂までの距離に注目する．一次性咬合性外傷では歯槽骨吸収はないが，二次性咬合性外傷では歯槽骨吸収がある．

表1-3　生活習慣と生活習慣病との関係

生活習慣	生活習慣病
食生活	2型糖尿病，肥満，高脂血症，循環器病，大腸癌，歯周病など
運動習慣	2型糖尿病，肥満，高脂血症，高血圧症など
喫　煙	肺扁平上皮癌，循環器病，慢性気管支炎，脳貧血障害，肺気腫，歯周病など
飲　酒	アルコール性肝障害，（歯周病）

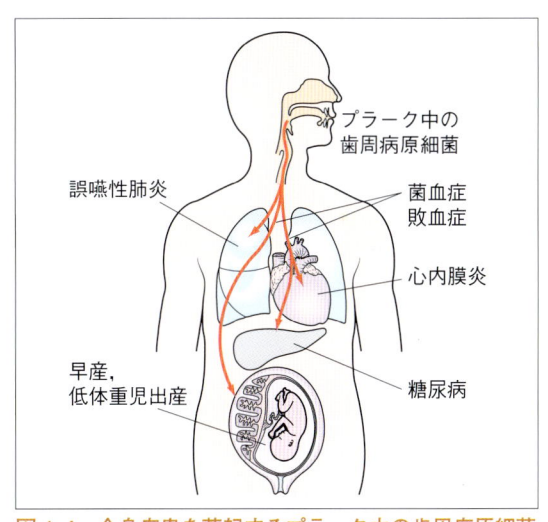

図1-4　全身疾患を惹起するプラーク中の歯周病原細菌
（全国歯科衛生士教育協議会監修：最新歯科衛生士教本 歯周病学第2版．医歯薬出版，東京，2015，44〜54．）

4　生活習慣病

　歯周病の発症・進行には生活習慣（食習慣，歯磨き習慣，喫煙など）が関連していることから，歯周病は生活習慣病として位置づけられており，単に歯科医師による治療のみでは効果があがらないことも明らかにされている（表1-3）．患者個人の生活習慣の改善，自助努力なくして歯周治療の成功はあり得ないといってもよい．

5　リスクファクターとしての歯周病

　歯周病が口に限局しているときは，最悪の場合でも歯が抜けるにとどまる．しかし，長期に慢性化することによって，増殖した歯周病原細菌が血液中に入ったり，飲み込まれて，口から離れた心臓や肺などの遠隔臓器に達し，そこに病気を起こす可能性がある（図1-4）．

2 歯周治療の流れと歯科衛生士の役割

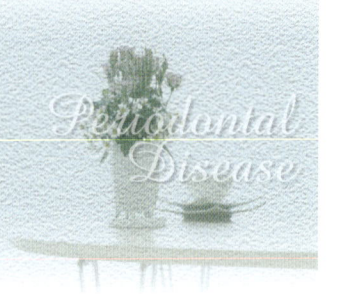

1 歯周治療における歯科衛生士

歯周治療を成功させるためにはプラークコントロールなどの継続的な維持・管理が必要であり，効果的な歯周治療を行うためには歯科医師と歯科衛生士との協働が必要とされる．また近年では，歯科衛生士の専門的な能力が評価され，歯周病の予防だけでなく，歯周基本治療やサポーティブペリオドンタルセラピー（SPT）など治療の一部が歯科衛生士に任される機会が多くなっている．つまり，歯科衛生士は専門的な医療従事者として歯周治療の一端を任されているのである．

2 歯周治療の流れと役割

歯周治療の流れとともに，各ステップにおける歯科衛生士の役割について簡単に説明する（図1-5）．

1）歯周組織検査

歯周組織検査では，視診や触診だけでなく，口腔衛生状態，プロービングポケットデプス（PPD）の測定，プロービング時の出血（BOP），クリニカルアタッチメントレベル（CAL）の測定，エックス線写真による検査，プラークリテンションファクターの確認，咬合検査，歯の動揺度，根分岐部病変の検査などを行う．

歯周組織検査の結果は，診断，治療計画の立案，症例分析および予後判定に役立つだけでなく，治療計画の修正や治療結果の評価を行ううえでも重要な資料となる．

2）歯周治療についての患者教育

歯周治療では，歯周病の原因であるプラークを取り除くことが重要となり，プラークコントロールが治療の基盤となるため，患者の協力なしでは治療は成り立たない．患者教育では，歯周組織検査の結果を基に歯周病の原因と現在の病態を説明したうえで，治療の必要性や放置した場合の問題点などを十分に説明し，治療計画についての同意を得る．その際，歯科衛生士は患者と良好なコミュニケーションをとり，信頼関係を構築することが必要である．そのためには，患者の訴えに対し丁寧に耳を傾け，「よくみてもらっている」という安心感を与えることが大切である．

3）歯周基本治療

歯周基本治療は原因除去治療ともよばれ，歯周病の原因因子を排除して歯周組織の炎症をある程度まで改善し，その後の歯周治療の効果を高め，成功に導くための基本的な治療である．歯周基本治療では，ブラッシング指導，スケーリングやスケーリング・ルートプレーニング（SRP）が主体となるため，歯科衛生士の果たす役割が最も重要となる．また，生活習慣の改善によるリスクファクターの軽減，歯科医師によるプラークリテンションファクターや外傷性咬合に対する処置などが行われる．

4）再評価

歯周治療の各治療段階で行われた処置を，そのつど全般的な治療計画にもとづいて，総合的に評価することを再評価といい，歯周治療後の検査結果より治療の見直しを行う．再評価の結果より，病状の安定が認められた場合はSPTへ，治癒した場合はメインテナンスへと進む．しかし，改善がみられない場合は，歯科医師とともに治療計画の修正を行う．

5）歯周外科治療

歯周基本治療を行っても4mm以上の深い活動性のポケットが残存している場合や，歯周病によって破壊された歯周組織を再生したい場合などは，歯周外科治療を行う．また，プラークコント

ロールしやすい環境を得るために歯周外科治療を行う場合もある．

6）口腔機能回復治療

歯周基本治療や歯周外科治療の後，口腔機能（咬合・咀嚼，審美，発音機能など）の回復を目的に行う治療で，咬合治療，修復・補綴治療，歯周−矯正治療，インプラント治療などが含まれる．

7）SPT

歯周基本治療，歯周外科治療，口腔機能回復治療により病状安定となった歯周組織を維持するための治療をいう．プラークコントロール，スケーリング，SRP，咬合調整などの治療が主体となる．

8）メインテナンス

メインテナンスは，歯周治療によって治癒した歯周組織を長期間維持するための健康管理をいう．メインテナンスは患者自身が行うプラークコントロールと専門家による定期的なプロフェッショナルケアからなり，後者では，口腔内・外の検査を行い，必要に応じて保健指導，SRP，プロフェッショナルトゥースクリーニング（PTC），フッ化物応用などを行う．

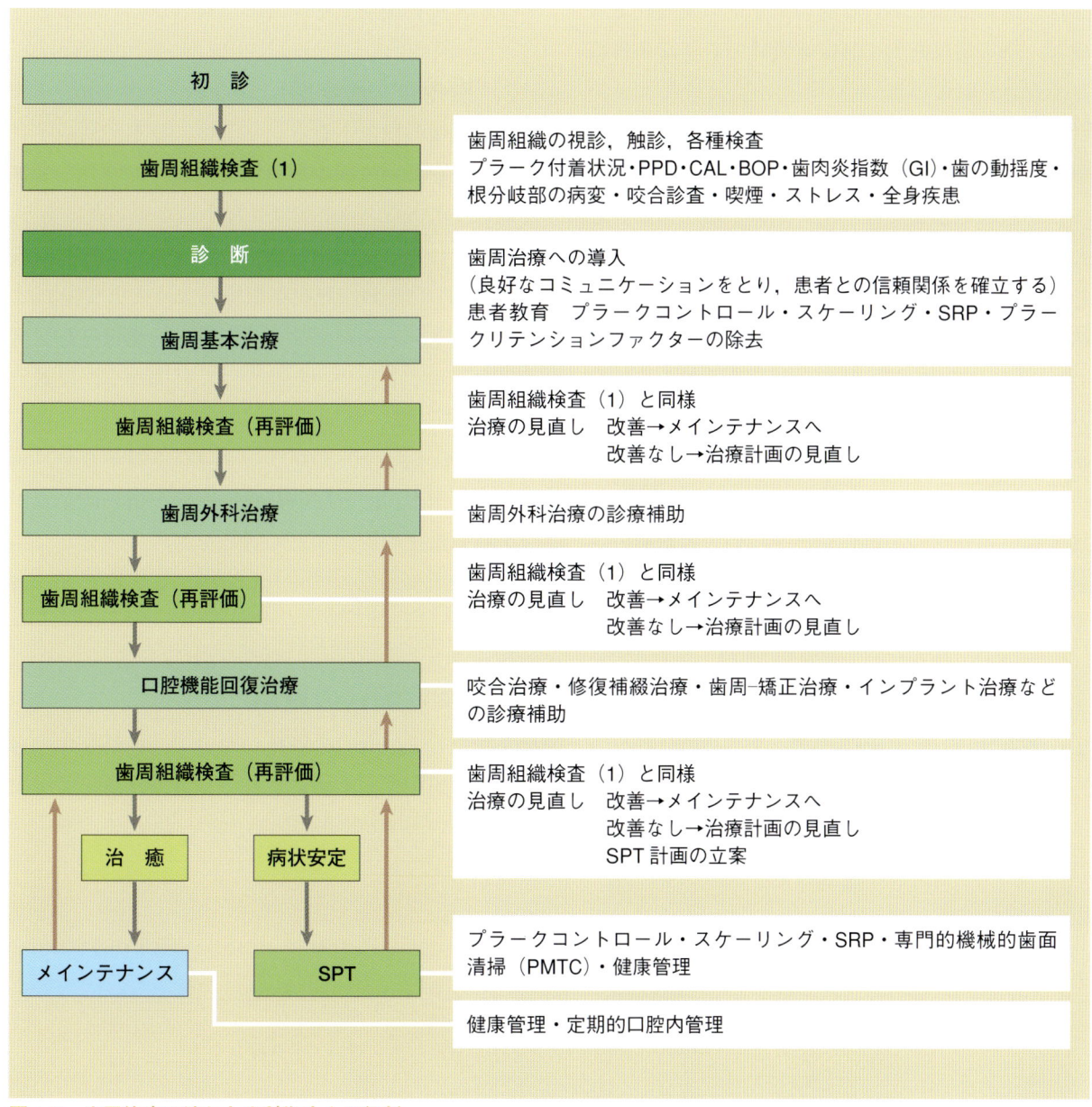

初診	
歯周組織検査（1）	歯周組織の視診，触診，各種検査 プラーク付着状況・PPD・CAL・BOP・歯肉炎指数（GI）・歯の動揺度・根分岐部の病変・咬合診査・喫煙・ストレス・全身疾患
診断	
歯周基本治療	歯周治療への導入 （良好なコミュニケーションをとり，患者との信頼関係を確立する） 患者教育　プラークコントロール・スケーリング・SRP・プラークリテンションファクターの除去
歯周組織検査（再評価）	歯周組織検査（1）と同様 治療の見直し　改善→メインテナンスへ 　　　　　　　改善なし→治療計画の見直し
歯周外科治療	歯周外科治療の診療補助
歯周組織検査（再評価）	歯周組織検査（1）と同様 治療の見直し　改善→メインテナンスへ 　　　　　　　改善なし→治療計画の見直し
口腔機能回復治療	咬合治療・修復補綴治療・歯周−矯正治療・インプラント治療などの診療補助
歯周組織検査（再評価）	歯周組織検査（1）と同様 治療の見直し　改善→メインテナンスへ 　　　　　　　改善なし→治療計画の見直し SPT計画の立案
治癒 ／ 病状安定	
メインテナンス	プラークコントロール・スケーリング・SRP・専門的機械的歯面清掃（PMTC）・健康管理
SPT	健康管理・定期的口腔内管理

図1-5　歯周治療の流れと歯科衛生士の役割

3 認定歯科衛生士とは

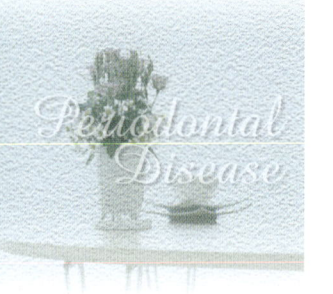

前述したように，歯科衛生士は歯周治療において重要な役割を占めている．とくに熟練した歯科衛生士は，通常，歯周外科手術が選択されるような深い歯周ポケットに対しても，確実にSRPを行うことができるので，炎症の軽減が可能となり，その後の歯周治療の効果を高めることができる．つまり，歯周治療の成否は歯科衛生士の腕に左右されるといっても過言ではない．日本歯周病学会では，歯周治療における歯科衛生士の重要性を考慮し，認定歯科衛生士制度を設けて有能な歯科衛生士を認定している．

1 目 的

日本歯周病学会では，歯周病の予防・治療を通じて国民の健康な生活を確保するために，治療の指針（ガイドライン）を作成したり，歯周病認定医・専門医制度を設けるなど，さまざまな活動を行っている．認定歯科衛生士制度もその一環であり，歯科医師がより良い歯周治療を行う際の協働治療者として歯科衛生士をとらえ，有能な歯科衛生士を育成するため，2005年に発足した．本制度では，歯周病の治療および予防管理のための総合的な能力をもち，表1-4に示す事項に見合った歯科衛生士を認定することとなっている．

2 認定歯科衛生士までの道のり

1）認定歯科衛生士の条件

認定歯科衛生士になるには，まず日本歯周病学会が示す以下の条件を満たしていなければならない．
①歯科衛生士の免許証を有する者
②通算5年以上の歯周病学に関する研修と臨床経験を有すると認められた者
③認定歯科衛生士申請時に日本歯周病学会学術大会に2回以上参加していること
④認定歯科衛生士試験に合格した者
⑤認定歯科衛生士申請時に学会会員であること

2）取得までの手順

認定歯科衛生士を目指す者は，日本歯周病学会に申請を行い，図1-6に示す手順にて審査を受ける必要がある．合格後は登録手続きが必要であり，登録されると認定歯科衛生士認定証が交付される（図1-7）．なお，認定を取得しようとしても，すぐにはケースプレゼンテーションに見合った症例がないことも多い．したがって日頃から，患者の口腔内写真，歯周組織検査結果（PPD，CAL，BOP，O'Learyらのプラークコントロールレコード〈PCR〉，エックス線写真など），歯科衛生士が実施した指導記録などの資料を整理・保管し，症例発表原稿作成の準備をしておくことが必要である．

3 認定資格の更新

変化の早い今日の医療において，歯科衛生士もそれに対応すべく常に新しい知識や技術を習得す

表1-4 認定歯科衛生士に必要な能力

1.	歯周病について広く，深い知識をもっている
2.	歯周治療および予防を行うための優れた技術をもっている
3.	長期にわたり患者の口腔内の管理および健康状態を維持できる能力を有する
4.	今後も積極的に歯周治療に取り組もうという姿勢がみられる

るための生涯学習が必要となっている．また生涯学習は，自己資質の向上のみならず，患者および他の医療従事者からの信頼を得るためにも必要である．

認定歯科衛生士制度も生涯研修を義務づけており，認定取得後も日本歯周病学会が示す生涯研修を受講し，5年ごとに更新しなければ資格を喪失する．歯科衛生士は，医療従事者としての専門性を身につけ，患者に対して常に最善の処置を行う責任がある．

4 認定を取得した歯科衛生士

2018年10月25日までに1,119名の認定歯科衛生士が誕生している．認定試験は，これまで歯科衛生士として真摯に取り組んできた結果を示すことでもあり，能力のある歯科衛生士のさらなる誕生を期待している．

第1回から第3回までの認定歯科衛生士試験合格者に対するアンケートにより，**表1-5，6**に示す結果が得られた．これらの結果から，認定歯科衛生士を受験することは，実力のある歯科衛生士であることを社会にアピールするだけでなく，歯科衛生士としてのレベルを向上させる動機にもつながっている．また，今まで自分自身が診療に携わってきた患者の症例を発表用原稿にまとめることで自身の業務を振り返り，認定を受けることで自信にもつながっている．

〔詳しくは学会ホームページ http://www.perio.jp/ を参照して下さい．〕

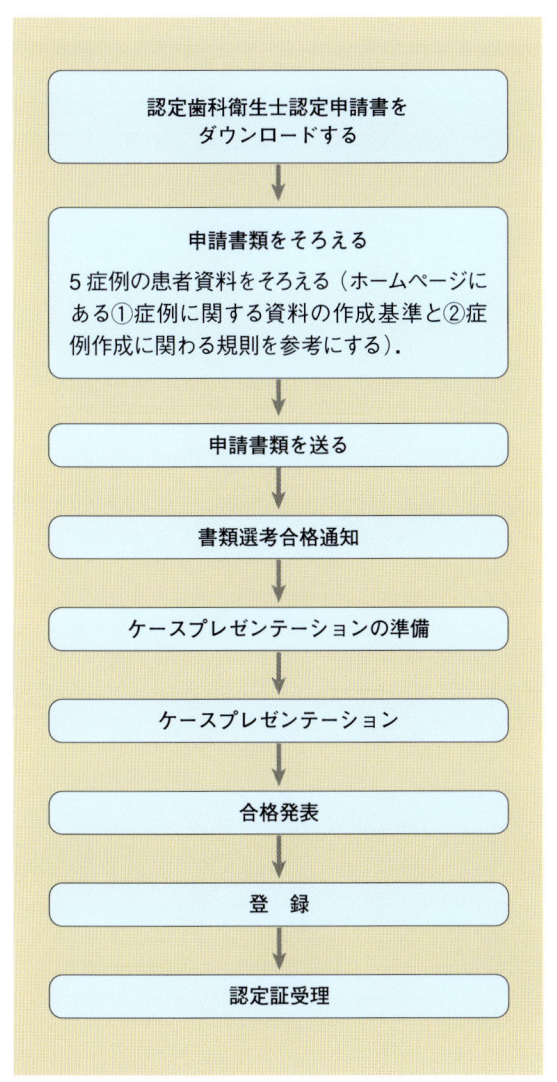

図1-6 取得までの手順

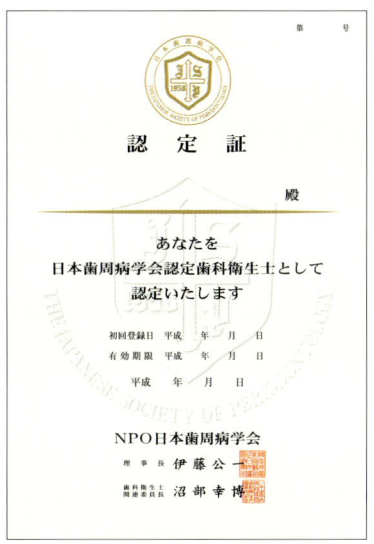

図1-7 認定歯科衛生士認定証

表1-5 認定歯科衛生士の志望動機について

項目	割合(%)
歯科衛生士としてのレベルアップをしたかった	84.0
自分の力を試してみたかった	48.0
他の歯科衛生士との差別化	31.5

表1-6 認定歯科衛生士の資格取得後の変化について

項目	割合(%)
患者さんを見る目が変わった	48.0
自信がついた	47.0
いろいろな卒後研修会に参加しようと意識が変わった	32.3

4 歯周治療と保険診療

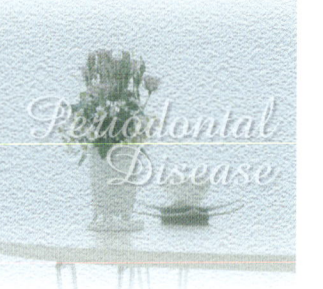

1 保険診療と自由診療

1）保険診療

　保険診療とは，医療保険を利用して医療を受けることをいい，保険指定された医療機関（歯科診療所など）において，保険医指定された医師や歯科医師や柔道整復師によって行われる．

　保険診療では，個々の診療行為ごとに「診療報酬」が定められており，「出来高制」となっている．保険診療を受ける被保険者は診療報酬の一部（30％）を医療機関に支払い，残りの診療報酬（70％）については保険者（社会保険庁，健保組合など）から保険医療機関へ支払われる．このとき，医療機関が保険者に請求する診療報酬明細書をレセプトとよぶ．保険医療機関は，実際に行った診療行為を点数化（1点10円）し，レセプトに記入して，審査支払機関（国民健康保険団体連合会，社会保険診療報酬支払基金）に提出する．診療内容が適切と認められれば，診療報酬が審査支払機関を通して保険医療機関に支払われる（図1-8）．

2）自由診療

　保険で認められていない治療法（未認可の治療薬など）や，疾病状態以外に対する医療行為（通常の歯列矯正や美容整形など）については，医療保険は利用できない．また，保険で認められている治療法であっても，保険を利用せずに治療することも可能である．これらの場合，診療報酬は医療機関の裁量で設定することができ，医療費はすべて患者の自己負担となる．このような診療を自由診療（保険外診療）とよぶ．

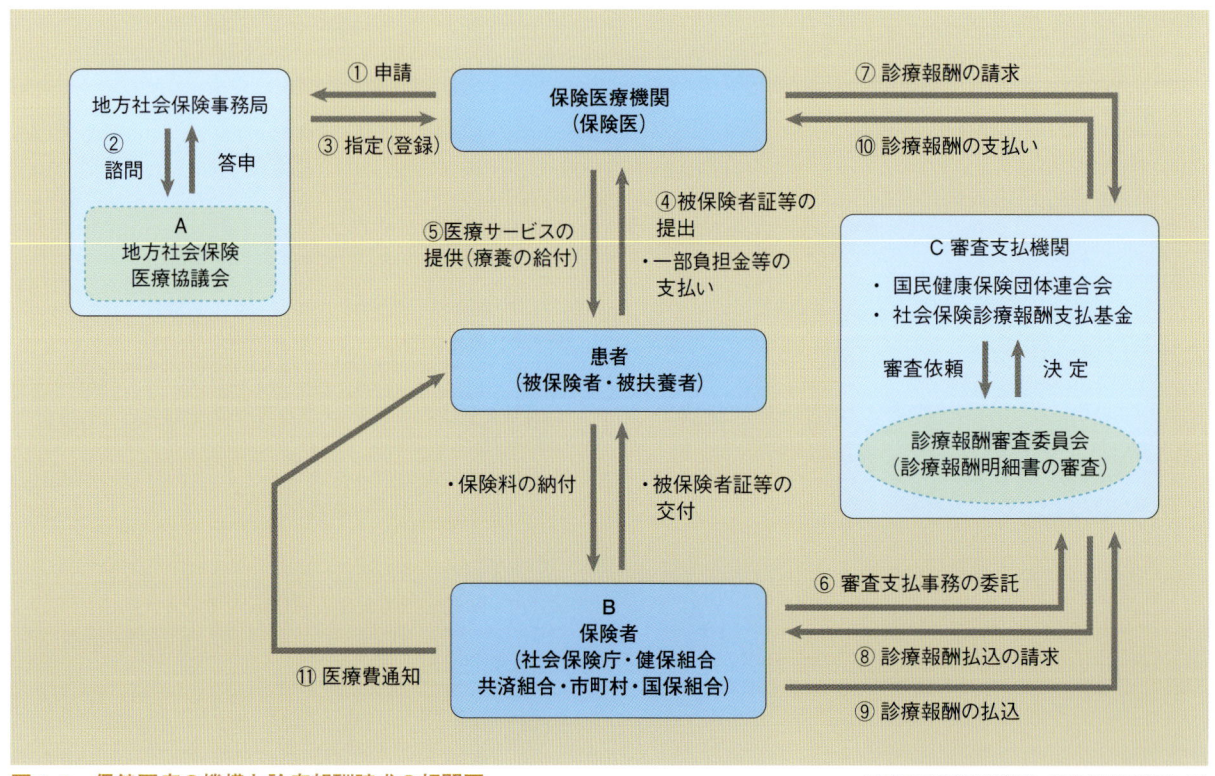

図1-8　保健医療の機構と診療報酬請求の相関図　　　　（大阪府国民健康保険課：診療報酬相関図より）

2 歯科における保険診療

1）歯科全般

　歯科領域において保険が適用されない自由診療としては，健康診断のように齲蝕や歯周病など疾病の予防を目的としている場合や，見た目をよくする目的で行う歯の漂白（ホワイトニング），歯列矯正，またはインプラント治療（保険適用できる症例もある）などの先進的な治療があげられる．

2）歯周治療

　現行では，図1-9に示すように，ほとんどの歯周治療は保険で認められている[4]．
　プラークを構成している細菌は口腔内に常に存在するため，歯周病はきわめて再発しやすい疾患である．また，中等度以上の歯周炎では完全治癒（治療終了）は難しい．したがって，積極的な治療が終了した後も長期間のSPT（保険診療では「歯周病安定期治療」）やメインテナンスを行うことが重要である．治癒と判定されメインテナンスに移行した場合は予防と考えられ，その後の処置〔たとえば，1年2回の検診とプロフェッショナルケア（口腔清掃，スケーリングなど）〕は自由診療で行うことになる．一方，病状安定と判定しSPTに移行した場合は治療とみなされ，保険診療で行うことになる．

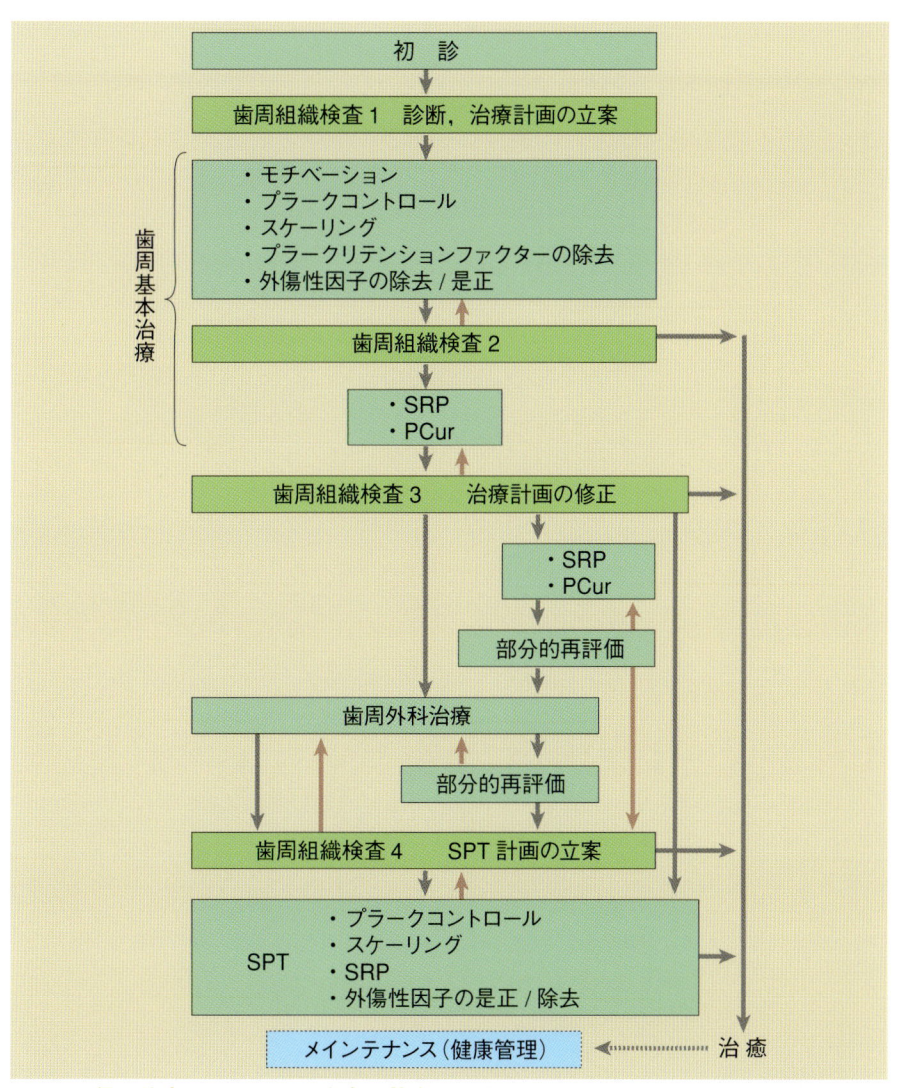

図1-9　保険診療における歯周治療の基本的な流れ　メインテナンス以外は保険診療で行うことができる．
（日本歯科医学会編：歯科診療に係る指針．2007，13．）

1章 参考文献

1）日本歯周病学会編：歯周治療の指針2015．医歯薬出版，東京，2016，8〜12．
2）厚生労働省：平成28年歯科疾患実態調査結果の概要．https://www.mhlw.go.jp/toukei/list/62-28-02.pdf．
3）全国歯科衛生士教育協議会監修：最新歯科衛生士教本 歯周病学 第2版．医歯薬出版，東京，2015，2〜7，44〜54．
4）日本歯科医学会編：歯科診療に係る指針．2007，12〜14．

CHAPTER 2

歯周病患者への医療面接と検査

野村正子：1, 2-2
川浪雅光：2-1, 3〜5, 3, 4, 5

1 医療面接の基本と押さえておくべき患者の情報

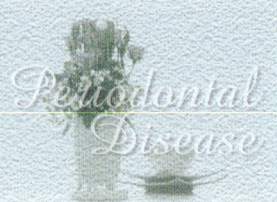

1 医療面接とは

1) 医療面接とは

　問診は歯科医師が的確な診断を行うために必須のものであり、歯科医師の行う問診を医療面接のことだと思っている歯科衛生士も多い．しかし、現在の医学・歯学教育では、問診は医療面接の一部と考えられている．すなわち、医療面接という広い概念では、医療従事者としてまず"患者を理解すること"が必要であるため、医療面接は初診時のみに行われるものではなく、診療の全期間にわたって行われるものであるとされている（図2-1）．また、医療従事者側が患者を理解しようと努力することは、その後の患者―医療従事者の信頼関係につながる．

　医療面接の目的をまとめると以下の3つになる．

①患者の疾患に関する情報を収集し、評価すること（狭義の問診）
②良好な患者―医療従事者関係を構築し、それを維持すること（ラポール形成）
③患者を教育し、動機づけて、治療への協力関係を確立すること

　医学・歯学教育のなかで、学生たちの対人関係スキルが不足しているといわれる現在、教育改革の一環として医療面接は各大学のカリキュラムに取り入れられている．

2) 歯科衛生士になぜ医療面接が必要なのか

　医療従事者は究極の対人職種である．したがって医療従事者であるかぎり、患者と接しない日はありえないだろうし、患者との円滑なコミュニケーションが治療の予後も左右するといっても過言ではない．とりわけ歯周治療のように治療が長期にわたり、サポーティブペリオドンタルセラピー（SPT）やメインテナンスという形で一生定期的に患者と関わっていく必要がある場合には、患者を理解することが大切であり、そのためには基本的なコミュニケーション技術やカウンセリング・マインドを習得することが必須であろう．

　よく患者がついてきてくれないと嘆く歯科衛生

	医療面接	問診
主な目的	患者を理解する	診断のための病歴聴取
焦点	疾患をもつ患者自身	患者の疾患
進め方	受容的・共感的に進める	系統的に進める
捉え方	患者の視点に立つ	医療者の視点に立つ

	医術的側面（art）	科学的側面（science）
学ぶべきこと	・コミュニケーション ・認知心理学 ・カウンセリング ・行動科学	・病態生理学 ・EBM ・診断論理 ・医学判断学

良好な患者―医療従事者関係　　正確で詳細な病歴の聴取

図2-1　医療面接と問診の違い
（藤澤盛一郎、笹原廣重[1]、2003. 9頁および伊藤孝訓、寺中敏夫[2]、2008. 10頁より改変）

士がいるが，自分が医療従事者としていきなり指導する前に，「さて患者は今いったいどのように感じているのだろうか」と一呼吸おくだけでも，精神的余裕が生まれ，嘆くまでもない場合も多い．"相手の立場に立つ"ということなのだが，このような小さな積み重ねが良好なコミュニケーションの継続につながる．

3）インタラクティブなコミュニケーション

たとえば一方向的な説得的コミュニケーションで，まったく同じ内容のメッセージを送る場合でも，信頼性の高い送り手からのほうが受け手の態度変化は大きい．信憑性に影響を与える要因は，①専門性，②信頼性，③権威，④魅力・好意である．患者は病態や予後に関しては，なるべく①②③の高い歯科医師から説明を聞きたいと考えることが多いが，メッセージ内容を一旦容認すれば，自ら質問しやすいのは歯科衛生士なのである．したがって，歯科衛生士は患者との双方向的（インタラクティブ）なコミュニケーションを歯科医師よりもちやすいといえる．

2 医療面接の基本

医療面接におけるいくつかのポイントをあげる．興味のある方は参考文献を参照されるとよい．

1）開かれた質問と閉じられた質問

（1）開かれた質問

「どうなさいました？」「どんな状態でしたか？」など，患者が「実は…」と自由に答えることのできる質問法である．通常，医療面接の最初に用いられることが多い．利点は患者が自分の考えを自分の言葉で話すことができるため満足度が高いことである．欠点は，患者によってはなかなか言葉として表せない場合があることや，反対に延々と話してしまい収拾がつかなくなる場合があることである．

（2）閉じられた質問

「親知らずが腫れましたか？」「冷たいものがしみますか？」などのように，患者が「はい」「いいえ」で答えることのできる質問法である．利点は短時間で的確な情報を得られること，欠点は，患者が受け身になるので，自分の思いを言い出しにくくなることである．従来の問診で多く用いられてきた方法であるが，あまり多用すると尋問的になってしまい，患者が気おされてしまうので，注意が必要である．

2）言語的コミュニケーションと非言語的コミュニケーション

言葉がメッセージ伝達に占める割合は思いのほか少なく，むしろボディランゲージなどで相手の本心がわかってしまうこともある．つまり，私たちは言語ばかりでなく，聴覚や視覚を通じて相互理解を深めており，話し言葉が同じ内容でも，送り手の声の調子，表情や態度によって受け手の印象は大きく変化する．たとえば，患者が口では「はい」と言っているが，態度や表情から「いいえ」であることが察せられる場合などである（表2-1）．

3）ポジショニング

歯科治療では，患者はユニット上にいるため，1対1のパーソナル・コミュニケーションが基本となる．

（1）位置的関係

医療面接では，患者と医療従事者との位置的関係は視線を自由にそらすことができる90°が理想的といわれており，歯科衛生士は側方のチェアに座ることが多いため理想的な位置をキープすることができる．また，この位置的関係は目的に応じて変化させるとよい．たとえば，同意を求める際

表2-1 言語的コミュニケーションと非言語的コミュニケーション

言語的コミュニケーション	言葉によるコミュニケーション
準言語的コミュニケーション	声の大きさ，話すスピード，声の調子によるコミュニケーション
非言語的コミュニケーション	顔の表情，態度，身振り手振り，しぐさなどによるコミュニケーション

（伊藤孝訓，寺中敏夫[2] 23頁より改変）

などは視線を無理なく合わせられるように前方寄りに少し移動し，資料を具体的に説明する際などは患者の傍らに180°で寄り添ったりする．しかし，真正面は対決するときやあらたまったときの位置とされており，医療面接には不向きである．

(2) 視線の高さ

治療中は患者のユニットの背板を倒しているため，歯科衛生士の視線は上から患者を見下ろすようになるので，患者には威圧感を与える．したがって，医療面接などでは背板を起こし，なるべく目の高さが合うようにユニットの高さを調節するとよい．視線の高さを同じにすることで，患者には安心感を与えるので，インタラクティブなコミュニケーションも進むであろう．

(3) 患者との距離

患者との距離も良好なコミュニケーションには重要であり，物理的な距離は心理的な距離に相関する（表2-2）．医療は，初対面の患者とも密接距離となる特殊な環境下で行われていることを常に頭に入れておかなくてはならない．

相互理解の第一歩は，初回に感じたお互いの距離感を段階的に近づけていく過程であるため，初対面での印象がよければ初回から密接距離をとれることが多く，コミュニケーションにも有利に働く．ただし，初回から患者に接近しすぎて圧迫感や不快感を与えたり，また遠すぎて真剣さや誠意が伝わらないことがないように，相手の反応をみながら，適当な距離感を保つことも必要である．

4）傾　聴

コミュニケーションを通して患者理解を深めるためには，"聴く姿勢"が最も重要である．カウンセリング時にRogers[6]が基本的姿勢としたものである．

患者は歯科衛生士に対していろいろ話しかけてくることも多い．患者の話を"積極的に聴く"と

いう姿勢が医療従事者には必要である．また，患者には隠すつもりはなくても，歯科治療には関係ないと思って話さないことも多くあるので，それら普段の対話のなかに歯周治療を継続していくうえでの大事な情報が隠れていることもある．

5）共　感

共感的理解もカウンセリング時にRogersがその重要性を強調している．共感とは，自分とは異なったパーソナリティをもつ患者に寄り添い，近づき，患者の思いを共有することにある．たとえば「それほどお忙しかったのに，よく頑張って歯を磨いてこられましたね」「右側で噛めないのはつらかったですね」などというあなたの一言で患者がほっとした顔をみせたことはなかっただろうか．

ただし，気をつけなければならないことは，共感は同感や同情とは異なるということである．同感とは「私もそう思う」ということで，自らの体験に基づき自らの尺度で判断した意見であるため，患者の体験に基づいた感情面と一致するとは限らない．同情は，患者に対して「お気の毒に」「かわいそうに」といった自らの感情である．両方とも，患者の視点に立っておらず，自らの意見や感情であることから，患者に不快感を与えることがあるので注意が必要である．

3 押さえておくべき患者の情報

1）診断のための病歴聴取

基本的には歯科医師が行う問診であり，現症の検査結果を補うことを目的とする．また，予診票や健康調査票を患者にあらかじめ記入してもらい，それをみながら確認していく場合もある．

(1) 主　訴

「患者がどうして歯科医院にかかろうとしたか」の訴えであり，具体的な来院動機である．ほとん

表2-2　Hall[7]による対人距離

0～45 cm	密接距離	親密な関係の距離（恋人距離）
45～120 cm	個体距離	普通に個人的な対話をする時の距離
120～360 cm	社会的距離	会議・ビジネスで対話する時の距離
360 cm以上	公衆距離	多数の人々との距離（演説会，コンサートなど）

どは自覚症状であるが，他覚症状（たとえば，「成人歯科検診で歯周病といわれてしまった」「口が臭いといわれた」など）の場合もある．

(2) 現病歴

主訴に関連して，その症状の始まりから現時点までの経過についての情報である．
① 発症の原因および誘因（外傷など明らかな場合）
② 発症の時期とそのときの症状
③ 発症後，現在までの進行状況（随伴症状を含む）
④ これまでに行われた対応とその効果（治療していれば治療経過を含む）

(3) 全身の既往歴

過去における患者の健康状態の記録である．歯科臨床では，別に歯科的既往歴をとる．
① 今までにかかった病気について（現在治療中の病気を含む）
② 大きな手術の有無
③ 大きな事故などによる障害の有無

歯周病は糖尿病，心血管疾患，呼吸器疾患，早産・低体重児出産，骨粗鬆症などの全身疾患との関連が報告され，証明されてきている．このような既往歴が現病歴とも密接に関連している場合も多いので，確認が必要である．また既往歴の聴取に伴い，服用薬剤，アレルギーの有無，輸血の有無も確認する．

(4) 家族歴

患者の家族および近親者の健康状態の情報である．

2）歯科衛生士として注意すべきこと

担当患者の問診時には，主治の歯科医師とともにチェアサイドにいることが望ましい．初診時に患者との信頼関係を少しでも築くことができれば，治療への移行も円滑となる．また歯周治療中，患者からの情報は，患者と接する時間の長い歯科衛生士に語られることが多い．慢性疾患では病態が経時的に変化するため，先月と今月では患者の生活環境や生活習慣が変化しているかもしれないし，全身状態にもすでに影響が出ているかもしれない．歯科衛生士が注意して対応することで，歯周病のみならず，全身状態の変化にもいち早く気づくことができる．

患者を理解するためには患者自身に目を配り，変化していく情報を収集し，それを歯科医師と共有することで即時に患者への治療や対応にいかすことができる．なお，情報を取り扱う際は，医療従事者として患者の秘密保持には十分注意する必要がある．

2 歯周組織検査の方法と得られる情報

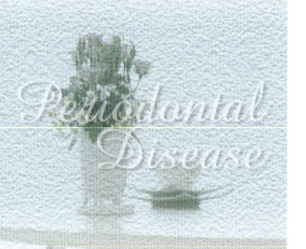

1 プロービングによってわかること

プロービングは，しばしばポケットデプス検査といわれるように，単にポケットデプスを測るだけのこととイメージされるが，実は多くの臨床的情報を与えてくれる検査である．たとえば，エックス線写真検査だけではわからない歯周軟組織の炎症の立体的臨床病態を示してくれるし，その原因因子であるプラークや歯石がポケット内部に存在しているか，これらに汚染された根面がどの位置にあり，どのような形態であるかも示してくれる．直接的にポケットプロービングで得られる情報と，その情報と関連する臨床上の事柄を表2-3に示す．また，病態の変化や治療の進行に伴って，経時的に検査を行うことで，その反応性を捉えることができる．すなわち歯科医師が治療法の選択，とくに適用する歯周外科手術の種類や術式の選択にあたって，歯肉退縮を狙うべきか，再生を狙うべきか，あるいは手術せずに経過観察すべきかなどを判断する貴重な情報を与えてくれる．歯科衛生士はプロービングから，この情報をどのような方法で採取し，その結果を歯周治療の方法の選択と治療のゴールを設定するうえで，どのように反映させていくかの基本的考えを理解すべきである．そのことが，質の高いチームでの効率的な歯周治療を行ううえで重要であると思われる．

1）プロービングポケットデプス
（1）適切な測り方と誤差を生じる原因

プロービングポケットデプス（PPD）を適切に測定するには，25〜30g前後の弱い力で，歯面に沿ってプローブを挿入し，歯肉の弾力の抵抗があったところの値を読み取るのが基本であるが，歯肉縁下の歯石や充塡物，根面の彎曲などによってしばしばポケットを浅く測ってしまうことがある（図2-2）．このような誤りを防ぐためには，その部のPPDをエックス線写真を参考にあらかじめ推測しておき，測定値と推測値がかけ離れていないかどうかを判定し，かけ離れていれば，再度慎重に計測することが望ましい．基本的には臨床的な炎症のほとんどない歯肉溝では誤差が少な

表2-3 プロービングで得られる情報

得る情報	関連する臨床事項
プロービングポケットデプス	進行程度，デブライドメントの方法，困難性
アタッチメントレベル	喪失歯周組織量，残存支持力
根面の表面形態	デブライドメントの方法，困難性
ポケットからの出血・排膿	ポケット壁の抵抗性，炎症程度
ポケット底部の抵抗感	ポケット底部の炎症

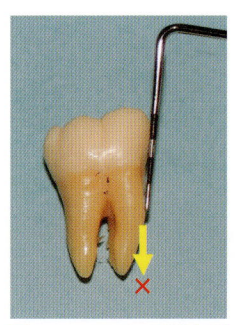

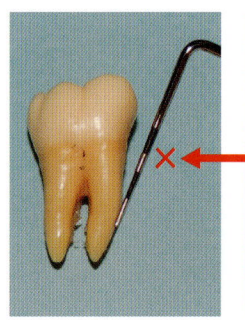

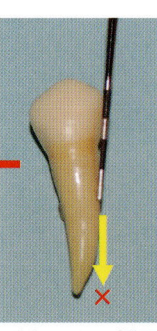

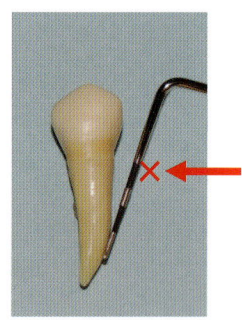

図2-2 PPDの測定値への影響：根の彎曲　深いポケットで根面の彎曲があると，×のところで歯肉が抵抗となり，しばしばポケットを浅く測ってしまうことがある．

いが，炎症のある深いポケットでは，挿入部位，角度，挿入圧，歯肉の抵抗の変化などで，同じ人が同じ日に測っても1mm程度の測定誤差が生じうるものだと考え，2mm以上予測と違う場合は再度慎重に測定すべきである．

　PPDをあらかじめ推測する目安としては，まず周囲の歯肉よりその部位が腫脹していればその分だけ深いはずであり，退縮していればその分だけ浅いはずであるということがある．そして，アタッチメントロスの量が周囲より大きければその分だけ深いはずであり，これはエックス線写真から推測する．歯槽骨骨頂部の位置とポケット底部の位置はきわめて関連性が高く，歯槽骨吸収が著明なところではアタッチメントロスが大きいので，プロービングする際にエックス線写真をよくみて，その部の骨吸収がみられたら，その分だけ周囲よりポケットが深いはずだと推測すべきである．また，そのときの根面の形態，彎曲，凹面，分岐状態などや，歯石もある程度判別できるので，プローブを歯面に沿わせて挿入するときの参考になる（**図2-3**）．

　プロービングのミスは歯石や根面の彎曲などが原因で，本来のポケットより浅く測られることが多いが，深く測られることもある．炎症があまり強くなくてポケット壁の破壊の程度がすくない場合にはプローブが歯肉を突き刺すと痛みが強いので，このようなことは生じにくい．しかし，ポケット壁の炎症が強い場合は，はっきりした痛みを伴わずにしばしばプローブがポケット底部を穿通して2〜3mmの誤差が生じていることがある．臨床的に強い炎症を伴う急性歯周膿瘍の場合や，8〜9mmを超えるポケットの場合で，プローブを挿入したときにポケット底部の軟組織によるゴムを押しつけたような抵抗や，引き抜くときの軽い引き抜き抵抗感がなく，ズブズブとプローブが入っていくという感触のときは，プローブがポケット壁を穿通している可能性があるので注意が必要である．そのような場合は，強い炎症が改善してから再度検査して確認するとよい（**図2-4**）．

　根面の彎曲もPPDの測定値に大きく影響する．根面の凸面や凹面などの彎曲は根尖近くの根面（**図2-2**）や，根分岐部周囲の根面にみられる．

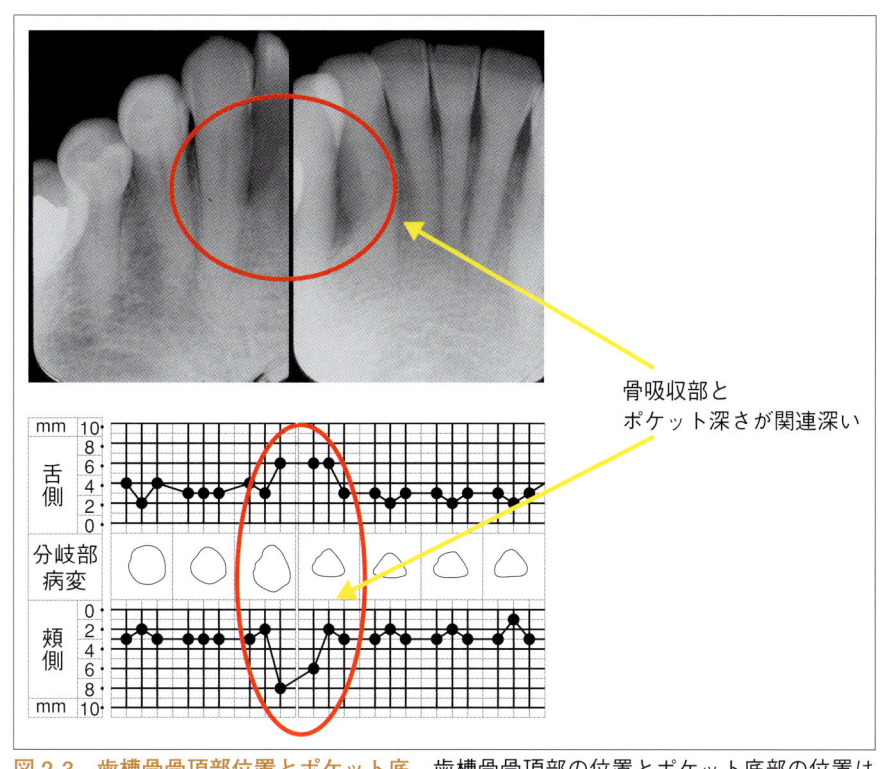

図2-3　歯槽骨骨頂部位置とポケット底　歯槽骨骨頂部の位置とポケット底部の位置はきわめて関連性が高く，骨吸収がみられたら，その分だけ周囲よりポケットが深いはずだと推測すべきである．

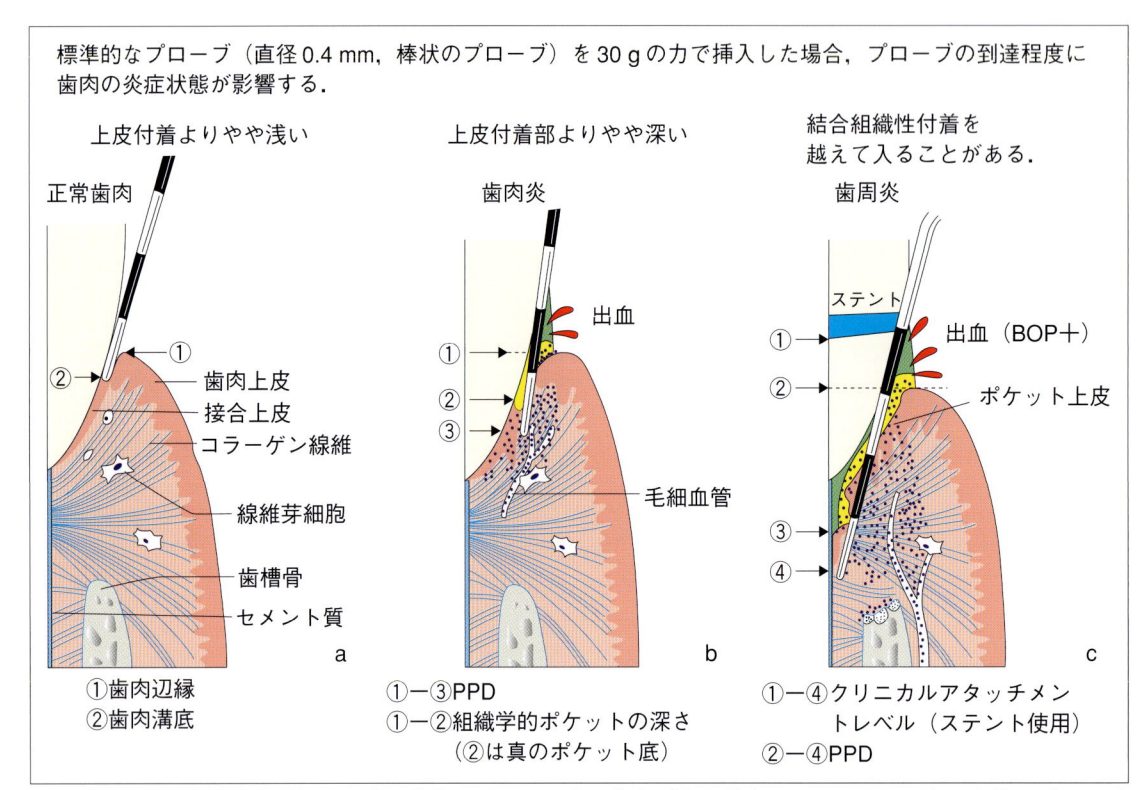

図2-4 PPD測定値への影響：歯肉の炎症　ポケット壁の炎症が強い場合ははっきりした痛みを伴わずにしばしばプローブがポケット底部を穿通していることがある．(沼部幸博：歯周病診断のストラテジー．(吉江弘正，窪田隆編)，医歯薬出版，東京，1999，p.11より改変)

そのために，通常の直のポケットプローブではポケット壁の抵抗が強くなり，十分底部まで到達しにくい．したがって，根面の解剖学的形態を熟知しておき，それに適合するプローブを用いることが大切である．(4 根分岐部病変を探る の項参照)

(2) PPDはデブライドメント（汚染組織の除去）しなければならない範囲を示すのか

プラークが歯肉縁下ポケット内に増殖して，歯周ポケット底部の歯肉上皮付着部まで到達し，破壊が進行するのが歯周炎であり，治療前のポケット内部の根面はすべてプラーク中の細菌に汚染されている．日常臨床において初診時には，過去から現在に至る病的状態とその原因であるプラークが持続して存在しているので，通常は深いポケットでは炎症が存在して病的と考えられる．したがってポケットの範囲はすべてデブライドメントしなければならない．しかし，治療後に残存した深いポケットは炎症の程度，すなわちプラークの存在とは関係ないという場合があることに注意しなければならない．

水平性骨欠損部では炎症が改善すると歯肉退縮してPPDが浅くなるが，垂直性骨欠損部では近接周囲の骨頂レベルが高いので炎症が改善しても歯肉退縮が生じにくい．そのため，治療後に結合組織性付着が回復しなければ深いポケットが残存しやすい（図2-5）．そのような場合は進行性の炎症（すなわち原因のプラーク）が残存しているとは限らない．臨床的炎症のないポケットは良好な口腔清掃によってメインテナンスが可能である（図2-6）．

(3) PPDとデブライドメントの方法

4 mm以下のPPDの場合は，一般的には無麻酔あるいは麻酔下での歯肉縁下スケーリング・ルートプレーニング（SRP）により，炎症が十分改善し，PPDも2〜3 mm以下になることが多い．一方，5 mm以上のPPDでは，専門医相当の熟練した歯科医師であっても，麻酔下でキュレット型スケーラーを用いたSRPではプラークや歯石を取り残す可能性が高いため，フラップ手術をして明視下で確実にデブライドメントするこ

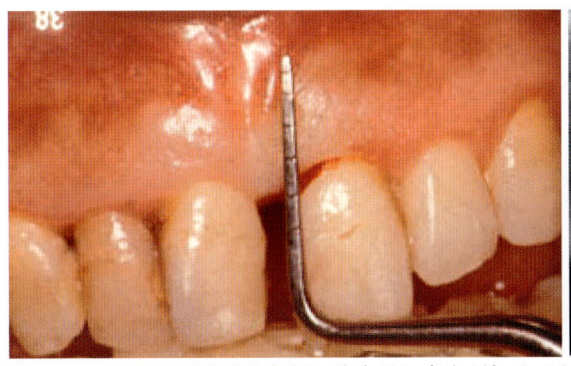

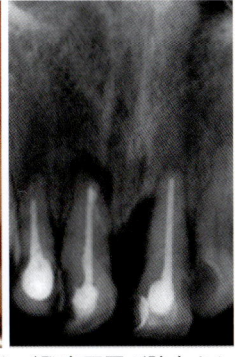

図2-5 1壁性の垂直性骨欠損 臨床的に炎症が無くても（発炎原因が除去されても），周囲のCALがより歯冠側にある場合（垂直性骨欠損部），歯肉退縮が生じにくいので，治療後に結合組織性付着が回復しないと，深いポケットが残りやすい．

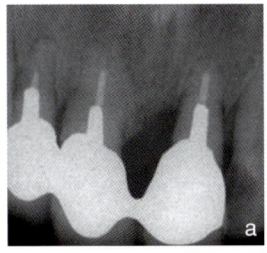

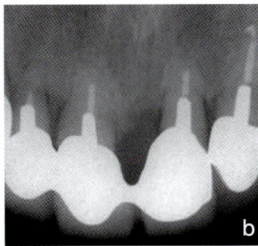

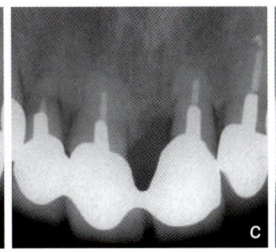

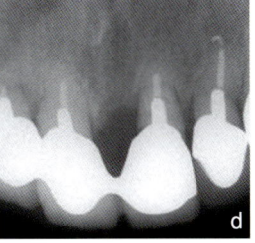

図2-6 炎症の改善と口腔清掃 炎症が改善した後に深いポケットが残っても，口腔清掃状態がよければ臨床的に炎症の認められない状態を保って長期にわたるメインテナンスが可能である．垂直性骨吸収部は28年間ほとんど変化していない．a：メインテナンス開始5年後．b：同10年後．c：同15年後．d：同28年後．

とが必要となる場合が多い．

　初診時のPPDは，歯周基本治療によって，大きく改善される場合と改善が少ない場合があるので，外科手術を行うか否かは，歯周基本治療後の再評価検査時に最終決定すべきである．初診時に深いポケットであっても，水平性の骨欠損を伴う場合には，炎症の改善とともに歯肉退縮が生じやすくなるので，著しくPPDが浅くなる（**図2-7**）．また，ポケット底部に汚染根面を取り残したために4～5mm程度のポケットが残っても，再度SRPすることで，十分改善できる場合が多い．一方，垂直性骨吸収がある部位のポケットでは，歯周基本治療によって炎症が改善しても深いポケットが残りやすい．そこで，さらに確実にデブライドメントしたり，ポケットを浅くするために，骨整形を伴うフラップ手術や歯周組織再生を狙った手術を行ってポケットを浅くする．

　また，5mmを超える深いポケットでも，ポケットプローブ型の超音波スケーラーを用いた場合，

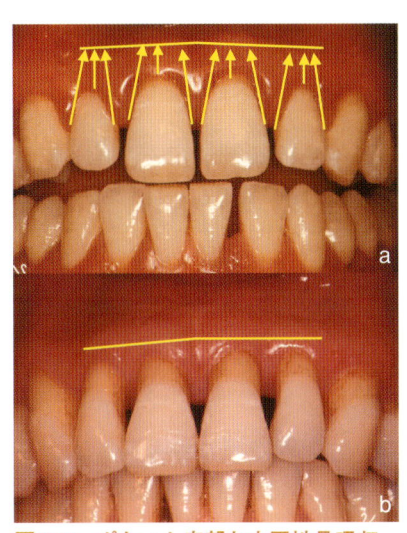

図2-7 ポケット底部と水平性骨吸収 初診時（a）に深いポケットであってもポケット底部の形態が水平性なら，治療後の炎症の改善とともに歯肉退縮が生じやすくなるので，著しくPPDが浅くなる．b：メインテナンス開始時．

8mmまでの深さは無麻酔で十分デブライドメントできることが報告されている（**図2-8**）．

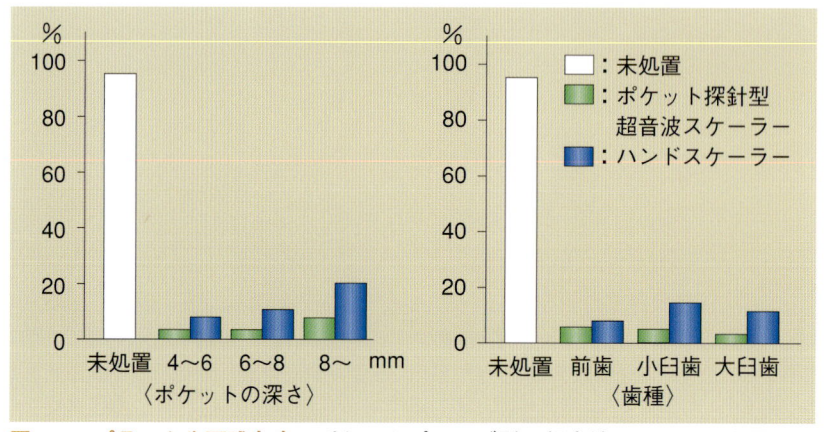

図 2-8 プラーク歯石残存率　ポケットプローブ型の超音波スケーラーを用いた場合，8 mm までの深さは無麻酔で十分デブライドメントできる．

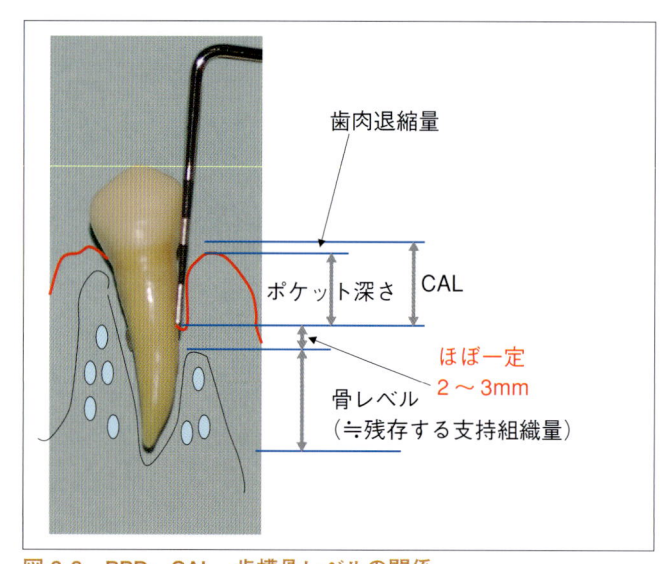

図 2-9　PPD，CAL，歯槽骨レベルの関係
CAL は歯槽骨の骨頂部の吸収量と強い相関性がある．エックス線写真と合わせてみて，残存する支持歯周組織量を判断することが確実な診断に重要である．

2）クリニカルアタッチメントレベル

クリニカルアタッチメントレベル（CAL：根面に残存している歯周組織付着の最も歯冠側の位置）は健全歯ではほぼセメント-エナメル境（CEJ）にあって，歯周炎の進行によって CEJ から根尖側へ移動するため，CAL が CEJ からどれだけ根尖側にあるかが歯周炎による歯周組織破壊の指標となる．したがってプロービングによってポケット底部が CEJ からどれだけ根尖側にあるかで，破壊された歯周組織付着量がわかる．また，それは歯槽骨の骨頂部の吸収量と強い相関性があるから，エックス線写真と合わせてみて，残存する支持歯周組織量を判断することができる（図2-9）．したがって，治療前後や長期的な CAL の経時的変化をみることは疾患の活動性や治療効果判定の最も重要な根拠情報となる．

また，根面上の CAL を歯面の部位ごとに結んだ線の形態によって，歯周組織再生療法の適応の可能性が判定できる．水平性や1壁性骨欠損部位では根面上の CAL を部位ごとに結んだ線の形態は水平的であり，2～3壁性の垂直性骨欠損では根面の CAL の形態が水平的でなく陥凹形態をしている．

歯周組織再生療法の適応として考えられているのは2～3壁性の垂直性骨欠損であるが，それは，前述のように CAL と骨頂部の高さは関連しているので，根面の CAL の形態が陥凹形態をしていると，陥凹部の周囲に歯根膜や骨が残存している

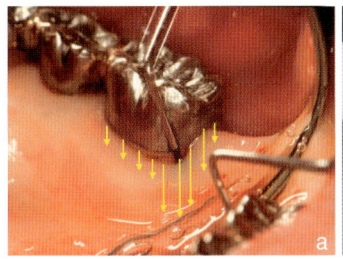

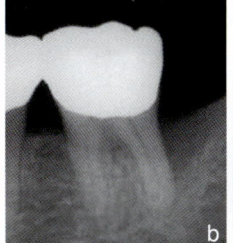

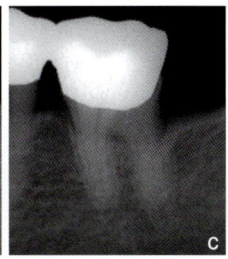

図 2-10 **垂直性骨吸収**　a：黄色の矢印はポケットを示す．根面のアタッチメントレベルの形態が陥凹形態をしている．陥凹部の周囲に歯根膜や骨が残存している可能性が高いから，垂直性骨吸収が推測される．b，c：遠心部に幅の狭い垂直性骨吸収が認められ（b：術前），再生治療の適応として考えられたので，GTR 法を行い，術後に骨吸収像は消失，アタッチメントゲインも得られたので再生が得られたと推測される．c は 12 年後．

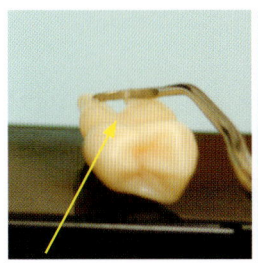

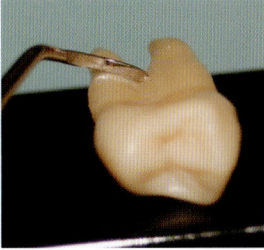

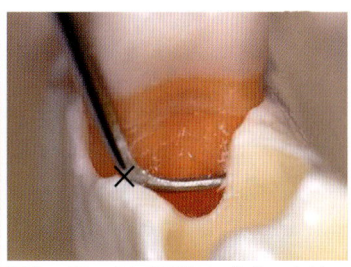

図 2-11 **根の表面形態とデブライドメント器具の到達性**　根の表面形態はデブライドメントする器具の到達性にきわめて大きな影響を与えるのでプロービングで把握することが重要である．凹面があるとキュレット型スケーラーの到達度が低く，患者自身による清掃性も低い．

可能性が高いからである（**図 2-10**）．急性炎症があって歯根膜は残存しているが骨が吸収しているとき，および裂開（ディヒーセンス）や開窓（フェネストレーション）など，骨がなくて歯根膜だけがある場合に，エックス線写真より有効な情報を与えてくれる．

そのほかにも，CAL の根面上の形態がプローブ 1 本程度の幅の狭いポケットを示す場合には，歯周ポケットではなく，歯根縦破折によるものか，根尖性歯周炎や歯根の剝離破折の感染による排膿路であると考えられる．

図 2-12 幅の狭い歯根の隅角部ではスケーラーが根面に適合せず，歯肉の抵抗，歯肉への傷害が強い．

3）歯根面の表面形態

ポケット内の根の表面形態はデブライドメントする器具の到達性にきわめて大きな影響を与える．平面であれば，通常のキュレット型のスケーラーで十分対応できるが，凹面構造があると，キュレット型スケーラーでは歯肉縁下デブライドメントが困難である（**図 2-11**）．また，幅の狭い歯根の隅角部でもキュレット型スケーラーが根面に適合せず，歯肉の抵抗や歯肉への傷害が強い（**図 2-12**）．そのようなポケットを確実にデブライドメントするのには，ポケットが深くなくてもフラップ手術が必要であることが予測できる．フラップ剝離を行わない手技でデブライドメントを行うには，凹面部に到達しやすい形態の超音波スケーラーやルートプレーニング用のバーなどの器具が必要と予測される．根の表面形態をプローブで触診すると，面の粗糙感も触知でき，歯石の有無やルートプレーニングの良否も判定できる．

4）ポケットからの出血・排膿

プロービング時の刺激で出血・排膿がみられる場合がある．このときの出血はポケット内部の炎症を示しているが，出血しているからといって，将来の付着喪失が起こるほどの炎症とはいえない．しかし出血しない状態のほうが，将来の付着喪失が起きにくいと考えられるので，出血しないような状態にSRPで改善しておくほうが，より安全であると考えられる．排膿がみられた場合は化膿性の炎症がポケット内にあることが多いが，そのような場合には，目にみえるほどの大きさの歯石が存在することが多く，SRPすべきであると考えられている．

2 口腔衛生状態を把握する

1）プラーク付着状態の検査

口腔衛生状態を一口腔単位で把握するためには，プラークの付着状態を数量化する検査が必要となる．以下に歯周組織検査における代表的な検査をあげる．

(1) O'Learyらのプラークコントロールレコード（Plaque control record；PCR)[8]

歯をプラーク染色液で染め出すことにより，プラークの存在を明確にして，プラークが付着した部位を肉眼で確認しながら評価する方法である．全歯面を染め出した後，1歯を4歯面（近心面，遠心面，頰側面，舌側面）に分け，歯肉辺縁部に付着したプラークの有無を判定し，全被験歯面に対するプラークの付着した歯面の割合（％）を算出する（図2-13）．

利点としては，手鏡などを用いることで患者自身も赤く染まった部位を同時に確認できるため，口腔清掃指導への導入に適した方法といえる．また，染色の有無だけで判断するため，簡便で術者による判定誤差が少ないことがあげられる．欠点としては，歯肉炎発症の原因である歯肉辺縁部のプラークのみを評価するため，齲蝕の原因となる咬合面のプラークは検査の対象外となることである．

(2) Silness & Löeのプラーク指数（Plaque index；PlI)[9]

歯肉辺縁部のプラークの付着量を評価する検査で，歯面ごとに0～3の点数をつける（図2-14）．プラークは歯と似た色調を呈しており，付着状態が肉眼では識別しづらい．プラークの付着が視認できない場合は，プローブで歯頸部をこすり，確認できない場合は0，できる場合は1とする．また，視認できる場合は2，明らかに多量付着が確認できる場合には3とする．全点数の合計を全被験歯面数で割った値をプラーク指数とする．小数点第2位まで計算することにより，プラークコントロールの経時的変化がわかる．

利点としては，一口腔単位としてのプラーク付着量が指数として反映できるため，患者の口腔清

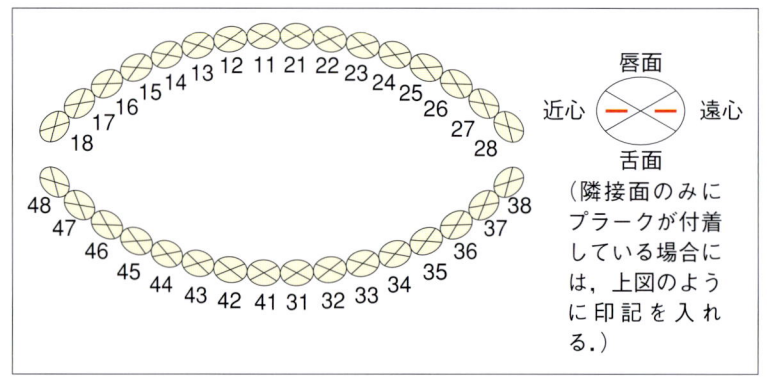

図2-13 プラークコントロールレコード（PCR） 1歯を4区画に（唇，舌，近心，遠心）に分け，歯肉辺縁部にプラークが付着しているかどうかを，判定して記入する．全歯の頰・舌・近・遠心の4歯面について，染色されていれば1，されていなければ0を与え，次式によりPCRを算出する．10%台が望ましいとされる．

$$PCR = \frac{染色歯面の合計数}{被検歯面数} \times 100\%$$

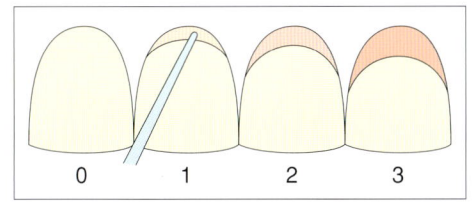

図 2-14　プラークインデックス（PlI）
0：プラークは認められない．
1：プラークは肉眼的には認められないが，プローブで擦過して認められる．
2：プラークが視認できる．
3：プラークが多量に認められる．

$$PlI = \frac{プラーク付着歯面}{被検歯の全歯面}$$

掃に対する技術面よりも努力面（プラーク付着量の減少）が推測できる．また，染め出さないため，患者の口腔が赤くならないことも，臨床上の利点であろう．欠点としては，検査に時間がかかることや，染め出さないために検査者による誤差が大きいことがあげられる．

2）患者のリスクを考えた口腔衛生状態の把握

歯周治療初期に行う口腔衛生状態の把握と，メインテナンスやSPT時における口腔衛生状態の把握とでは，本質的に異なる．

（1）歯周治療初期の口腔衛生状態の把握

歯周組織検査の一環としてプラーク付着状態の検査を行う場合は，患者の目標となる値を設定し，口腔清掃指導を行うとよい．注意事項としては高齢の患者が増えてきたことから，ブラッシングに影響するような利き手の麻痺や震えなどはないか，染め出した部位が老眼鏡で確認できているか，などにも気を配ることである．また，全身疾患などの要因も考え合わせ，回を重ねるごとに，患者が自分でどこまで改善できるか，プロフェッショナルケアがどの程度必要かなども口腔衛生状態を観察しながら組み立てていくことが重要である．

（2）SPT時における口腔衛生状態の把握

SPT時では病状が安定した患者が対象となるが，口腔内には主原因であるプラークが常に存在すること，適切な歯周治療を行っても深いポケットがいくつか残存していること，長期間にわたるほど全身的因子の影響を受けやすいことから，プラークコントロールが低下すれば歯周炎を再発する危険性は非常に高い．しかし，積極的（動的）歯周治療が終了していることから，患者自身のプラークコントロールに臨む姿勢は，歯周基本治療時とは異なり，心理的負荷が低く，後戻りしやすくなっている．言い換えれば，噛めるようになり，審美的に満足できる補綴物が装着された後は，患者の欲求が一度充足されるので，プラークコントロールの維持が消極的になる．

したがって，SPT時には外からの患者のモチベーション管理が必要になるが，その際に重要なことは，再発リスクの高い部位（たとえば，残存した歯周ポケット，リコール時にいつもプラークが付着している部位，プラークコントロールの困難な補綴物）などを抽出して集中的に指導およびプロフェッショナルケアを行うことが歯科衛生士の役目となる．口腔衛生状態を観察しながら，常に鍵となるリスク部位を強調し，患者の注意を喚起し続けることが必要である．

3）歯肉の炎症についての検査

歯肉の炎症についての検査には，歯周ポケット内の浅い部位をみる検査と，深い部位（ポケット底部）をみる検査がある．

（1）Löe & Silnessの歯肉炎指数（gingival index；GI）[10, 11]

辺縁歯肉の内側の浅い部位の炎症を検査することから，歯肉辺縁部の炎症の程度がわかる（図2-15）．歯肉辺縁部の炎症は，歯ブラシの毛先が上手に当たっていない部位に起こるため，患者が正しく歯肉縁上のプラークコントロールを行っているかどうかを把握することができる．言い換えれば，患者の日常の口腔衛生状態を把握することができる．たとえば，来院時にプラーク付着状態の検査値が低く観察されたとしても，GIの値が高い場合には，日頃の患者のプラークコントロールが不良であり，来院時のみしっかりとブラッシングしてきたことがわかる．これは，プラークが付着してから炎症が起こるまで，また炎症部位のプラークを除去してから炎症が治まるまでには，

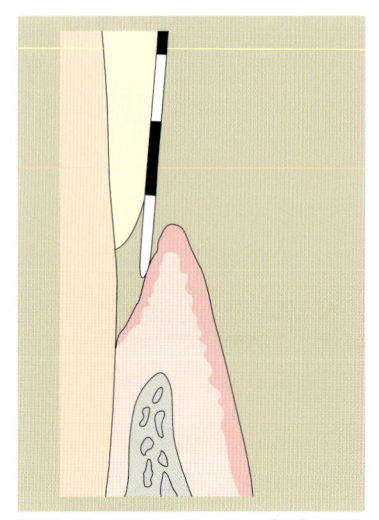

図 2-15 Gingival Index（GI）の評価基準
0：正常な歯肉．
1：軽度の炎症．わずかな発赤，わずかな浮腫，プローブによる出血なし．
2：中等度の炎症．発赤，浮腫，光沢，プローブによる出血．
3：重度の炎症．著しい発赤，浮腫，潰瘍形成，自然出血の傾向がみられる．

時間差があるからである．

通常は，プラーク付着状態の検査で常にプラークが付着している部位がハイリスク部位であり，歯肉の炎症部位と連動するはずであることから，"来院時だけきちんと口腔清掃を行ってくるような患者"へのアプローチ法を歯科衛生士としては考え直さなくてはいけないことが理解できるであろう．

(2) プロービング時の出血（bleeding on probing；BOP）

BOPは，プロービング時のポケット底部からの出血の有無を評価するため，出血がある場合は，歯周ポケット底部のプラークにより炎症が生じて組織の抵抗性が弱くなっていることがわかり，出血がない場合は，歯周ポケットの深さにかかわらず，プラークが存在せず炎症がないことがわかる．SRPを行ったにも関わらず，出血がある場合は，歯肉縁下にプラークや歯石の取り残しがあることを意味する．言い換えれば，BOPにより，歯科衛生士が行った歯肉縁下のプラークコントロールの成否が確認できるのである．

ポケット底部の炎症は，歯肉辺縁部の炎症とは必ずしも一致しない．これは，繰り返しになるが，歯肉辺縁部の浅い部位の炎症は患者による歯肉縁上のプラークコントロール状態と相関し，ポケット底部の深い部位の炎症は歯科衛生士による歯肉縁下のプラークコントロール状態と相関するからである．口腔衛生状態を改善していくにあたり，歯肉縁上のプラークコントロールは患者の役目，歯肉縁下のプラークコントロールは歯科衛生士の役目であることを患者にも理解してもらえれば，効率的な歯周基本治療が可能である．

3 歯の動揺度を調べる

歯の動揺度検査は通常ピンセットを用いて，歯が頬（唇）舌的，近遠心的，垂直的に動揺するかを調べ，その程度に応じて1〜3度に判定する．同じ動揺度でも，治療によって改善できるものと，できないものがあり，初診時には動揺度だけを評価するのではなく，その原因と改善の見通しを考えることが大切である．

1）動揺の原因と改善の可能性

歯の動揺は支持力の低下（支持組織量の減少）で生じるものと炎症や外傷力によって生じるものに分けられる．支持組織量の減少によって生じたものは，ほとんどの場合治療によって支持組織が回復するのはごくわずかであり，動揺の改善もほとんど期待できないので，動揺を止めるには補綴治療による固定が必要になる．一方支持組織の炎症や外傷力によって生じているものは，その原因を除去できれば動揺は消失する．臨床では，この二つの原因で実際の動揺は生じていることが多いので注意が必要である．

2）治療によって改善可能な動揺

歯の動揺を生じる歯周組織の炎症は，ポケット内のプラーク細菌が原因で起こるポケット周囲の軟組織の炎症と，感染根管が原因の根尖性歯周炎が多い．ポケット内のプラーク細菌が原因の炎症では，通常の慢性炎症の状態では動揺への影響は少ないが，急性歯周膿瘍など，炎症がポケット周囲に大きく広がったときには頬舌的，近遠心的だ

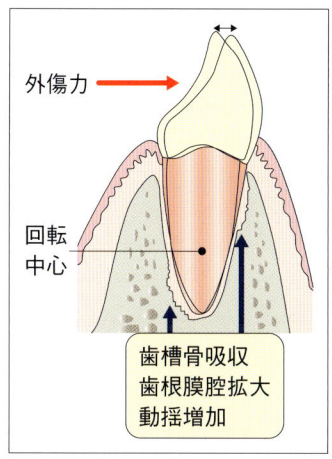

図 2-16　外傷力の歯根膜への波及による歯の病的な動揺　早期接触や負担過重によって外傷力が歯根膜に波及すると，歯頸部と根尖側では回転中心を軸に対称性に歯槽骨吸収と歯根膜腔の拡大が起こり，歯は病的に動揺する．

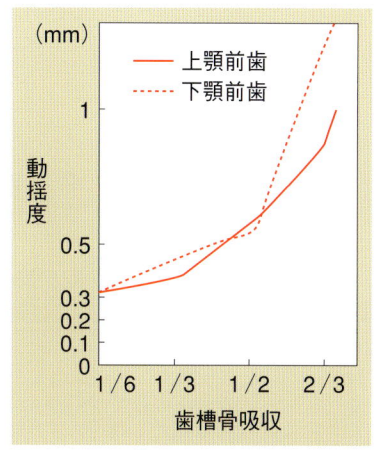

図 2-17　歯槽骨の吸収と歯の動揺度との関係　支持組織量の減少によって生じた動揺は歯周治療によって改善しない．歯槽骨吸収が根の 1/3 から 1/2 を超えると，動揺が大きくなる．

けでなく垂直的にも動揺が生じることがある．膿瘍切開，抗菌薬投与，ポケット内のデブライドメントなどで急性歯周膿瘍が消失すると動揺は著しく改善する．感染根管が原因の根尖性歯周炎が存在していると，歯の挺出と垂直的動揺がみられることがある．このときに，動揺度3度であるから保存不可能と誤って判断しないことが大切である．根尖性歯周炎を感染根管治療によって改善，治癒させると動揺は消失する．

　早期接触や負担過重などの外傷力が歯根膜に波及し，歯槽骨吸収や歯根膜腔の拡大が起こると，その加わる力に応じて歯は病的に動揺する（図 2-16）．支持組織の減少があまりないのに動揺がみられるときはまずこれを疑い，咬合時の早期接触がないか，義歯の鉤歯となっていて負担過重がないかなどをよく検査する必要がある．外傷性咬合を除去すると歯の病的動揺は消失する．

3）治療によって改善不可能な動揺

　歯周組織を大幅に再生できない現在の歯周治療では，支持組織量の減少によって生じた動揺は改善を期待できない．最近開発されて臨床でも普及しつつある GTR 法やエムドゲインを用いた歯周組織再生療法では，垂直性骨吸収部分に骨レベルの回復はみられるが，術前に動揺が認められ，再生治療後に動揺度の改善がみられたという報告はない．したがって現状では，支持組織量の減少によって生じた動揺は，歯周治療後も改善しないと考えてよいであろう．

　支持組織量の減少によって生じる動揺に関しては，歯槽骨の吸収と歯の動揺度との関係の研究報告として石橋[12]の報告がある（**図 2-17**）．歯槽骨レベルと単純な相関関係にはないが，歯槽骨レベルが歯根の 1/2 以上のときは大きな動揺を生じないものの，1/2 以下になると動揺の増加が大きくなる．臨床現場では精密な測定を行うこともできないし，咬合機能状態も影響すると思われるので，歯槽骨レベルと臨床的動揺度とは一義的には決められない．しかし，単根歯の場合で，歯槽骨レベルが根の 2/3 以上あるのに，動揺度が1度あったり，歯槽骨レベルが根の 2/3～1/2 で2度あるような場合は支持組織の減少以外の原因が働いていないか注意すべきである．また，根の 1/3 以下の歯槽骨レベルであれば，1～2度あって当然とも推測できる．しかし，複根歯では同じ歯槽骨レベルでも動揺は少ないと考えられるが研究報告はない．

4）歯の動揺の臨床的意義

　歯の動揺によって臨床上，考慮しなくてはなら

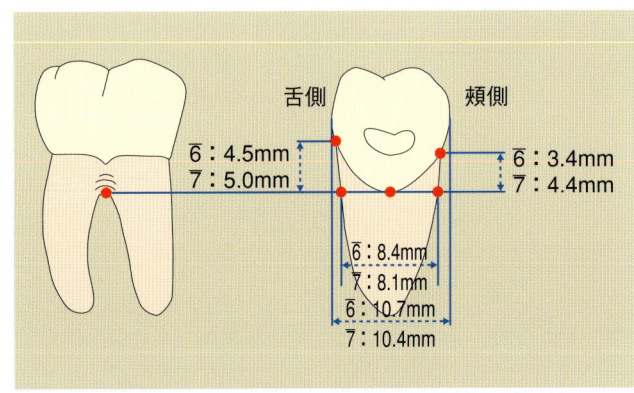

図 2-18 下顎大臼歯頬舌根分岐部形態に関係する計測値

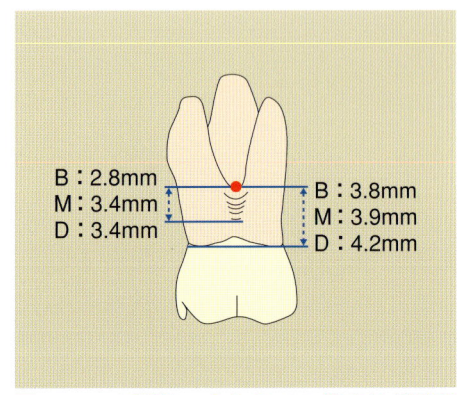

図 2-19 上顎第一大臼歯での根分岐部形態に関係する計測値　CEJ から根分岐部までの垂直距離（B：頬側根分岐部，M：近心根分岐部，D：遠心根分岐部）とフルーティング（根分岐部入口にみられる凹面）開始部から根分岐部までの垂直距離（B：頬側根分岐部，M：近心根分岐部，D：遠心根分岐部）までの距離を示す．

表 2-4　Lindhe らの分類

1度	根分岐部ポケットにプローブが入るが，水平的に（下顎大臼歯では頬舌的）に歯の幅の 1/3 以内のもの．
2度	根分岐部ポケットに水平的に（下顎大臼歯では頬舌的）に歯の幅の 1/3 以上プローブが入るが，貫通しないもの．
3度	根分岐部ポケットにプローブが入り，水平的に（下顎大臼歯では頬舌的）に貫通するもの．

ないことは，まず歯の動揺と歯周炎の進行促進の関係である．歯の動揺自身が歯周炎の進行に直接影響するかどうかは示されていないが，動揺歯には前述のように咬合性外傷が生じていることがしばしばあり，咬合性外傷と歯周炎が合併すると歯周炎の進行が促進されることは明らかになっている．また，支持組織量の減少した歯では二次性咬合性外傷が生じやすいので，動揺している歯では外傷力が働いていないか十分咬合に注意する必要がある．咬合性外傷が生じていない限局した歯の 1 度程度の（支持組織量の減少によって生じた）動揺は，臨床上問題とならないことが多いので固定されず，放置されることが多い．しかし，2 度程度ある場合は咬合によって脱臼の恐れがあるので，通常固定するほうが安全である．

咬合位を決定する歯を含む多数歯で動揺がみられると，軽度であっても咀嚼不全や咬合の不安定が生じる．このような症例では固定あるいは補綴治療によって，咬合位の安定と咀嚼不全の解消をはかる必要がある．

4 根分岐部病変を探る

根分岐部病変は多根歯の歯内疾患から根分岐部にある髄管を通して感染が波及して生じるものと，歯周ポケットが根分岐部に及んだものとがあり，後者がその大部分を占める．歯内疾患由来のものは歯周ポケットがなく，根分岐部の根間中隔部の歯槽骨の吸収として現れ，歯内治療が適応される．一方歯周ポケットが根分岐部に波及した，根分岐部歯周病変は，歯面の表面形態が複雑なため，プロービングも患者のセルフケアも，そして術者によるデブライドメントも熟練が必要であり，解剖学的形態を熟知した上での操作が必要となる．（図 2-18，19）．

根分岐部病変の進行分類は，とくに分岐部の水平的 PPD が根分岐部のどの程度まで及んでいるかによって判定されており，その程度によって適応とされる治療法が異なるので根分岐部病変の検査は重要となる（表 2-4）．なお，歯軸方向の進行の程度の分類としては Tarnow の分類がある（図 2-20）．

大臼歯の根分岐部は歯種によって，また個人差

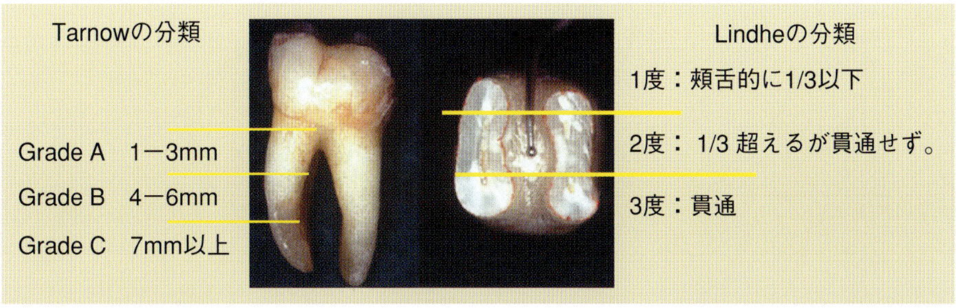

Tarnowの分類		Lindheの分類
Grade A 1－3mm		1度：頬舌的に1/3以下
Grade B 4－6mm		2度：1/3超えるが貫通せず．
Grade C 7mm以上		3度：貫通

図2-20　根分岐部病変の分類　根分岐部病変の進行分類は，一般的に根分岐部の水平的PPDが根分岐部のどの程度まで及んでいるかによって判定されている．その程度によって適応とされる治療法が異なるので根分岐部病変の検査は重要となる．歯軸方向の進行の程度の分類としてはTarnowの分類があり，歯根切除の判定に利用される．

によって解剖学的表面形態が異なるので，すべての根分岐部ポケットを的確にプロービングできる根分岐部用プローブはない．現状では，ネイバース型プローブ＃2は下顎大臼歯頬舌根分岐部ポケットのプロービングによく用いられており，第一，第二大臼歯には比較的挿入しやすい（図2-21）．上顎大臼歯は3根であり，形態が複雑であるため，ネイバース型プローブ＃1，＃2を駆使して工夫するが（図2-22），根分岐部形態とプローブの形態が合わなくて挿入できないのか，ポケットがなくて挿入できないのかがわからないために，プロービングだけでは，病変の進行度を確実に判別することはできない．エックス線写真での歯槽骨の残存状態から推測したり，必要なら，局所浸潤麻酔下でボーンサウンディング（歯肉を針で穿通して骨表面を触知する）することもある．また，フラップ手術時に確認することも頻繁に行われている．

5　プラークリテンションファクターを把握する

プラークリテンションファクター（プラーク蓄積因子）には口腔内の常在菌，唾液や歯肉からの滲出液，歯列形態や歯面形態，食物の流れや舌の動きなど口腔内環境因子と，ブラッシングや食生活など患者の行動因子とがあり，それらはプラークの蓄積に強く影響する（図2-23）．

1）患者の行動因子

患者が適切な食生活と適切な口腔清掃を行うかどうかは，歯周治療の成否に最も関係する重要な

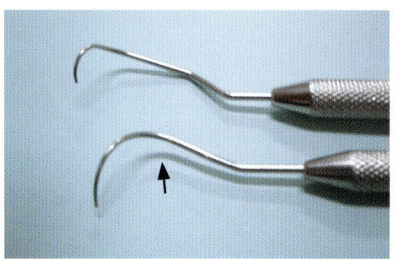

図2-21　ネイバース型プローブ＃1，＃2　＃2（矢印）は下顎大臼歯頬舌根分岐部ポケットのプロービングによく用いられる．

因子である．多くの歯周病患者では，患者自身の口腔清掃行動（ブラッシングなど）が適切に行われなかったために歯周炎の進行を生じている．

患者が適切な口腔衛生行動をとるためには，口腔健康への高い関心をもっていること，口腔衛生の十分な知識をもっていること，そして口腔清掃の技術を習得していることが必要である．さらに，実際に患者が行動に移すときには，これらの衛生行動を自分は十分にできるという自信（心理学用語で自己効力感という）が必要である（図2-24）．患者の衛生行動不足はこれらのうちの何に起因しているのかを判定し，それに対応することが効果的である．その判定のため，患者との問診（面談）を通して，口腔健康への関心度や口腔衛生の知識，そして，口腔衛生行動の自己効力感を判定し，プラークコントロールレコードの結果やブラッシングの実践をみるなどして技術不足を判定する．

2）口腔内環境因子

口腔内は湿度100％，温度が36℃前後で，唾液中には食品などから栄養成分が豊富に溶け込んで

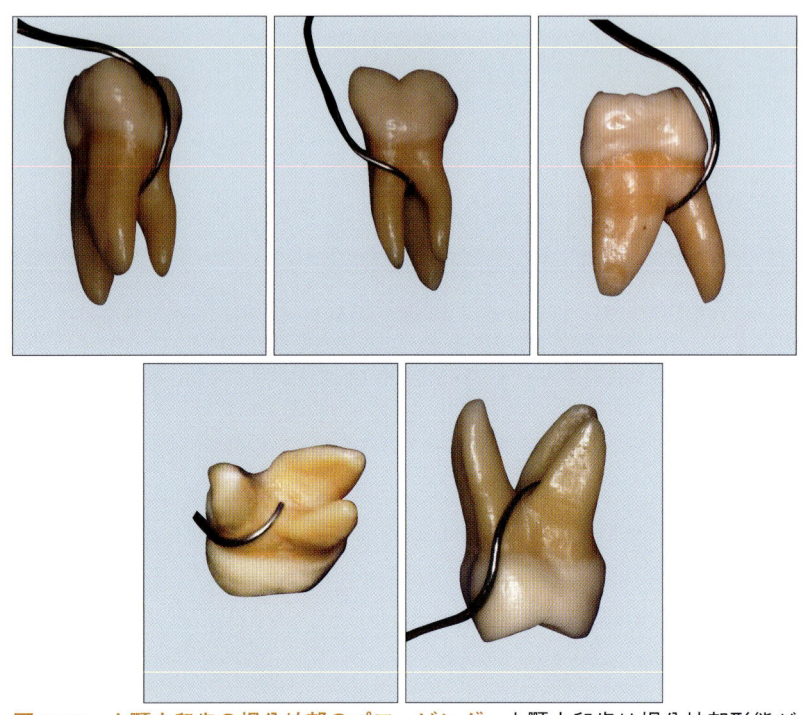

図2-22 上顎大臼歯の根分岐部のプロービング　上顎大臼歯は根分岐部形態が複雑であるため、ネイバース型プローブ＃1，＃2を駆使して工夫するが，プロービングだけでは病変の進行度を確実に判別できない．

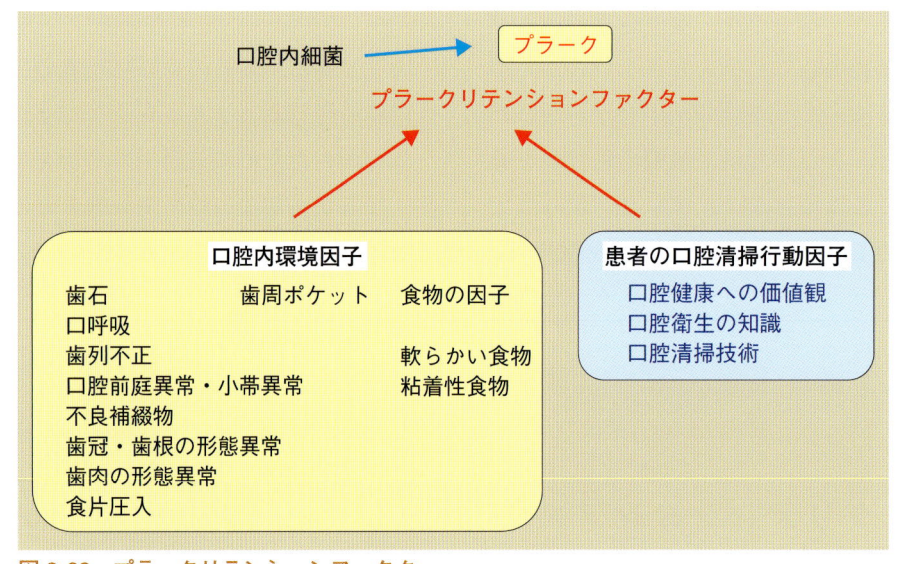

図2-23 プラークリテンションファクター
プラークリテンションファクターには口腔内環境因子と患者の行動因子とがあり，それらはプラークの蓄積に強く影響する．

いることを考えると，口腔内常在菌は歯面のどこにでもプラークを形成する可能性がある．しかし，唾液や食物の流れ，舌・頬粘膜による擦過などでプラークの形成は抑制されており，また歯肉溝のなかは歯肉溝滲出液の防御作用によってプラークが付着しにくくなっている．このような口腔の自浄作用があっても，現代人の食生活では，ブラッシングなどの口腔清掃を行わないと歯頸部にプラークが付着して歯肉炎や歯周炎が生じる．したがって，口腔内のプラークリテンションファクターとは，自浄作用を妨げるような歯や歯周組織の状態と，口腔清掃を妨げるような歯や歯周組織の状態と考えられる．そのため，どのような口腔清掃を行うかによって，プラークリテンションファクターとなるかならないかは異なってくるので，疑われる歯や歯周組織の状態があっても，プ

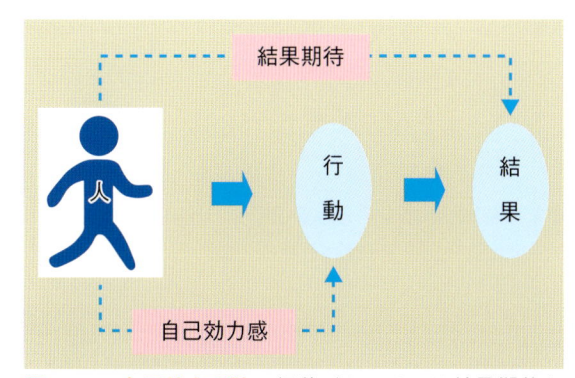

図2-24 自己効力理論　行動がおこるのは結果期待と自己効力感の強さで決まる．結果期待とはある行動がどのような結果を生み出すかという期待であり，自己効力感とは必要な行動をどの程度確実に行えると感じているかを示すものである．

ラークの付着との強い関連性をみて判定する．

(1) 歯石の沈着

歯肉縁上歯石は，プラークに唾液中のカルシウムなどが沈着して石灰化したもので，表層にはプラークを形成する細菌が多数増殖している．自浄作用やブラッシングなどでは除去されないので，歯石の表面や周囲にはプラークが形成されやすい．沈着の確認もスケーラーのアクセス，除去も容易である．

歯肉縁下歯石は確認されにくいポケット内部にある．歯肉縁上のブラッシングをしっかり行っていても，これを残しているとポケット内にプラークが形成されやすいので，注意して除去する必要がある．この確認には，歯周プローブによる根面の触診が最も重要である．根面は一般的には平滑であるが，歯石があると小さな凸面構造が触知できる．エックス線写真では大きな歯石のみ読影できる．また，歯肉縁下歯石は黒褐色をしているので，歯肉縁下の浅い部分（2〜3mm）に付着した歯石は，光を強く当てて，歯肉を透かしてみたり，ポケット入り口をエアシリンジの空気で広げ内部をみるなどして確認することもできる．

(2) 歯周ポケット

歯周ポケットは歯肉ポケットが病的に深くなったもので，内部に多量のプラークを含んでいる．歯周ポケット内のプラークはブラッシングでは十分に除去できないので，このポケット内のプラークから，その歯肉辺縁にプラークを形成するのに必要な細菌が供給される可能性が高い．また，歯肉に炎症があると歯頸部にプラークが付着しやすいとも考えられているので，歯周ポケットのある部位ではプラークが付着しやすいと考えられている．

(3) 不適合修復物

マージンの不適合が問題となる．とくに不適合マージンが歯肉縁下にあると，この部のプラークをブラッシングでもスケーリングでも除去することができない．歯周プローブで触診して検査するのが一般的であるが，エックス線写真でも判定できることが多い．マージンが触診で判定できないほど適合していても，辺縁漏洩（修復物と支台歯との間のセメント融解）があってここに細菌が増殖すると，歯肉の炎症の原因となる．

(4) 歯列不正，歯冠・歯根の形態異常

唾液や食物の流れ，舌・頰粘膜などによる自浄作用を低下させ，歯ブラシが届きにくいような窪んだ形態（凹面部）にプラークがつきやすくなる．しかし，これは，歯間ブラシやフロスを用いるなど，口腔清掃法を工夫すると解決できることが多い．

(5) 食片圧入

食片圧入が生じると，停滞した食片の周囲に細菌が増殖して強い炎症を起こすことがある．また，歯も食片圧入によって若干の移動が生じて早期接触になっていることが多い．しばしば急性の炎症を起こし，自発痛や咬合痛が起きたり，さらには食片が歯肉縁下に深く入り込むと歯肉の急激な腫脹を起こすこともある．

食片圧入は，プランジャーカスプなど咬合時に隣接歯とのコンタクトが離開するような咬合関係のある部位に生じやすい．検査方法は，コンタクトの強さを測定したり，コンタクトが離開するような咬合関係の有無を調べたり，試験食品（さきいか，とうもろこしなど）を食べさせて把握する方法がある．

(6) 口腔前庭異常・小帯異常

ブラッシングする際に，角化歯肉が不足している部位や口腔前庭が狭い部位では，歯ブラシで角化していない歯槽粘膜や頰粘膜を傷つけやすい．また，小帯が辺縁歯肉近くに付着している場合は

ブラッシングの障害となる可能性がある．このような場合，角化歯肉の幅（たとえば2 mm以下）やその形態からだけで判断するのではなく，実際にブラッシングしてみて，障害となっているかどうかで判断する．角化歯肉の不足，狭い口腔前庭，小帯異常に対しては，口腔前庭拡張術や小帯切除術に遊離歯肉移植を併用することが後戻りを防止する上で有効である（図2-25，26）．

(7) 口呼吸

慢性的に口で呼吸すると，口腔内が乾燥し，プラークが歯面に強く付着して除去しにくいこと，また唾液による自浄作用が不足し，歯肉や粘膜の抵抗力が減少することが考えられている．とくに上顎前歯の唇側面と口蓋側面の歯肉が影響を受けやすく，腫脹しやすい．口蓋側面の歯肉腫脹は多数歯に渡って連続し，堤状隆起となることが多い．しかし，口呼吸の治療をしなくても，プラークコントロールを中心として，SRPによって歯肉の炎症の改善をはかると，堤状隆起の歯肉腫脹は消失することが多い（図2-27）．

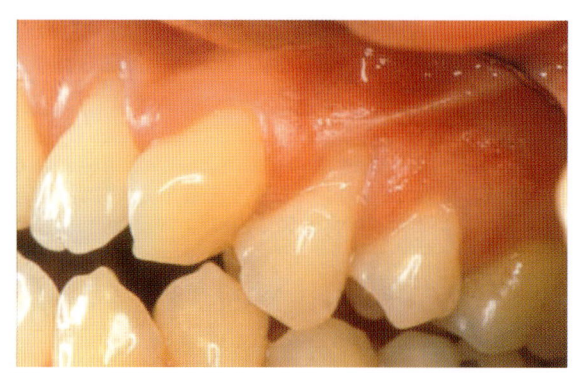

図2-25　辺縁歯肉近くの小帯　小帯が辺縁歯肉近くに付着している場合，ブラッシングの障害となる可能性がある．

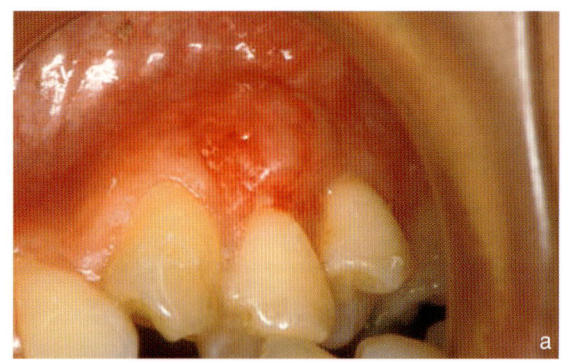

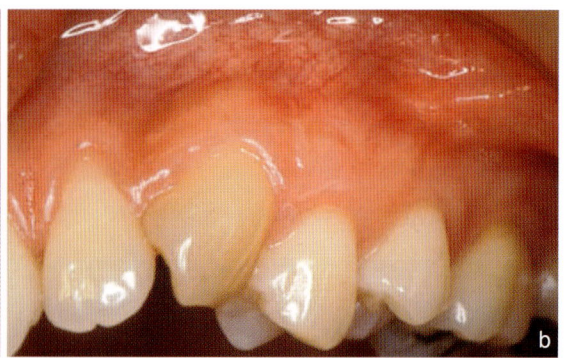

図2-26　小帯異常　小帯異常と歯肉退縮に対して，小帯切除術に遊離結合組織移植を併用して，良好な結果を得た．a：術後4週．b：術後6か月．

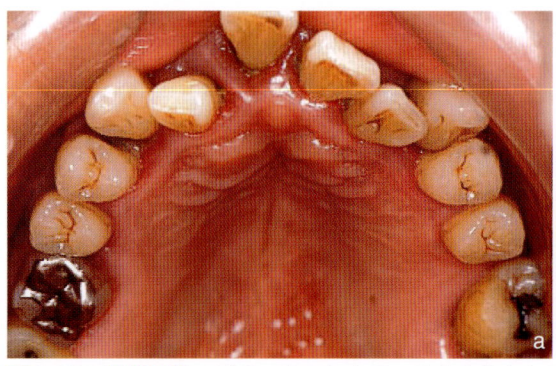

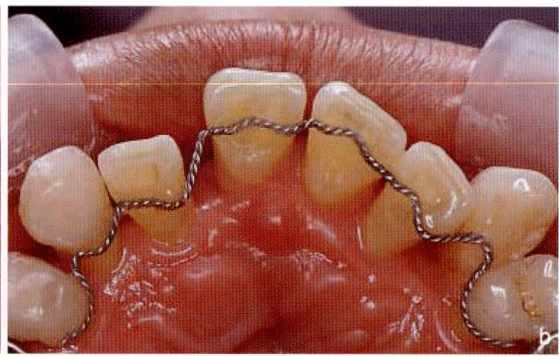

図2-27　堤状隆起　プラークコントロールを中心として，SRPによって歯肉の炎症の改善をはかると，堤状隆起の歯肉腫脹は消失することが多い．a：初診時．b：歯周基本治療後．

3 規格性のある口腔内写真の必要性と撮影法

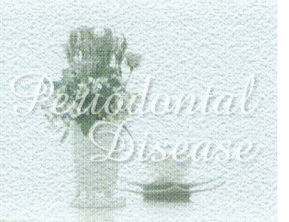

1 規格性のある口腔内写真の必要性

　歯周病は，歯や骨などの硬組織とともに，歯肉の状態，粘膜の状態，大きさ，形，色，質感などが変化する病気なので，エックス線写真では写らない口腔軟組織を中心とした視覚的な記録が治療前の検査・診断，および治療効果の判定にきわめて重要である．また，上記を炎症指数，歯肉退縮の指数，プラークの付着指数，咬合状態を表す指標を使って表現しようとしても，文章や指数では膨大な時間と労力がかかるが，「百聞は一見に如かず」のとおり，口腔内写真には表現力や記録効果など，ほかの検査法に優るものがある．

　われわれは人の姿や景色などをみても，その映像の一部しか記憶しておらず，その記憶も薄れていくことが多い．とくに歯周治療は長期間にわたることが多いため，すべてを覚えておくことは不可能である．誰の口腔内であるかどうかなどの大雑把な内容は覚えていても，歯肉の詳細な形，炎症程度や咬合状態の詳細を思い出すことは困難である．現在では写真をデジタル化して記録保存できるので，整理もしやすく，口腔内写真の必要性と有効性はますます高まっている．口腔内写真を撮らずに歯周治療を行うのは，エックス線写真を撮らずに歯内療法を行うようなものである．

2 撮影法

　口腔内撮影に用いるカメラはストロボと連動していて，露出はほとんど自動調整になっているため，シャッターを押せば，ファインダーから覗いたとおりの画像が写しだされる．したがって，口腔内撮影法のポイントはまず，撮影すべき画像をファインダーのなかにいかに適切に取り込むかである．ピントがずれていればファインダーでもずれているようにみえるし，余分な部分が入っていたり，必要な部分がかけていたら，ファインダー内でも同じようにみえているはずである．しかし，実際には，初心者が撮影したものは，適切に取り込まれていない写真が多い．これは，写真を撮影する際にファインダー内に写る画像の必要な部分を確認できていないことが原因である．つまり，初心者はどのような写真がよい写真かを知らないために，撮影する短時間に確認すべき点を想起して，ファインダー内に写る画像がよい写真の条件を満たしているかを確認できないからである．

　したがって，よい写真を撮影するための一番のポイントは，よい写真とはどのような写真かをイメージして，そのとおりにカメラのファインダーに映るように，体位やカメラのアングル，倍率，口角鉤，ミラーの位置，口腔内の状態を調整することである．

3 よい写真のイメージ

①露出が適切である．

　これはカメラの設定であり，使用するカメラごとで異なるので，その詳細はカメラの説明書などを参照する．

②ピントが合っている．

　ファインダーを覗いたとおりに写るので，あまり問題は生じない．まれに，重度の近視で，ファインダー内でピントを合わせにくい人がいる．その場合，ファインダーの視度が調整できるカメラで行うか，撮影者の視力を眼鏡やコンタクトレンズで矯正する必要がある．

③必要な範囲が過不足なく写っている．

　歯周病患者の場合の必要な範囲とは，歯，歯肉，歯槽粘膜，小帯，口腔前庭部などである．通常は口唇や頰粘膜，舌は不要である．

④咬合平面が水平になっている．

　観察するときに咬合平面が斜めになっていると正しく読み取りにくい．とくに左右対称性などを比較するときには重要である．

⑤唾液を被写体からエアで吹き飛ばし，できるだ

け歯面や歯肉が濡れていないようにする．

　濡れていると，表面の反射のために，色彩や輪郭がぼけて，表面性状や（質感や）境界部が明瞭に写しだされない．なお，撮影時にエアで唾液や滲出液を吹き飛ばしたにもかかわらず，撮影した写真で歯肉辺縁部がわずかに濡れている場合は，滲出液が多量に出ている状態であることが読み取れ，ポケット内に炎症性の原因があることを示している．

標準的な具体的写真の例
　正面例（図2-28）
　側方歯頰側面例（右側）（図2-29）
　上顎口蓋側面（咬合面）例（図2-30）
　下顎咬合面例（図2-31）
　上顎側方歯口蓋側面例（図2-32）
　下顎側方歯舌側面例（図2-33）
　上顎前歯口蓋側面例（図2-34）
　下顎前歯舌側面例（図2-35）
　不適切写真例1（図2-36）
　不適切写真例2（図2-37）
　不適切写真例3（図2-38）

4 撮影時の姿勢と撮影に用いる機材

　水平診療が一般的であるので，そのまま患者を水平位にした状態で撮影するのが基本である．このとき，患者には口角鉤を持ってもらうように協

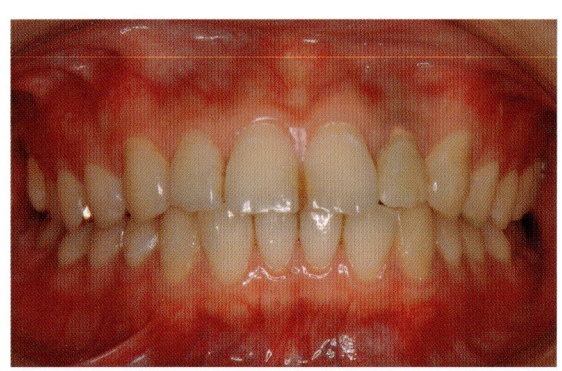

図2-28　標準的な正面口腔内写真の例

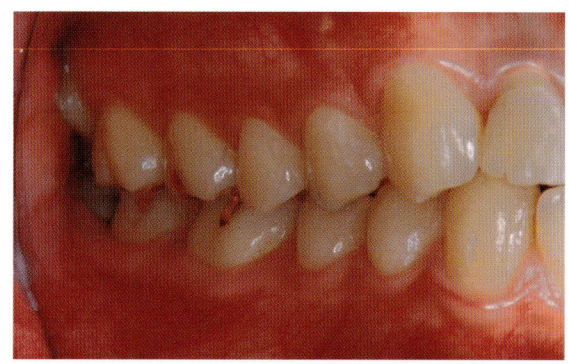

図2-29　標準的な臼歯部頰側面写真の例（右側）

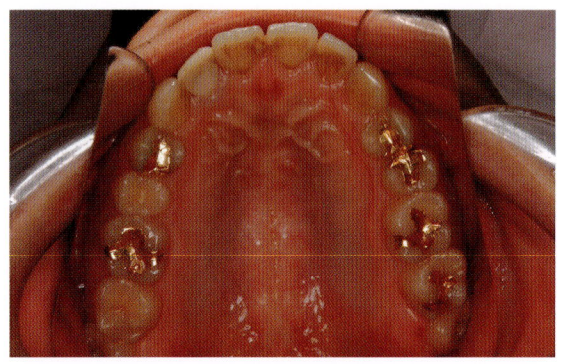

図2-30　標準的な上顎口蓋側面写真の例

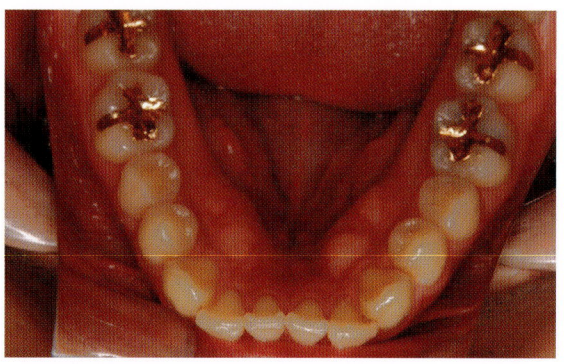

図2-31　標準的な下顎咬合面写真の例

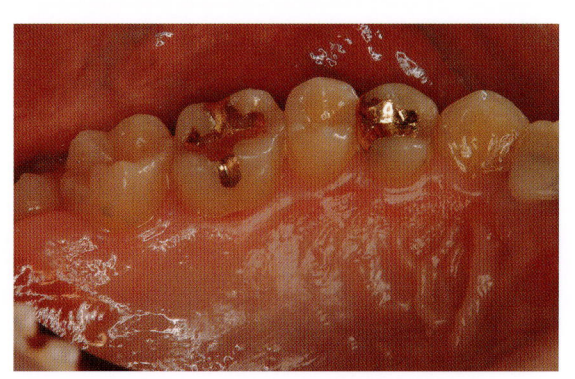

図2-32　標準的な上顎臼歯部口蓋側面写真の例

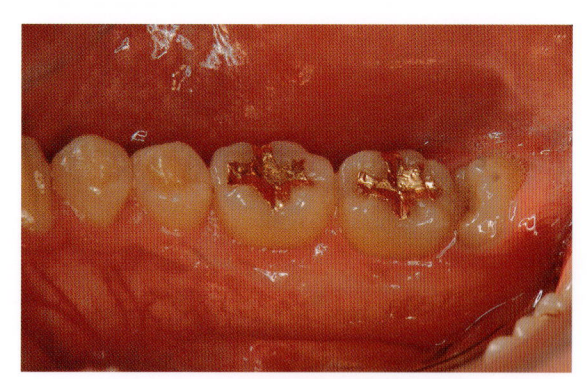

図2-33　標準的な下顎臼歯部舌側面写真の例

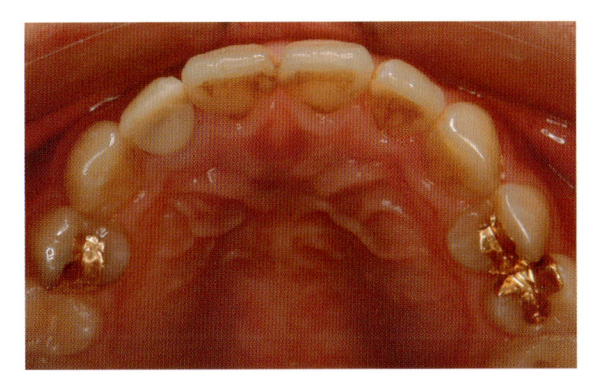

図 2-34　標準的な上顎前歯部口蓋側面写真の例

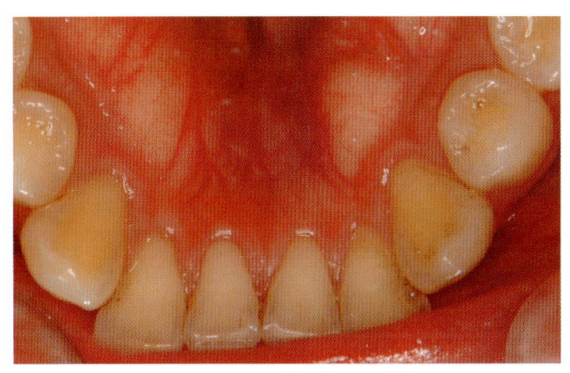

図 2-35　標準的な下顎前歯部舌側面写真の例

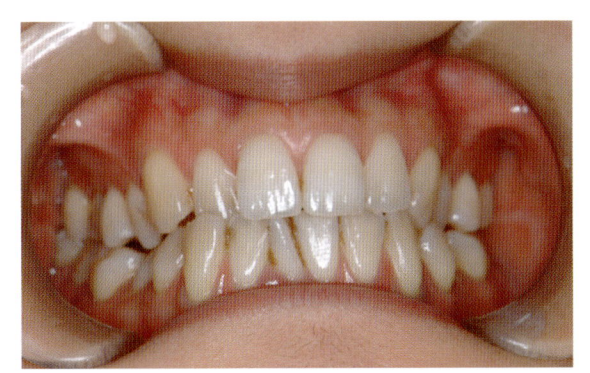

図 2-36　正面観で犯しやすい不適切写真例　咬合平面に対して，下からあおって撮影している．口唇が歯肉を隠している．必要のない周囲組織が写っている．

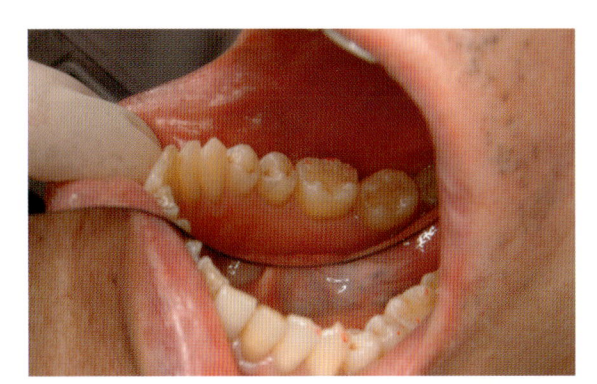

図 2-37　下顎の舌側面の撮影時に犯しやすい不適切写真例　必要な歯の歯周組織が写っていない．必要のない周囲組織や術者の指が写っている．

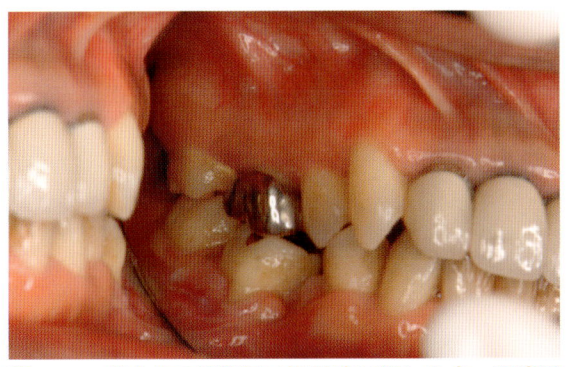

図 2-38　側方歯の頬側面の撮影時に犯しやすい不適切写真例　咬合平面に対して下からあおって撮影している．撮影部位に正対していないので，遠心歯肉が撮影されていない．術者の指が撮影されている．

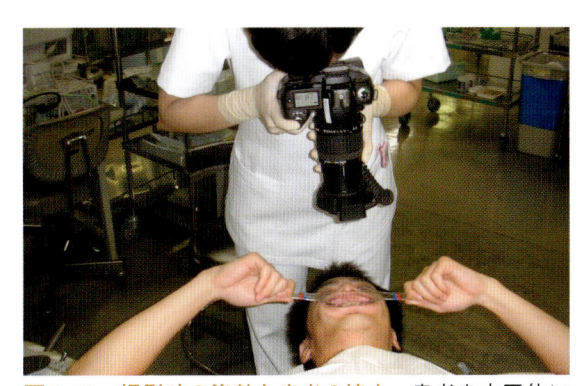

図 2-39　撮影時の姿勢と患者の協力　患者を水平位にした状態で撮影するのが基本である．カメラを持つ左手はレンズの前のほうを持ち，わきを締めて安定させる．患者には口角鉤を持ってもらうように協力を依頼すると，口角鉤を強く引っ張り過ぎないので，患者の苦痛は少ないという利点もある．

力を依頼すると，患者自身が行うため強く引っ張り過ぎることがないので，患者の苦痛は少ない（図 2-39）．口角鉤は大きさの違うものがある．口の小さな女性や子供では小さいほうを用いるが，歯周病患者は，成人がほとんどであり，口腔前庭部まで写っていることが望ましいので，一般的に大きいほうを用いる（図 2-40）．

　臼歯部の頬側や口蓋側や舌側，咬合面側を撮影するときには，ミラーが必要である．その場合は，補助者がいると撮影しやすい（図 2-41）．用いるミラーは挿入しやすく，かつ必要な視野が十分入るものを用いる．ミラーを挿入する場合，小臼歯部はミラーが歯から離れ，大臼歯部はミラーが歯に近くなりやすい．このようにすると，小臼歯と大臼歯の両方にはピントが合わなくなる．全体にピントを合わせようとして撮影方向を虚像に対し

35

規格性のある口腔内写真の必要性と撮影法

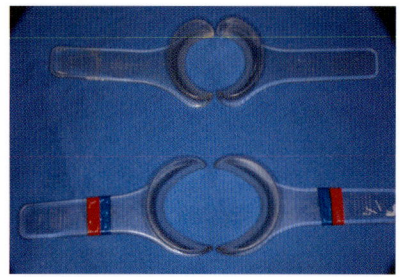

図 2-40　口角鉤
女性や子供では小さい方，男性では大きい方が基本である．

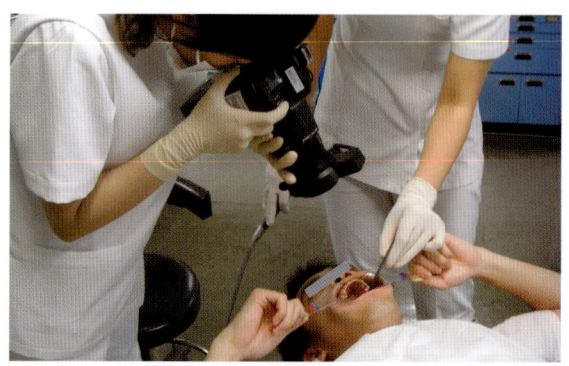

図 2-41　側方歯の頰側や口蓋側や舌側，咬合面側を撮影するときには，ミラーが必要である．撮影者のほかに補助者がいるとスムーズに撮影しやすい．

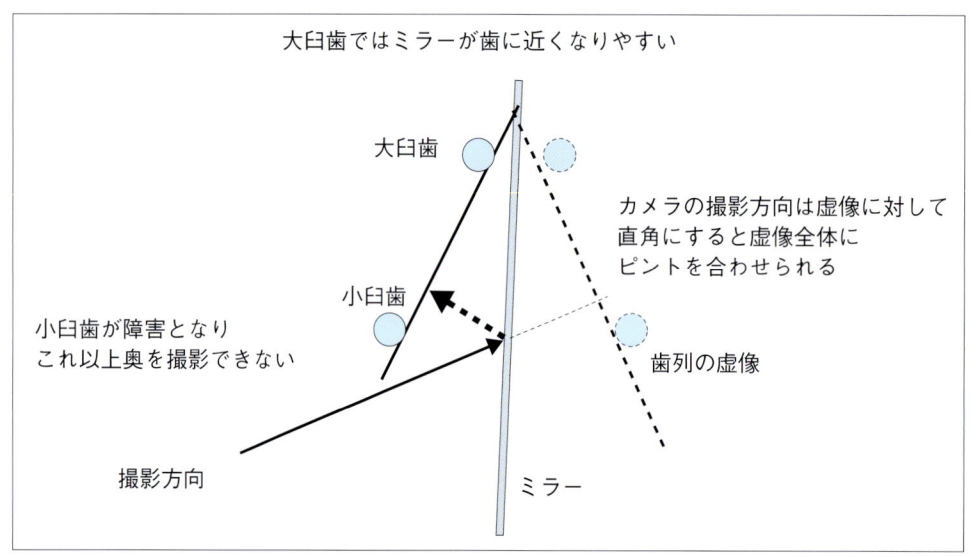

図 2-42　不適切なミラーの挿入位置
小臼歯ではミラーを歯から離し，大臼歯ではミラーが歯に近くなりやすい．このようにすると，小臼歯と大臼歯の両方にピントが合わなくなるし，全体にピントを合わせようとしてカメラの撮影方向を虚像に対して直角にすると，小臼歯が障害となりそれ以上奥を撮影できない．

て直角にすると，小臼歯が障害となり大臼歯の全部を撮影することはできない（図2-42）．患者の頰や唇の緊張を緩め，ミラーをできるだけ大臼歯から離してあてることで，歯列とミラーがなるべく平行に近い角度になるようにすると，犬歯から大臼歯までピントが合った状態で写真を撮ることができる（図2-43, 44）．しかし，患者によっては頰や唇の緊張が強くて必ずしも小臼歯部から大臼歯までピントが合う写真が撮れるとは限らない．その場合は，二枚に分けて撮影することも対応の一つである．

ミラーには金属製のものと，ガラス製のものがある（図2-45）．金属製ミラーは表面でしか反射しないので，鮮明な像を映しやすいが，表面が非常に傷つきやすいという欠点がある．また，口腔内に挿入する部位によって形状が異なっており，aは全顎歯列を，bは前歯舌側を，cは側方歯の舌側を撮影するときに用いられる（図2-46）．なお，bはaやcで代用できることが多い．

ミラーを用いるときの重要な注意事項はミラーの曇りである．曇りは患者の呼気中の水蒸気がミラーで結露したものであるから，ミラーをあらかじめお湯で体温程度に暖めて用いると結露（曇り）を防ぐことができる．また，撮影時に患者に息を止めてもらったり，エアでミラー面の水分を吹き飛ばす方法もある．

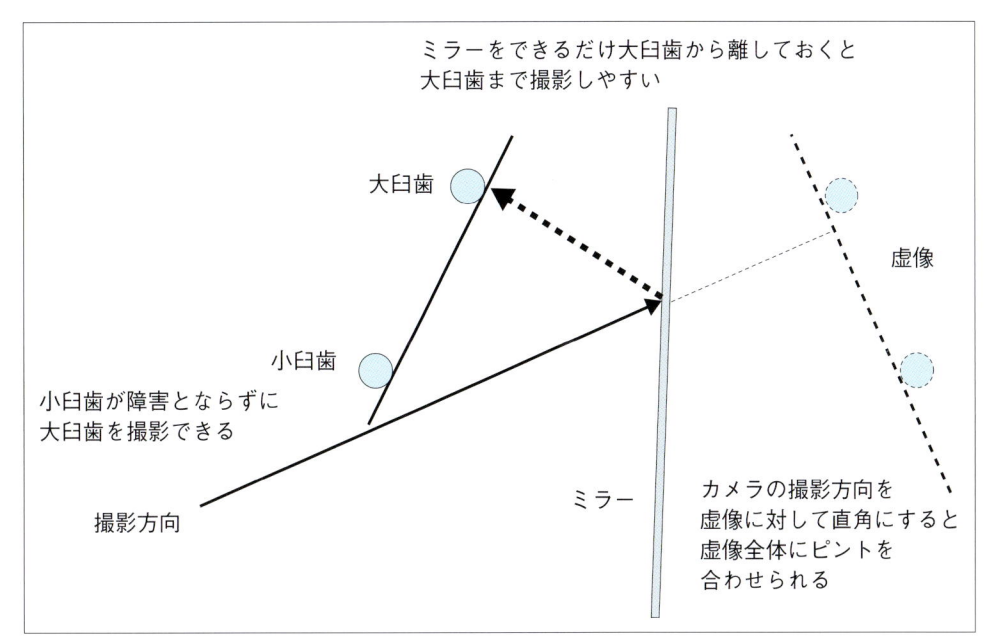

図2-43 適切なミラーの挿入位置
　ミラーをできるだけ大臼歯から離しておくと小臼歯が障害とならずに大臼歯を撮影できる．

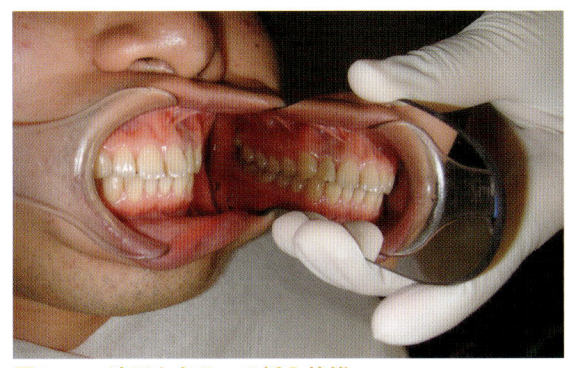

図2-44 適切なミラーの挿入状態
　ミラーに犬歯から大臼歯までがすべてピントが合った状態で映っている．

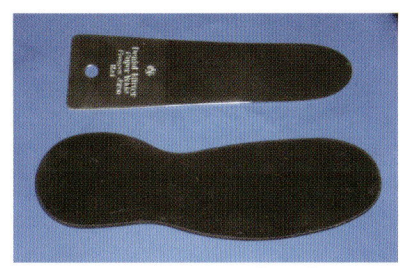

図2-45 金属製ミラー（上段）とガラス製ミラー（下段）
　金属製ミラーは表面でしか反射しないので，鮮明な像を映しやすいが，表面が非常に傷つきやすいという欠点がある．

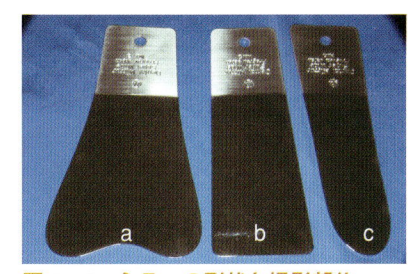

図2-46 ミラーの形状と撮影部位
　aは全顎歯列を，bは前歯舌側を，cは側方歯の舌側を撮影するときに用いられる．なお，bはaやcで代用できることが多い．

4 エックス線写真から わかること

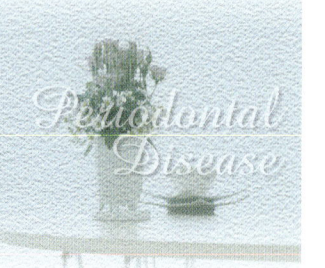

1 歯周治療で用いられるエックス線写真

歯周治療で用いられるエックス線写真は，デンタルエックス線写真とパノラマエックス線写真である．最近はまれにCTが使われることがあるが，費用対効果から頻繁には用いられない．

パノラマエックス線写真は一枚に全顎が写るため，治療計画の立案などをするときに便利であるとか，デンタルエックス線写真に比べて全顎の撮影現像時間が短いなどの利点があり，一般の歯科医院では歯科治療全般に広く用いられている．しかし，パノラマエックス線写真は基本的に断層写真であるため，デンタルエックス線写真に比べて鮮鋭度が低いこと，また，頰舌側での歯槽骨の違いが表されにくいことなどから，歯周治療にはデンタルエックス線写真が適している．

歯周病専門医や認定医，認定歯科衛生士の資格取得のための指針でも全顎の撮影には10枚法以上のデンタルエックス線写真が原則となっている（図2-47）．

2 デンタルエックス線写真の読影の基本

デンタルエックス線写真から歯周治療のために読み取る情報はたくさんあるが，歯周病の進行の程度や治療法の関連からは，とくに歯槽骨の形態と歯の形態が重要である．

(1) 歯槽骨の形態

歯槽骨の形態は，歯槽骨レベル，歯槽骨吸収形態と歯槽硬線の消失などが主である．

歯槽骨レベルは歯根のセメント-エナメル境（CEJ）から歯槽骨頂までの距離をいい，正常な場合は0〜1mmである．歯周組織付着が破壊されてCALが下がるとほぼ同様に下がるので，CALとともに歯周組織破壊の指標と考えられている．また，逆に残存支持組織量を示すともいえるので，歯周治療後の機能回復のときの固定や補綴を考えるうえで重要な判断材料となる．水平的な骨吸収部における慢性歯周炎では通常の歯周治療によっては歯槽骨レベルは変化しにくいので，咬合支持力の予後を見通す大きな指標となる．

歯槽骨欠損形態は水平性と垂直性とでは，歯周

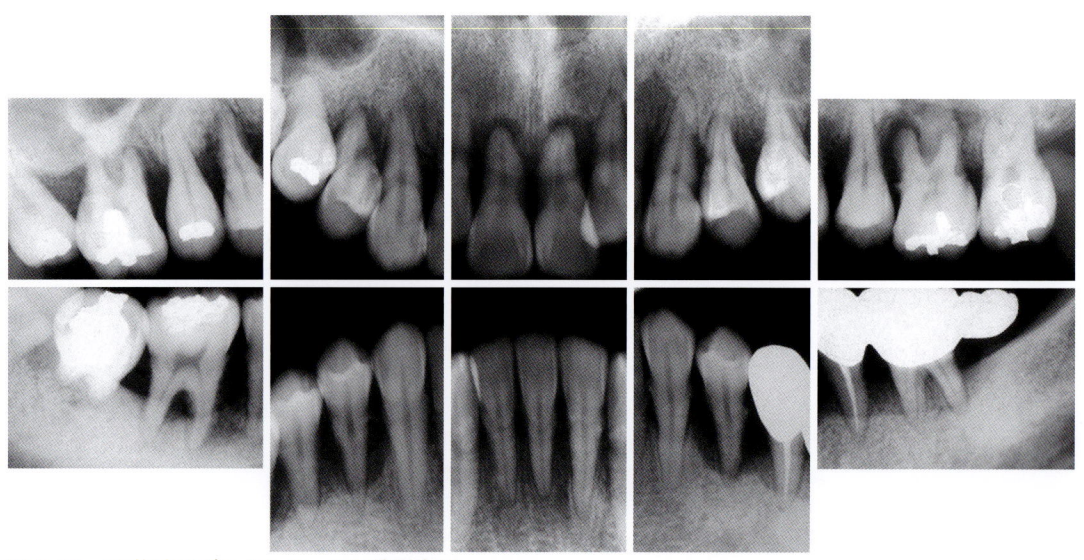

図2-47 10枚法のデンタルエックス線写真例

治療に対する反応性が違う．すなわち，水平性骨吸収部分では，歯周組織再生は生じにくく，歯周ポケットは主に歯肉の退縮によって浅くなる．一方，垂直性骨欠損部分では歯肉退縮は生じにくいので，ポケットを浅くするには，歯槽骨の整形か歯槽骨再生が必要になると考えられている．

歯槽硬線とは，骨外表層や歯根膜に接する固有歯槽骨部分の皮質骨が周囲の組織よりエックス線を多量に吸収することでみられる白線である．しばしば隣接面の歯肉に炎症があって，骨頂部の皮質骨の吸収が生じると，エックス線写真では歯槽硬線（白線）の消失として認められる．また，外傷や歯根膜の炎症で歯根膜に接する固有歯槽骨部分が吸収されても歯槽硬線の消失が認められる．しかし，注意すべきは，骨頂部や，歯根膜に接する歯槽硬線は健常であればすべて必ずエックス線写真上にみられるかというとそうではなく，エックス線の主線の方向と皮質骨の向きによって白線となったり，ならなかったりする．したがって，ある写真で歯槽硬線（白線）がみられた場合，後に同じ角度から撮影してみられるべき白線がみられなかったときには，歯槽硬線の消失と判断し，歯槽骨の吸収を推測することは妥当である．しかし，臨床では規格撮影をすることは少ないので，歯槽硬線の消失が主線の方向の違いによるのか歯槽骨吸収によるのか判別しがたいことが多い．

(2) 歯の形態

歯の形態では，主に歯根の形態が歯周病の進行や治療に関係している．歯根形態は，著しい傾斜や彎曲があるとかセメント質肥大がみられるときにはルートプレーニングの際に考慮が必要である．また，上顎小臼歯の隣接面は凹面となっていることが多いので，歯周炎が進行しやすく，キュレット型スケーラーでのルートプレーニングが行いにくい．複根歯の根分岐部の存在や形態を知ることは読影上きわめて重要である．根分岐部では歯周炎の進行が生じやすく，キュレット型スケーラーでのルートプレーニングが困難であるために，非外科的治療では進行を停止させることがむずかしい．複根歯の歯槽骨レベルが，根分岐部より2mm以上根尖側であれば，根分岐部にポケットが及んでいる可能性があるので，念入りなプロービングが必要である．大きな歯石は歯根の上の不規則な不透過像として，確認できるが，小さなものは確認できないことが多い．

3 読影上の注意点

1）被写体に対する主線の照射角度によって，フィルムには被写体の像がさまざまに変化して写る．

図2-48のaとbは，被写体に対する中心エックス線（主線）の方向を変えて撮影した同じ人の下顎大臼歯部デンタルエックス線写真である．

両者を比較すると歯槽骨レベルが著しく違ってみえ，根分岐部病変の存在がまったく異なって判断されやすい．bの写真をみたときに歯冠の頰舌咬頭の重なり具合が著しくずれていること，下顎外斜線の位置が第三大臼歯の歯冠側にずれていることから，bでは頰側にある歯槽骨は舌側に位置しているものより歯冠側にずれて投影されていることがわかる．したがって，根分岐部にあるようにみえる歯槽骨は頰側の分岐部より根尖側にある歯槽骨が舌側の根分岐部分の位置に投影されたことで，aでみられた根分岐部の透過像がみえなく

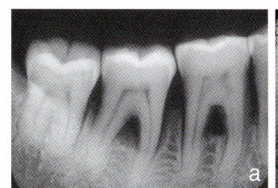

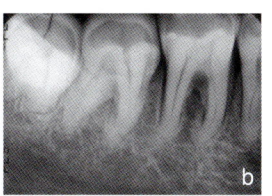

図2-48 aとbは同じ人の下顎大臼歯部のデンタルエックス線写真を被写体に対する中心エックス線（主線）の方向を変えて撮影したものである．

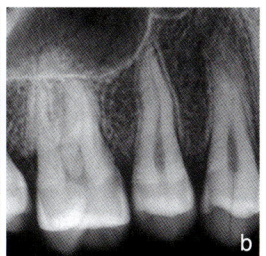

図2-49 aとbは同じ人の上顎小・大臼部のデンタルエックス線写真を被写体に対して主線の方向を変えて撮影したものである．

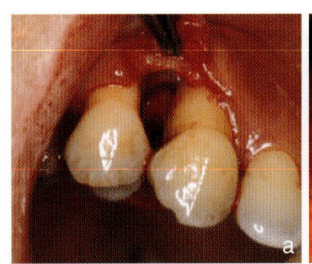

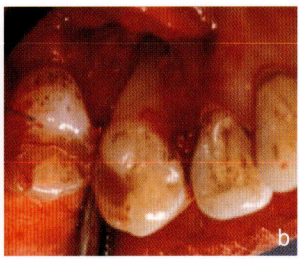

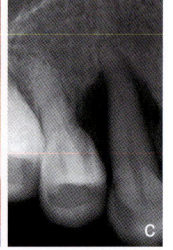

図 2-50 デンタルエックス線写真では頬側の薄い歯槽骨の確認は不確実．

なったのである．

図 2-49 の a と b は同じ人の上顎臼歯部のデンタルエックス線写真を被写体に対して主線の方向を変えて撮影したものである．

a では，骨頂部の歯槽硬線が明瞭であるが，歯槽骨レベルは，CEJ からやや離れているようにみえる．b では小臼歯から大臼歯の槽間中隔の骨頂部が半影になって歯槽硬線が消失しているので，骨頂部の歯槽骨が吸収しているようにみえがちである．また，歯槽骨レベルは，CEJ にやや近づいているようにみえる．しかし，この写真をよくみると，写っている歯冠の頬舌咬頭の重なり具合から，主線の角度が頬舌咬頭を結んだ線に対して斜めに撮影したことがわかる．斜めの角度から撮影すると，槽間中隔の骨頂部が根尖側部分と比べて半影となったり，骨頂部がより CEJ に近く移動する．このように，写真に写っている歯冠の形態から，被写体に対する主線の照射角度を推測し，その視点から被写体を見通すように影像を解釈すべきである．

2) 薄い歯槽骨，幅の狭い垂直性骨欠損，小さな歯石の確認は不確実

デンタルエックス線写真では，カルシウム元素を多く含む歯や歯槽骨などの硬組織は不透過像として白っぽく写り，歯肉などの軟組織は透過像となってほとんど写ってこないことはよく知られている．しかし，しばしば頬側にある薄い骨（図2-50）や，小さな歯石などはカルシウム元素を含んでいても，不透過像として白く写らない．また，歯槽骨の欠損も垂直性欠損については，デンタルエックス線写真では欠損部の形態は実際の形態に比べて小さめに写り，軟組織との境界もわかりにくい．これは垂直性欠損の底部では，骨の欠損幅が狭くて，周囲の骨とのコントラストが出にくいためである．一般にわれわれが識別できる陰影が生じるには，その部位のカルシウム元素の量が，周囲に比べて 30％違う必要があるとされている．すなわち 1 cm 幅の骨の場合，幅 3 mm 以下の大きさの欠損はデンタルエックス線写真では透過像として写らないということである．

5 咬合性外傷の診査

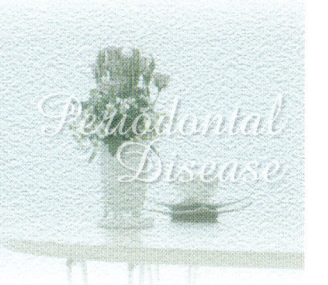

　歯周病患者の口腔内では，咬合性外傷が生じている歯もしばしばみられる．歯の動揺など歯周炎の症状に類似した症状を示したり，歯周炎と合併して生じていることが多いので，検査結果から明確に鑑別することが大切である．

　咬合性外傷の検査は，病態とその原因である外傷性咬合が認められるかどうかを調べる．咬合性外傷の主な臨床症状は，歯の動揺の増加，歯の挺出や傾斜移動，デンタルエックス線写真上での歯根膜腔の拡大として現れる（図2-51）．また咬合痛や打診痛が一時的に現れることもある．そのほか，隣接歯との接触関係が緩くなったり，離開したりして，食片圧入やそれに伴う咀嚼時疼痛を併発したりする．しかし，咬合性外傷は歯根膜に過剰な力が働いて生じるもので，歯肉にはまったく変化を起こさない．したがって，歯周炎に罹患していない歯に咬合性外傷が生じている場合は，病態は明確に確認しやすい．その原因となる外傷性咬合を示す咬合状態としては，早期接触や咬合干渉があり，それぞれの顎位で咬合紙を咬ませて，他の歯より強く印記（咬合小面の中心の色が抜ける）されたり（図2-52），触診法によって，咬合時に突き上げを感じたり（図2-53），歯が動揺することで判定する．また，ブラキシズムがある場合も咬合性外傷による病変を生じやすい．ブラキシズムの有無や程度の客観的な臨床評価法はいまだ確立されていないので，問診，口腔内の歯列の咬耗状態，咬筋・側頭筋の発達した顔貌などから総合的に判断する．ブラキシズムに対しては過剰な咬合力を歯に伝えないようにナイトガードを用いて緩和する（図2-54）．

　しかし，咬合性外傷が歯周炎罹患歯に合併している場合は，歯周炎によって支持組織が破壊された場合にも歯の動揺は生じるので注意が必要である．合併しているときの動揺は，歯の支持組織の減少によるもの，歯の周囲の炎症によるもの，そして外傷性咬合力によって生じているものとが重なって現れることになる．したがって，咬合力が

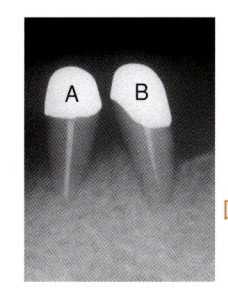

図2-51　AとBはともに根面キャップが施され，義歯床下に置かれている歯であるが，Bでは歯根膜腔の拡大が著明であるので，咬合性外傷が生じていると考えられる．

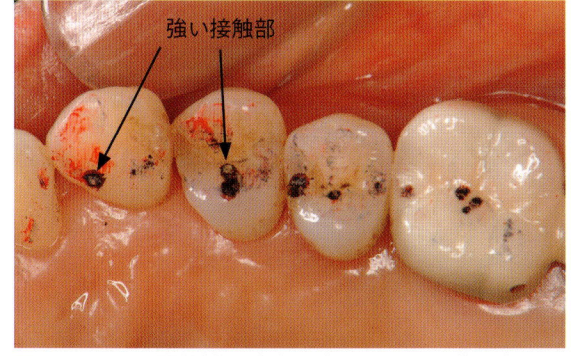

図2-52　早期接触や咬合干渉があると，他の歯より強く印記される（咬合小面の中心の色が抜ける；矢印）．

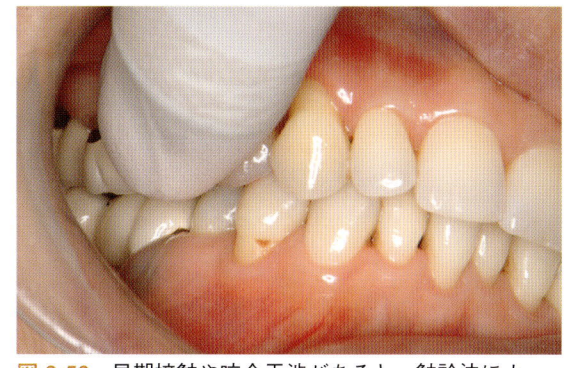

図2-53　早期接触や咬合干渉があると，触診法によって咬合時に突き上げを感じる．

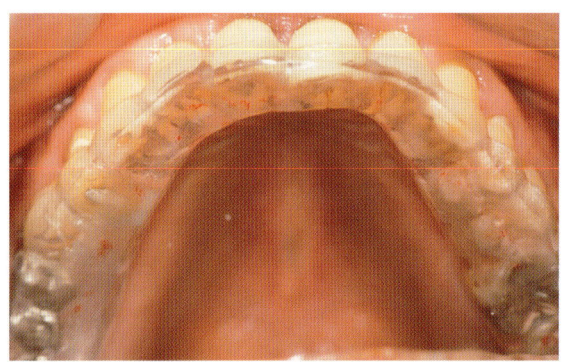

図 2-54　ブラキシズムによる過剰な咬合力を歯に伝えないためのナイトガード．

過剰で外傷的に働いて動揺が増加しているのか否かを判別するには，プラークによる歯肉の炎症を軽減（改善）したうえで歯の動揺を再度検査し，支持組織の量が減少していることを考慮したうえでも動揺の程度が過度であるなら外傷性咬合と診断する．さらにこの診断は咬合調整などによって外傷性咬合を取り除いた後に動揺の改善が得られれば，確実な診断であったことがわかる．咬合性外傷は歯周炎と合併すると，歯周炎の進行を早めるので，歯周炎罹患歯での外傷性咬合は早く取り除く必要がある．

2章 参考文献 Reference

1) 藤澤盛一郎，笹原廣重：歯科医療面接 アートとサイエンス．砂書房，東京，2003．
2) 伊藤孝訓，寺中敏夫：患者ニーズにマッチした歯科医療面接の実際．クインテッセンス出版，東京，2008．
3) 井上孝　矢島安朝　大澤有輝：メディカル・インタビュー 医療面接 求められる言葉の医療行為．デンタルダイヤモンド増刊号，デンタルダイヤモンド，東京，2004．
4) 全国歯科衛生士教育協議会　監修：最新歯科衛生士教本 心理学．医歯薬出版，東京，2007．
5) 中島義明：心理学辞典．有斐閣，東京，2007．
6) Rogers CR：Client-centered Therapy，1951．（友田不二男，伊東博，堀淑昭，佐治守夫，畠瀬稔，村山正治訳編「ロジャーズ全集」，岩崎学術出版社，東京，1966～1968．
7) Hall ET：The Hidden Dimension，1966．（日高敏隆，佐藤信行訳「かくれた次元」みすず書房，東京，1970．）
8) O'Leary TJ，Drake RB，Naylor JE：The plaque control record．*J Periodontol*，43：38，1972．
9) Silness P．Löe H．：Periodonal disease in pregnancy．*Acta Odontol Scand*，22：121，1964．
10) Löe H，Silness J：Periodonal disease in pregnancy．*Acta Odontol Scand*，21：533～551，1963．
11) Löe H：The Gingival Index, the Plaque Index and the retention index systems．*J Periodontol*，38：610～616，1967．
12) 石橋真澄：歯牙の動揺に関する研究Ⅱ．口病誌，21：108～117，1954．

CHAPTER 3

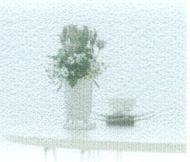

治療計画と
歯科衛生士の関わり

小田 茂・坂井雅子・岩﨑剣吾・秋月達也

1～6

1 歯肉炎

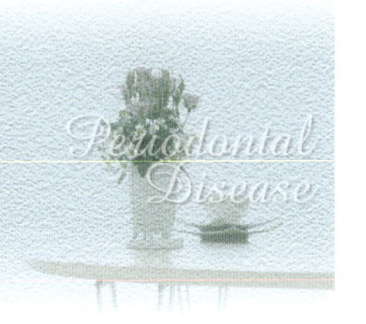

1 歯肉炎の治療

1）歯肉炎の特徴

歯肉炎は，歯肉辺縁に存在するプラーク（歯周病原細菌）によって生じる歯肉に限局した炎症で，限局型と広汎型に分かれる（表3-1）．主な原因はプラークであるが，思春期や妊娠などによるホルモンの変調および糖尿病や血液疾患など全身的な原因によっても，歯肉の炎症は修飾される．

歯肉炎の臨床所見は，歯間乳頭および辺縁歯肉の発赤，浮腫，腫脹，出血，疼痛などを特徴とし，浮腫性歯肉ではスティップリングは消失し，易出血性を示す．歯肉炎では，歯肉は歯冠側方向に増殖して歯肉ポケットを形成するが，アタッチメントロス（付着の喪失）はなく，エックス線写真では歯槽骨吸収も認められない．

2）治療計画

歯肉炎は，ブラッシングをはじめとした患者による口腔清掃を徹底させ，主原因であるプラークをコントロールすることによって顕著に改善する．また，プラークリテンションファクターを除去あるいは修正することによって，炎症はさらに改善される．したがって，歯周基本治療によって治癒が可能である（図3-1）．しかし，歯肉炎は再発しやすいことから，歯周基本治療後の再評価で治癒と判定されても，メインテナンスでその状態を維持していくことが望ましい．

歯肉炎における歯科衛生士の関わりは，初診からメインテナンスまで治療ステージのすべてに及ぶが，とくにプラークにより炎症が起こることや健康な歯肉と比較することなどの患者教育を十分に行い，歯肉炎は歯周炎の前段階と考えられていることの理解を得て，再発の予防に努めることである．

2 症 例

1）初 診

患者は29歳の女性で，歯磨き時の歯肉の疼痛，出血を主訴として来院した．全身的には健康であり，特記すべき事項はなかった．家族歴としては，58歳の母親が歯周病で歯科医院に通院中とのことであった．現病歴としては，20歳代の前半より歯磨き時に出血はあったものの，痛みはあまりなかったが，最近になって痛むようになった．喫煙歴は，20歳から1日10本程度である．

表3-1 歯肉炎の特徴

①原因はプラークである
②炎症は歯肉に限局している
③歯肉ポケットが形成されるが，アタッチメントロスはない
④プラークリテンションファクターにより増悪する
⑤外傷性因子によって増悪しない
⑥プラークコントロールによって改善する
⑦歯周炎の前段階と考えられている

（日本歯周病学会編：歯周病の診断と治療の指針 2007）

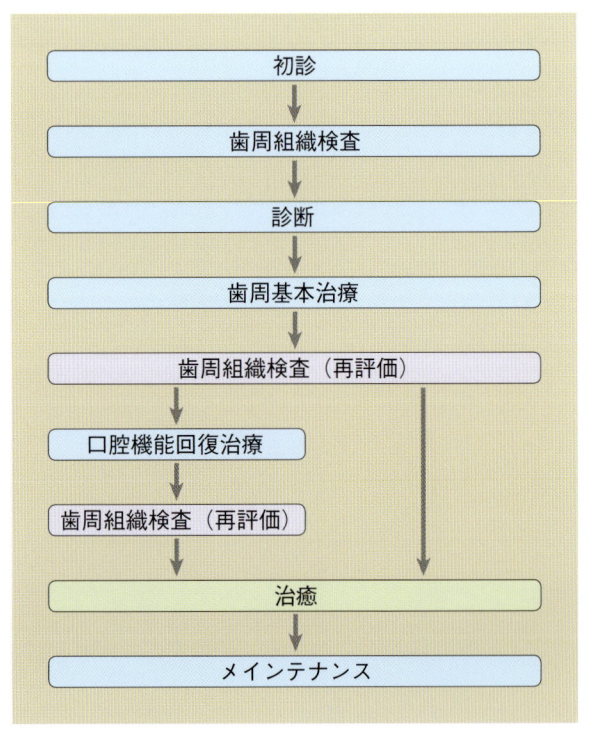

図3-1 歯肉炎の治療の流れ

初診 → 歯周組織検査 → 診断 → 歯周基本治療 → 歯周組織検査（再評価） → 口腔機能回復治療 → 歯周組織検査（再評価） → 治癒 → メインテナンス

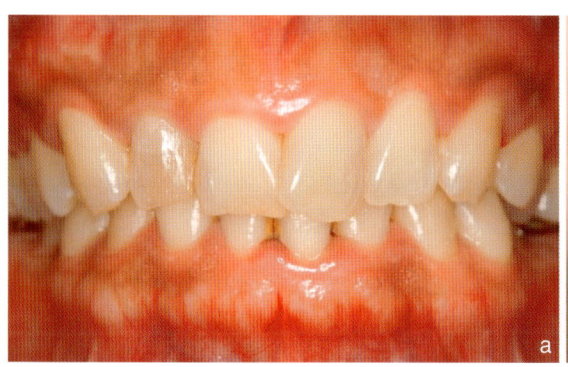

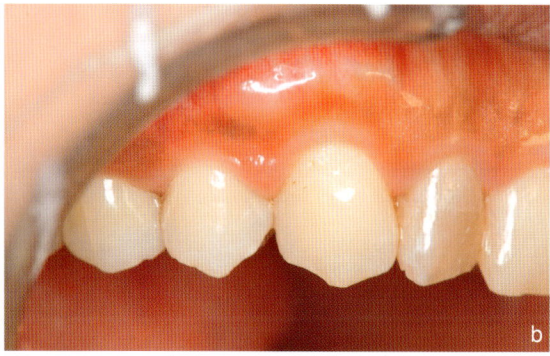

図 3-2 歯肉炎（初診時の口腔内） a：辺縁歯肉の一部および歯間部歯肉の発赤腫脹が認められる．喫煙者であり，歯肉の表面にメラニン沈着も認められる． b：犬歯，第一小臼歯間の歯間部の歯肉に腫脹が認められる．

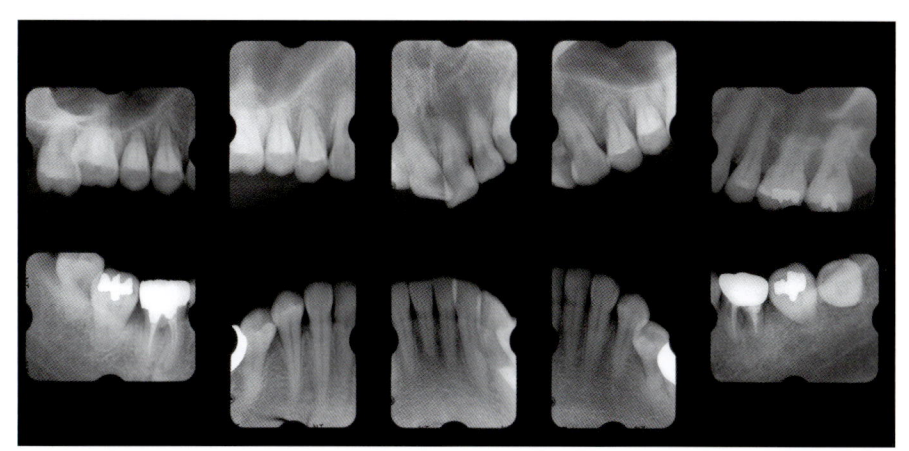

図 3-3 初診時のエックス線写真 歯槽骨辺縁は CEJ 直下に位置しており，歯槽骨の吸収は認められない．

図 3-4 初診時のプロービングチャート
全顎的に BOP ＋の部位が多く認められ，歯間部の一部に 4 mm の歯肉ポケットが認められる．歯の動揺はとくに認められない．

2）歯周組織検査

　口腔内所見では，全顎的に軽度の歯肉の炎症，歯間部歯肉の腫脹が認められた（図 3-2a, b）．エックス線所見では，歯槽骨の吸収は認められなかった（図 3-3）．プロービングチャートでは，歯間部に 4 mm 程度の歯肉ポケットが認められた（図 3-4）．以上の結果より，プラーク性歯肉炎と診断された．

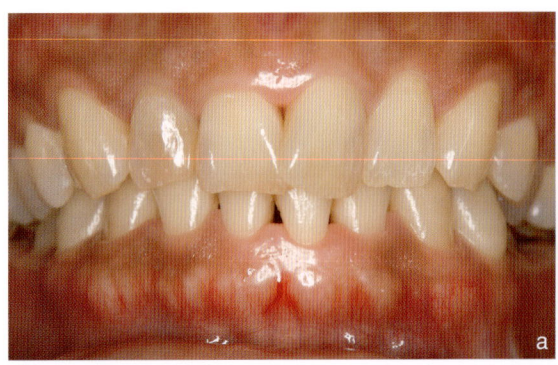

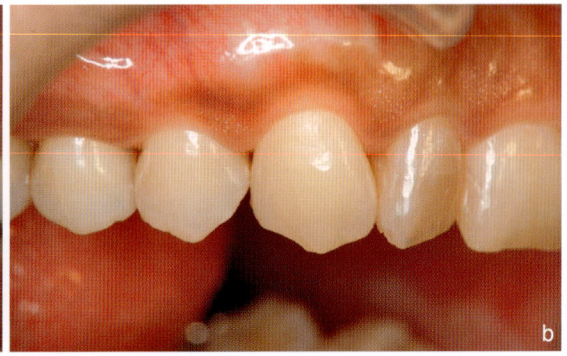

図3-5 歯肉炎の歯周基本治療終了後の口腔内　a：術前に認められた歯肉の発赤，腫脹が改善されている．b：歯肉の炎症が治まり，歯間部歯肉が引き締まっている．

図3-6 メインテナンス移行時のプロービングチャート
歯肉ポケットは3mm以下となり，BOP＋の部位もほとんどなくなった．プラークコントロールの難しい8|8の遠心，|7の遠心にBOP＋の部位が残存しているが，注意深く経過観察していく．

3）治　療

治療計画では，口腔清掃指導，禁煙支援の後，スケーリングを行い，メインテナンスに移行する予定とした．

患者はこれまで専門的なプラークコントロールの方法について指導を受けたことがなかったため，歯ブラシの使用方法から指導を行うこととした．歯肉炎と歯周病原細菌との関係，プラークと歯肉炎との関係などを1965年のH. Löeの文献などを用いて説明し，プラークコントロールの重要性について動機づけを行った．また，炎症のコントロールにおいてはセルフケアが重要であることを認識させるために，初回は患者に対して口腔清掃指導のみを行い，経過観察をすることにした．その後は，禁煙支援も行った．

患者のコンプライアンスは非常に良好で，しっかりとプラークコントロールができていたため，1か月後には歯肉の発赤や腫脹が改善した．患者自身もプラークコントロールすることで歯肉の炎症が改善することを認識したため，スケーリングを行い，1か月ほど経過してから再評価を行った．歯肉の炎症は消退し，辺縁歯肉および歯間部歯肉の発赤や腫脹は改善した（図3-5）．また歯間部にあった歯肉ポケットが3mm以下に減少した（図3-6）．

そのほか，患者自身が健康な歯肉の状態を実感できたこと，ならびに禁煙支援により禁煙に成功したことなどの結果から，治癒と判断し，メインテナンスに移行した．リコール間隔は3か月であり，現在も良好である．

2 軽度慢性歯周炎

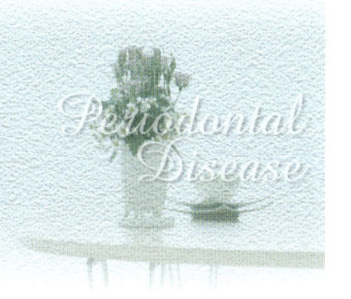

1 軽度歯周炎の治療

1）軽度歯周炎の特徴

歯周炎は，炎症が歯肉にとどまらず歯周組織深部に波及したもので，大きく慢性歯周炎，侵襲性歯周炎，遺伝性疾患に伴う歯周炎の三つに分けられる．一般に歯周炎という場合には，慢性歯周炎を指すことが多い．また，罹患している状況により，それぞれ限局型と広汎型に分かれる．

慢性歯周炎は，アタッチメントロスと歯槽骨の吸収を特徴とする慢性の炎症性疾患で，その進行速度は比較的緩慢であるとされているが，咬合性外傷などが加わると急速に進行することがある（表3-2）．発症時期は35歳以降が多いことから，以前は成人性歯周炎といわれていた．慢性歯周炎の症状は，歯周ポケットの形成，アタッチメントロスによる歯根露出，排膿，出血，歯槽骨吸収，歯の動揺などである．

軽度歯周炎にみられる歯肉の炎症症状は，歯肉炎ときわめて類似している．したがって，両者を視診のみで鑑別することは困難であることが多く，歯周プローブを用いてクリニカルアタッチメントレベル（CAL）およびプロービングポケットデプス（PPD）を検査しなければならない．歯肉炎の場合はアタッチメントロスが認められないが，軽度歯周炎になるとアタッチメントロスが生じ，歯周ポケットが形成されてプローブの先端はCEJを越える．またエックス線写真では，歯槽骨吸収が歯根長の1/3以内であり，根分岐部病変はほとんど判別困難である．

2）治療計画

軽度歯周炎は歯肉炎と同様に，ブラッシングをはじめとする患者による口腔清掃を徹底させ，主原因であるプラークをコントロールすることによって顕著に改善する．また，プラークリテンションファクターを除去あるいは修正することによって，炎症はさらに改善する．したがって，軽度歯周炎では歯周基本治療，口腔機能回復治療を行う

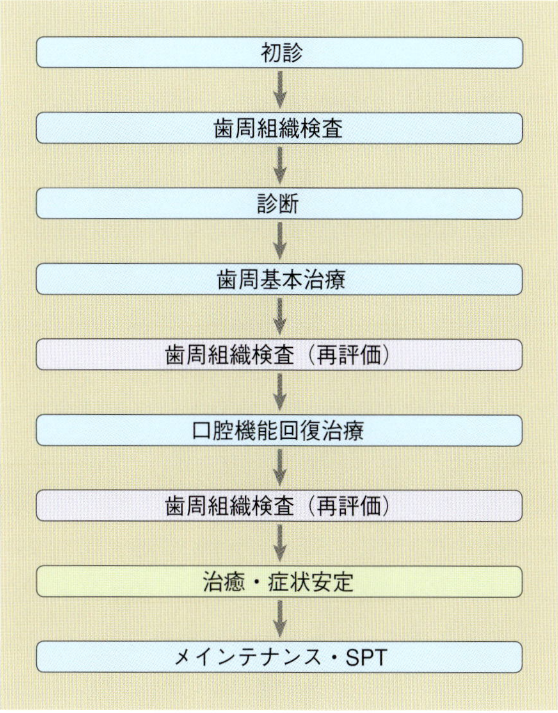

表3-2　歯周炎の特徴

①歯肉炎が歯周炎に進行し，セメント質，歯根膜および歯槽骨が破壊される
②アタッチメントロスが生じ，歯周ポケットが形成される
③歯周ポケットが深くなると歯周病原細菌が増殖し，炎症を持続させる
④プラークリテンションファクターにより増悪する
⑤外傷性咬合が併発すると急速に進行する
⑥全身的因子はリスクファクターとして働く
⑦部位特異性がある
⑧休止期と活動期がある
⑨歯周炎が重度になると悪循環が生じ，さらに急速に進行しやすい
⑩原因の除去により歯周炎は改善・進行停止する
⑪歯周治療の一環として生涯にわたるサポーティブペリオドンタルセラピーおよびメインテナンスが不可欠である

（日本歯周病学会編：歯周病の診断と治療の指針2007）

初診
↓
歯周組織検査
↓
診断
↓
歯周基本治療
↓
歯周組織検査（再評価）
↓
口腔機能回復治療
↓
歯周組織検査（再評価）
↓
治癒・症状安定
↓
メインテナンス・SPT

図3-7　軽度慢性歯周炎の治療の流れ

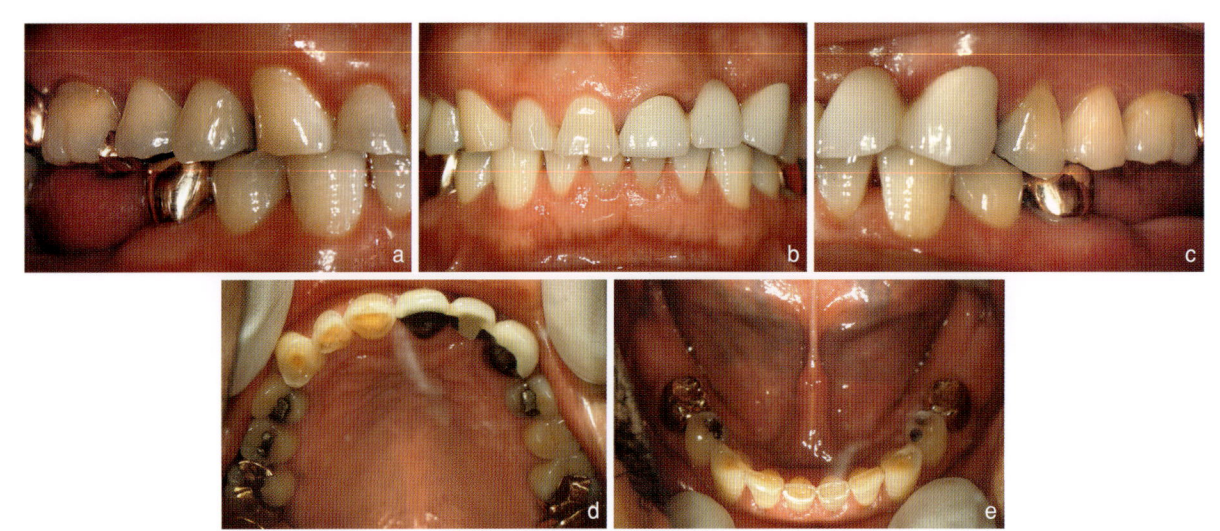

図3-8 軽度慢性歯周炎（初診時） a〜c：辺縁歯肉および歯間部歯肉に発赤，腫脹が認められる．d：口蓋側の歯肉にも腫脹が認められる．e：欠損部の補綴は義歯で行うこととした．

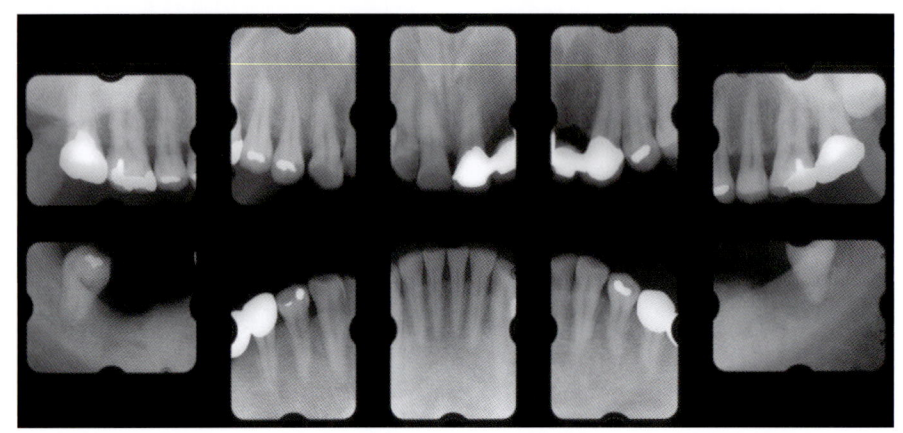

図3-9 初診時のエックス線写真 歯根の1/3に至る歯槽骨の吸収が認められる．

ことによって治癒または病状安定にまで回復できる（図3-7）．治癒と判定された場合はメインテナンス，病状安定の場合はサポーティブペリオドンタルセラピー（SPT）に移行する．

軽度歯周炎における歯科衛生士の関わりは，初診から歯周組織検査，口腔衛生指導，スケーリング・ルートプレーニング（SRP），再評価，メインテナンス・SPTの治療ステージに及ぶ．とくに患者に対しては，再発予防のため口腔の健康の重要性を認識させ，ホームケアの重要性と，メインテナンス・SPTの必要性について説明するとともに，モチベーションが時間の経過とともに低下することのないよう配慮していかなければならない．

2 症 例

1）初 診

患者は57歳の男性で，歯磨き時の出血を主訴として来院した．全身的には健康であり，特記すべき事項はなかった．家族歴としては，息子（27歳），娘（30歳）ともに歯周炎の罹患は認められなかった．喫煙歴は，1日20本程度を40年間続けていた．現病歴としては，若い頃はそれほど口腔内に関心がなく，痛みが出たときにのみ受診して治療を受けてきたということであった．齲蝕に対する治療が主で，歯周治療は受けたことがなく，最近になって $\overline{7\,6}|\overline{6\,7}$ が腫れ，痛みが出たので近医を受診したところ，齲蝕のため，抜歯されたとのことであった．

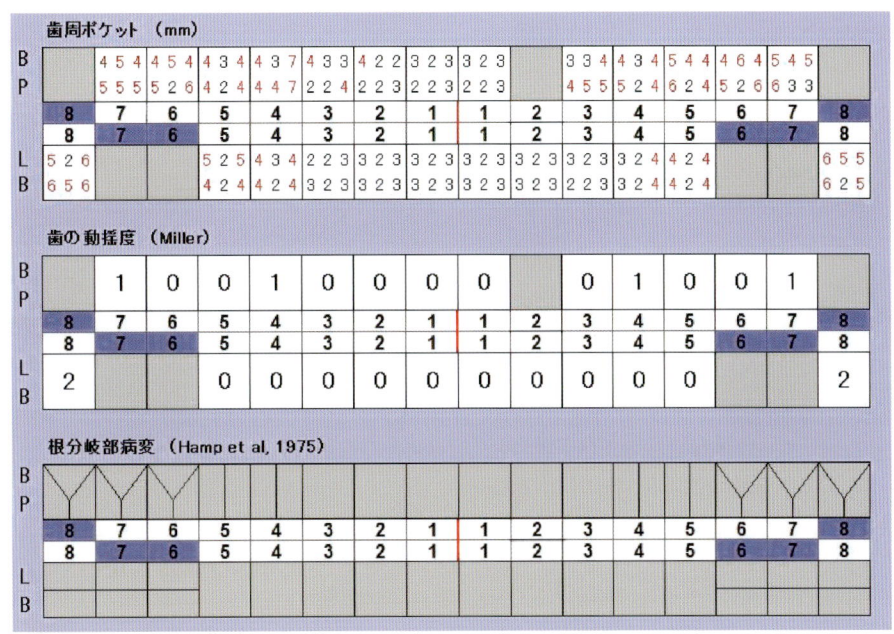

図3-10 初診時のプロービングチャート　全顎的に歯周ポケットが認められ、とくに歯間部に深い歯周ポケットが認められた．

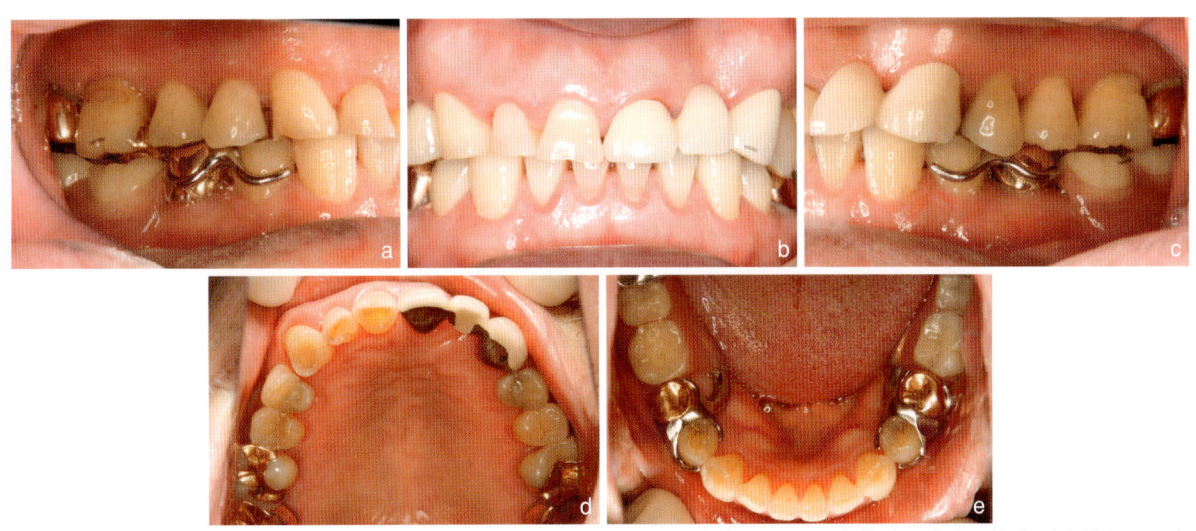

図3-11 軽度慢性歯周炎の術後　a, c：歯間部に認められた腫脹は改善した．b：全体的に歯肉の発赤が改善され、炎症の改善が認められた．c, d：歯間ブラシの使用を徹底することで歯間部の炎症が改善した．e：義歯は下顎隆起のため、1顎2床で作成した．

2）歯周組織検査

口腔内所見では、全体的にプラークコントロールが不良であり、辺縁歯肉および歯間部歯肉に発赤、腫脹が認められた（**図 3-8**）．また大臼歯の歯間部には、エックス線写真上でもわかるほどの歯石の沈着が認められた．エックス線所見では、全顎にわたり軽度の水平性骨吸収が生じており、8|と|8の近心側にいたっては歯根の1/2に及ぶ骨吸収像が認められた（**図 3-9**）．歯列・咬合所見では、咬耗の存在により、ブラキシズムも疑われた．側方運動時のガイドは、左右両側ともに犬歯、小臼歯のグループファンクションであった．平衡側の干渉は認められなかった．以上の検査結果より、広汎型軽度慢性歯周炎と診断された．

3）治　療

初診時のO'Learyらのプラークコントロールレコード（PCR）は60％と高く、歯周治療に対する動機づけを徹底的に行う必要があると考えられた（**図 3-10**）．仕事柄、なかなか昼にブラッシ

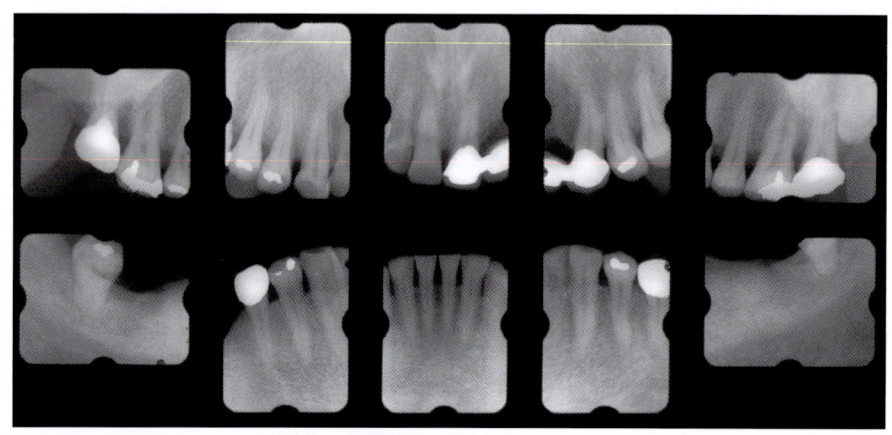

図 3-12 術後のエックス線写真　歯槽硬線が認められるようになった．

図 3-13 メインテナンス移行時のプロービングチャート　歯周ポケットは 3 mm 以下に，歯の動揺も 0 に改善し，BOP も－となった．プラークコントロールは良好に経過している．

ングができないとのことであったが，外出時もできるだけ口腔清掃用具を持ち歩いてブラッシングを行うようにし，どうしても無理な場合は夜間の口腔清掃に時間をかけるように指導した．また，強い咬合力，ブラキシズムのコントロールが必要であると考え，ナイトガードの装着を予定した．

歯周治療の流れに従い，禁煙支援，歯周基本治療，歯周外科治療（7 6|6 7 フラップ手術），口腔機能回復治療（義歯），ナイトガード装着を行い，約 1 年後にメインテナンスに移行した（図 3-11, 12）．

患者教育は，SRP までに PCR 20％をきることを目標とした．また，喫煙による歯周外科治療への影響を説明したことにより禁煙することができた．口腔機能回復治療時は，義歯装着時における鉤歯への清掃を考慮したデンチャープラークコントロール（DPC）を指導した．

治療期間を通じて，患者のコンプライアンスは良好で，歯間ブラシの使用など適切な口腔清掃を行っており，PCR は 20％未満で推移している（図 3-13）．

3 中等度慢性歯周炎

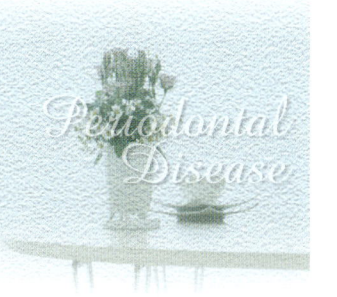

1 中等度歯周炎の治療

1）中等度歯周炎の特徴

中等度歯周炎の場合も，歯肉の病的変化は歯肉炎および軽度歯周炎と類似しているが，歯肉の炎症は付着歯肉にまで及ぶことが多い．プラークや歯石の沈着量は増え，PPDは4〜6 mmになる．また，炎症がみられる辺縁歯肉や歯間乳頭は退縮傾向を示し，歯根が露出してCEJが肉眼でみえることもある．

エックス線写真検査では，歯槽骨吸収は歯根長の1/3〜1/2程度にまで達し，根分岐部に透過像がみられる場合も多い．また，歯の病的動揺も起こってくる．

2）治療計画

中等度以上の歯周炎においては，歯周基本治療では完全な炎症のコントロールができないこともあり，歯周外科治療が必要となることもある（図3-14）．歯周外科治療後は，口腔機能回復治療を行い，歯周炎によって失われた口腔の機能を回復させることもある．そして再評価の結果，病状安定の場合はSPT，治癒と判定された場合はメインテナンスに移行する．

中等度歯周炎における歯科衛生士の関わりは，歯周組織検査，歯周基本治療でのプラークコントロール，SRP，歯周外科治療や口腔機能回復治療時の補助および介助，再評価，メインテナンス・SPTである．また，すべての治療ステージでプラークコントロールが持続的にできているかを把握して，患者のモチベーションを心理面でサポートし，歯周炎の再発予防のために炎症のコントロールに努め，適切な口腔衛生指導を繰り返し行うことである．

2 症 例

1）初 診

患者は47歳の女性で，右上の歯肉から出血し，たまに腫れることがあることを主訴として来院した．全身的には健康であり，特記すべき事項はない．家族歴としては，娘（25歳）の歯周組織の状態は良好であった．喫煙歴としては，1日5本程度を20年間続けているとのこと．現病歴としては，若い頃に齲蝕の治療で歯科を受診したが，歯周病との指摘を受けることはなかった．2, 3年ほど前から7 6⏌の歯肉腫脹を繰り返すようになり，最近になって歯に動揺が生じてきたため，6か月ほど前に近医を受診し，7⏌は抜歯された．

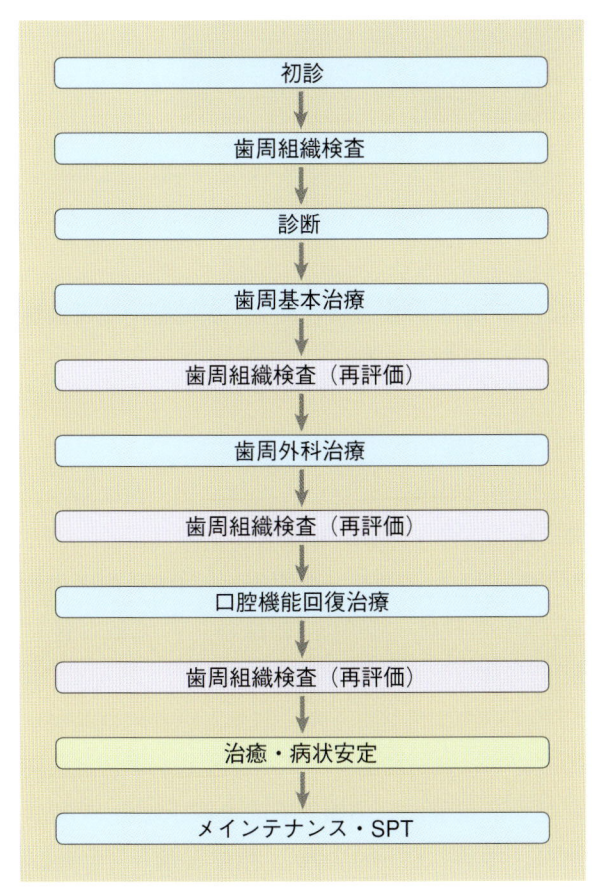

図3-14 中等度慢性歯周炎の治療の流れ

初診 → 歯周組織検査 → 診断 → 歯周基本治療 → 歯周組織検査（再評価）→ 歯周外科治療 → 歯周組織検査（再評価）→ 口腔機能回復治療 → 歯周組織検査（再評価）→ 治癒・病状安定 → メインテナンス・SPT

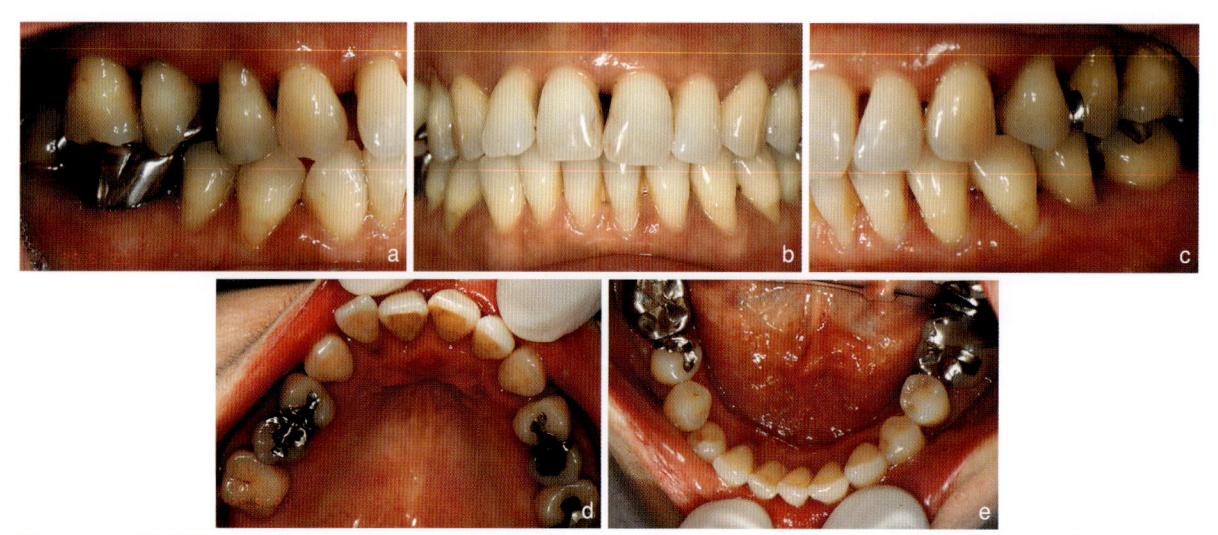

図 3-15 中等度慢性歯周炎（初診時）　a：歯間部歯肉に発赤，腫脹が認められる．b：上顎前歯部は，正中にブラックトライアングルが認められる．c：スクラッビング法，歯間ブラシの指導を行った．d：上顎右側側切歯が炎症を伴い傾斜している．e：下顎に著しい歯列の乱れはない．

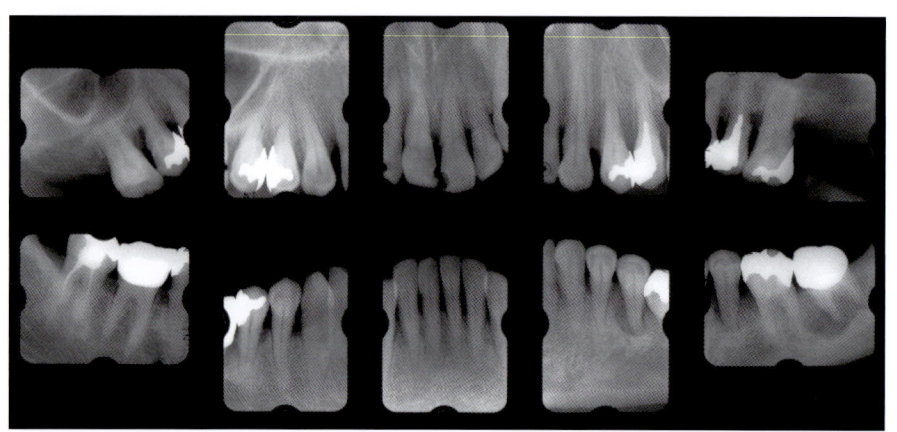

図 3-16 初診時のエックス線写真　歯根 1/3 〜 1/2 に至る歯槽骨の吸収が認められる．

2）歯周組織検査

口腔内所見では，全顎的に炎症があり，歯肉の発赤，腫脹が認められた（図 3-15）．初診時のPCRは58％で，頰側についてはある程度磨けていたが，舌・口蓋側や歯間部の清掃は不十分であり，同部位に歯肉縁上・縁下の歯石が観察された．アタッチメントロスも大きく，歯肉退縮が起こり，歯根が露出している状態であった（図 3-17）．エックス線写真では，全顎的に歯根の1/2〜1/3に至る歯槽骨の吸収が認められ，|5 7については根尖に至る歯槽骨の吸収像が認められた（図 3-16）．そのほか，大きな歯列不正は認められなかったが，2|は強い炎症に伴い唇側傾斜が認められた．また，側方運動時の干渉が小臼歯や大臼歯部で認められた．以上の検査結果より，広汎型中等度慢性歯周炎と診断された．

3）治　療

歯周治療の流れに従い，禁煙支援，歯周基本治療（咬合調整を含む），歯周外科治療（7 6|フラップ手術，|4 〜 6 フラップ手術），口腔機能回復治療，ナイトガード装着を行い，約1年半後にSPTに移行した（図 3-18, 19）．

プラークコントロールに関する患者のコンプライアンスは良好であり，スクラッビング法と歯間ブラシを指導し，歯周基本治療終了時のPCRは18％へ改善した（図 3-20）．禁煙支援も功を奏し，歯周基本治療の初期段階で禁煙に成功した．患者

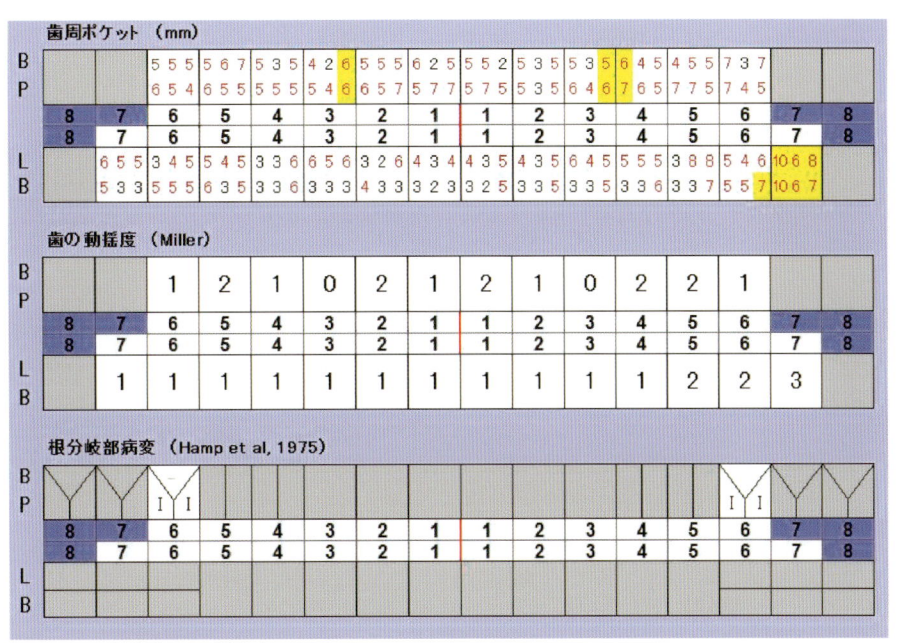

図 3-17　初診時のプロービングチャート　全顎的に深い歯周ポケットが認められ，BOPも＋で，歯の動揺も認められる．

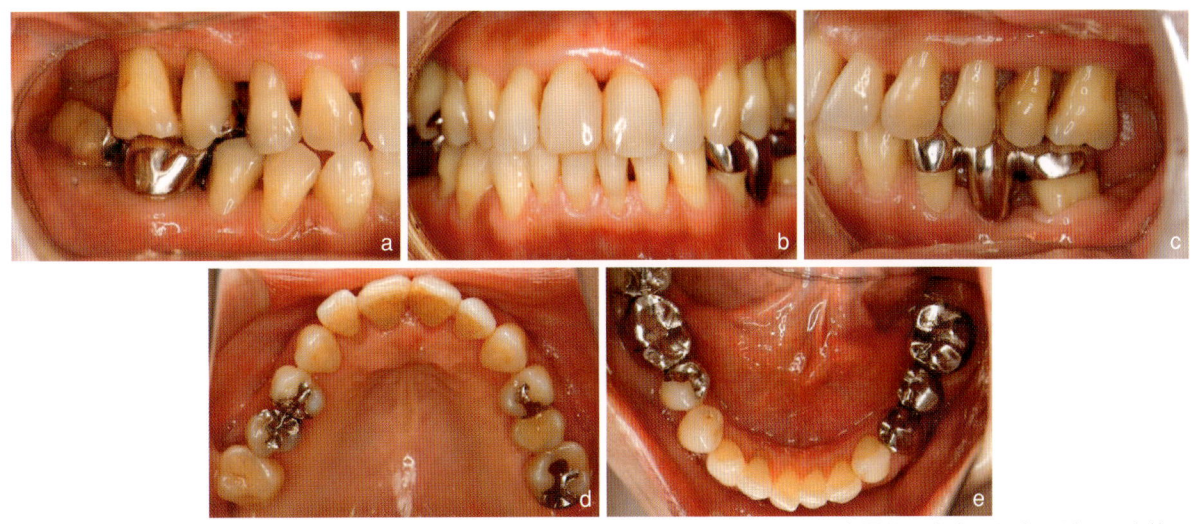

図 3-18　中等度慢性歯周炎の術後　a：臼歯部に関して歯周外科手術を行った．b：全顎的な歯肉の発赤，腫脹は改善した．正中のブラックトライアングルは，コンポジットレジン充塡で改善した．c：炎症の改善とともに，歯根露出が認められる．d：炎症の消退に伴い右側切歯，犬歯間の空隙が閉じた．e：継続的な SPT が必要である．

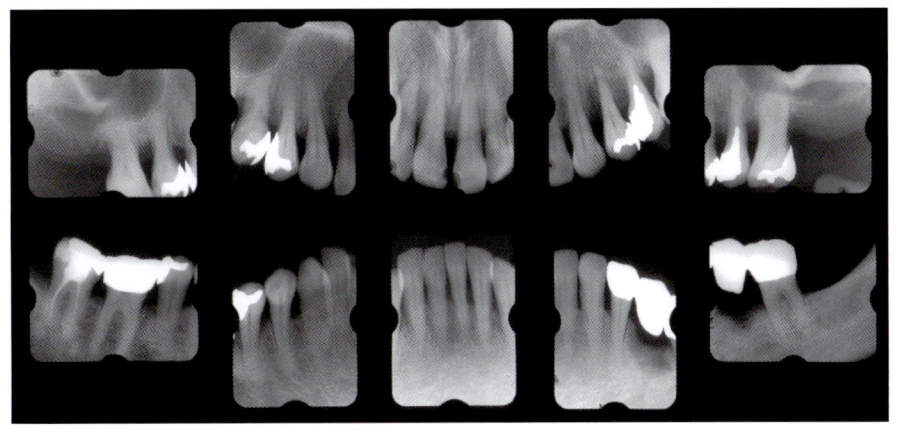

図 3-19　SPT 移行時のエックス線写真
歯槽硬線が認められ，一部透過像も改善した．

中等度慢性歯周炎

歯周ポケット （mm）

	8	7	6	5	4	3	2	1	1	2	3	4	5	6	7	8
B			3 2 3	3 1 1	1 1 2	2 1 2	1 1 1	1 1 1	1 1 1	1 1 1	1 1 2	2 1 2	2 1 2	2 1 2		
P			3 1 2	2 1 2	1 1 1	1 1 1	1 1 1	2 1 1	1 1 1	2 1 2	2 1 2	2 1 2	2 1 2	2 1 2		
	8	7	6	5	4	3	2	1	1	2	3	4	5	6	7	8
L		2 2 2	2 1 2	2 2 2	1 1 1	1 1 1	1 1 1	1 1 1	1 1 1	1 1 1	1 1 1	1 1 1		2 2 2		
B		2 1 2	2 1 2	2 1 2	2 1 2	2 1 1	1 1 1	1 1 1	1 1 1	1 1 1	1 1 2	1 1 2		1 1 2		

歯の 動揺度 （Miller）

	8	7	6	5	4	3	2	1	1	2	3	4	5	6	7	8
BP			0	1	0	0	1	1	1	1	0	0	0	0		
	8	7	6	5	4	3	2	1	1	2	3	4	5	6	7	8
LB		0	0	0	0	0	0	0	0	0	0	0		0		

根分岐部病変 （Hamp et al, 1975）

	8	7	6	5	4	3	2	1	1	2	3	4	5	6	7	8
BP			I I											I I		
	8	7	6	5	4	3	2	1	1	2	3	4	5	6	7	8
LB																

図 3-20　SPT 移行時のプロービングチャート　歯周ポケットは全顎的に 3 mm 以下となり，BOP も一となった．動揺は一部 I 度で安定している．

は歯周治療が進むにつれ口腔内をよく観察するようになり，初診時から認められた1|1 間のブラックトライアングルを気にするようになったため，歯科医師と相談しコンポジットレジン修復処置により改善することとした．歯周外科治療により臼歯部は歯間空隙が増加したため，口腔機能回復治療時に歯間ブラシのサイズを変更したことで，患者自身の口腔清掃に対するモチベーションを効果的に得ることができた．6| |6 に関しては現在安定しているが，1 度の根分岐部病変があるため，患者への現状の説明と注意深いセルフケアの必要性を指導し，現在 3 か月ごとの SPT を継続している．

4 重度慢性歯周炎

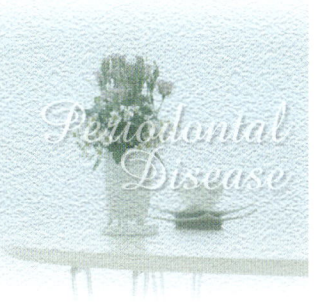

1 重度歯周炎の治療

1）重度歯周炎の特徴

重度歯周炎では，歯間乳頭，辺縁歯肉，付着歯肉に炎症が波及する．PPDは7mm以上になるため，歯肉退縮が起こり，歯間乳頭や辺縁歯肉の形態が著しく変化して，ブラックトライアングルが生じることもある．

また，プラークや歯石の沈着量も増え，不潔なイメージとなる．エックス線写真検査では，骨吸収は歯根長の1/2以上となり，根分岐部に明らかな透過像がみられる．歯の動揺は2度以上を示すことが多く，歯の病的移動が生じ，歯列不正や咬合不全がみられるようになる．

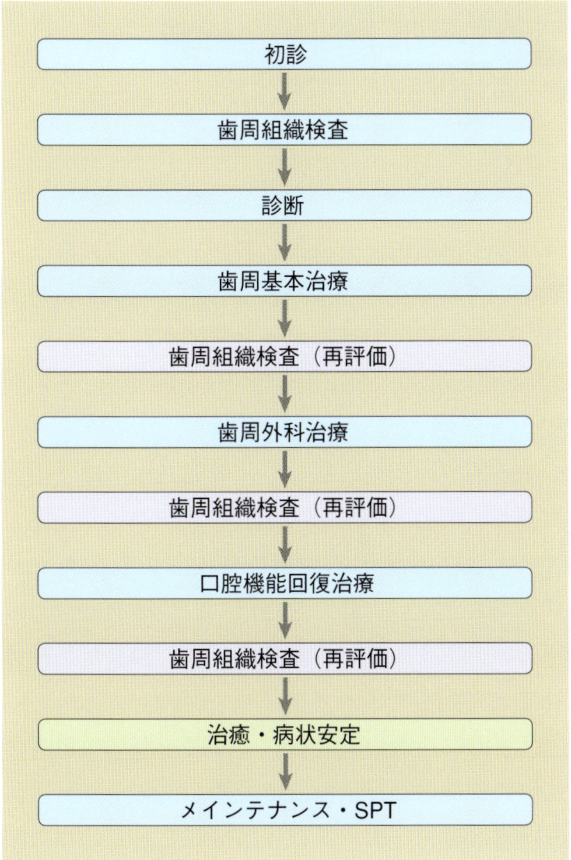

2）治療計画

重度歯周炎においては，中等度歯周炎と同様に，歯周基本治療のみでは完全な炎症のコントロールができないため，歯周外科治療が必要となる（図3-21）．また，歯周組織の破壊が進行しているので，再生を目的に歯周外科治療を行うこともある．さらに歯周外科治療後は，口腔機能回復治療を行う．病状安定の場合はSPT，治癒と判定された場合はメインテナンスに移行する．

重度歯周炎における歯科衛生士の関わりは，中等度歯周炎と同様である．歯周外科治療時は患者の全身状態に留意するとともに，術後のプラークコントロールに努める．また，歯周外科治療後は知覚過敏に対する配慮と露出歯根面などへの齲蝕予防処置が必要となる．さらに，メインテナンスやSPTへの移行後は，歯周病の再発，予防を目的とした長期的な継続管理が重要な役割となる．

2 症例

1）初診

患者は47歳の女性で，左上の歯肉が腫れることを主訴として来院した．全身的には健康であり，特記すべき事項はない．家族歴としては，両親ともに歯周病に罹患しているものの，重度ではなかったと思うとのこと．また，息子については歯科検診でとくに問題はないといわれたとのこと．喫煙歴はない．現病歴としては，20歳代から歯磨き時に出血することがあったが，近医で歯科治療を受けた際に歯周病については何もいわれなかった．30歳代から，ときどき歯肉の腫れがあった．2002年8月には，左上の歯肉がときどき腫れることがあったが，2，3日で治まったので，歯科は受診しなかった．2003年8月に左上の歯肉が再び腫れて歯科医院を受診したが，その後は転居したため本院を受診した．

図3-21 重度慢性歯周炎の治療の流れ

（初診→歯周組織検査→診断→歯周基本治療→歯周組織検査（再評価）→歯周外科治療→歯周組織検査（再評価）→口腔機能回復治療→歯周組織検査（再評価）→治癒・病状安定→メインテナンス・SPT）

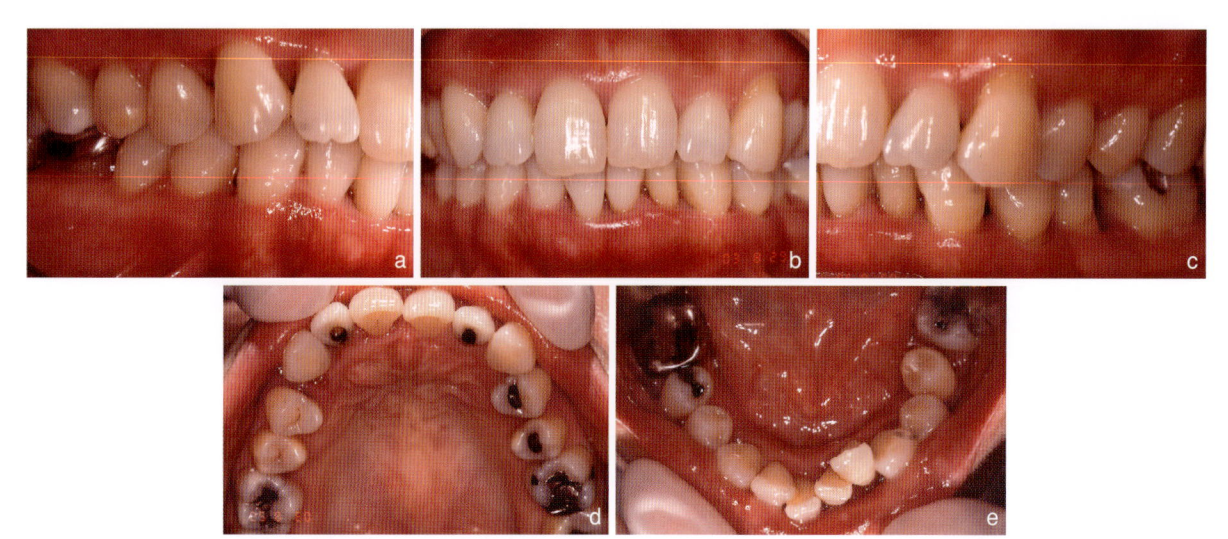

図 3-22 重度慢性歯周炎（初診時） a：歯間部歯肉が腫脹しており出血も認められた．b：全顎的に歯肉の発赤，腫脹が認められた．c：歯肉退縮も認められ，歯根露出もみられた．d：上顎右側犬歯，第一小臼歯間は空隙が認められた．e：下顎前歯には歯列不正が認められた．

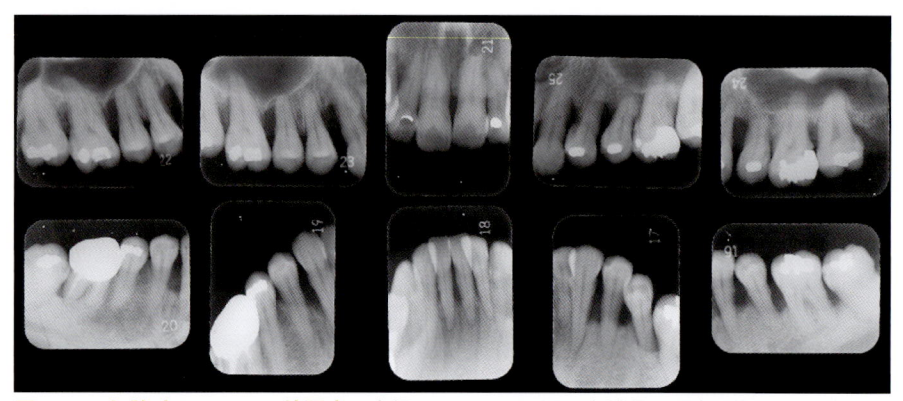

図 3-23 初診時のエックス線写真　歯根 1/2 〜 3/4 に至る歯槽骨の吸収が認められた．

2）歯周組織検査

口腔内所見では，全顎的に歯肉の炎症が認められ，とくに 3|4 間，|4 5 間は顕著であった（図3-22）．プラークコントロールについては，他医院で方法の指導を受けた経験があり比較的良好であったが，口蓋側，舌側，歯間部のプラークコントロールは不良であった．エックス線写真では，全顎にわたって重度の骨吸収像が認められた（図3-23）．とくに小臼歯部や大臼歯部は顕著で，小臼歯部では盃状の骨吸収や垂直性の骨吸収が認められた（図3-24）．そのほか，下顎前歯部に叢生が認められた．3|4 間，|4 5 間，3|4 間および|5 6 間には歯間部の離開が認められ，歯の移動が観察された．|5 が近心傾斜していたため，|4 と|5 は咬合接触がない状態であった．中心咬合位での早期接触が前歯部において認められた．ブラキシズムの存在が疑われた．以上の検査結果より，広汎型重度慢性歯周炎と診断された．

3）治　療

歯周治療の流れに従って，歯周基本治療（咬合調整を含む），歯周外科治療〔|3 〜 7，|3 〜 5，3 〜 7|，|6 7 歯周組織再生療法（エナメルマトリックスタンパク質を使用）〕，口腔機能回復治療を行い，ナイトガードを装着して，約 2 年半後に SPT に移行した．

はじめに患者の検査資料を基に歯周病の原因と進行の程度および治療法を説明し，セルフケアへの理解と協力を得た．口腔清掃法としてはバス法と歯間ブラシを併用し，また下顎の叢生部位へは

図3-24 初診時のプロービングチャート　全顎的に深い歯周ポケットが認められ，BOPも＋であった．動揺のある歯も多く認められた．

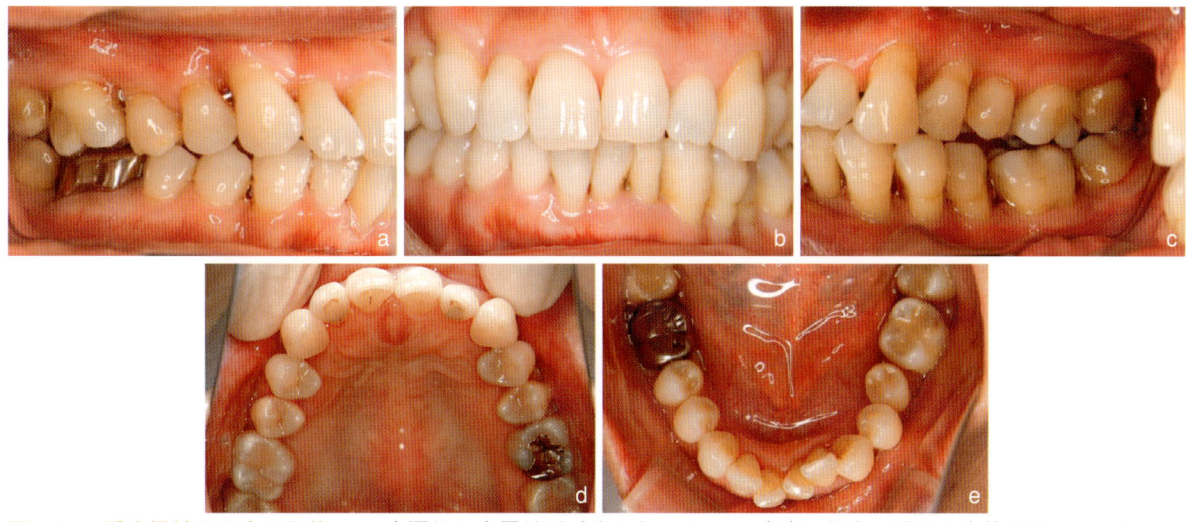

図3-25 重度慢性歯周炎の術後　a：全顎的に歯周外科手術を行った．b：歯肉の発赤，腫脹の改善が認められる．c：炎症の消退により，歯根露出が認められる．d：上顎右側犬歯，第一小臼歯の空隙がなくなった．e：歯列不正が認められ，清掃時の注意が必要である．

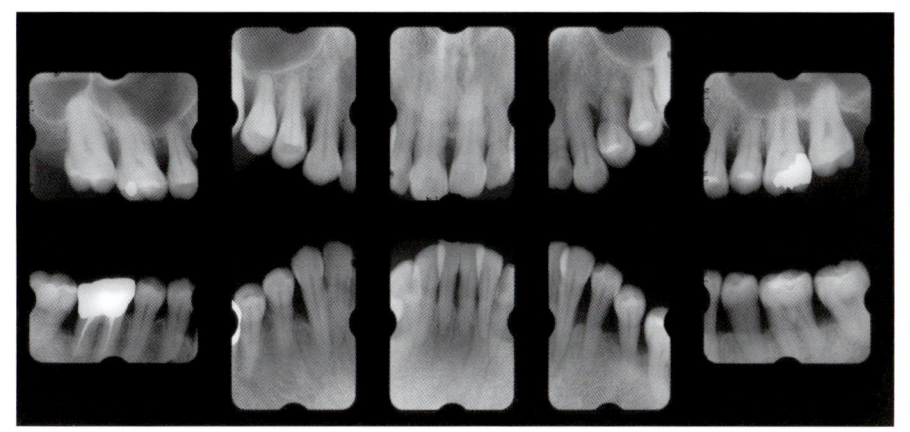

図3-26 術後のエックス線写真　歯槽硬線が認められ，一部透過像の改善もある．

重度慢性歯周炎

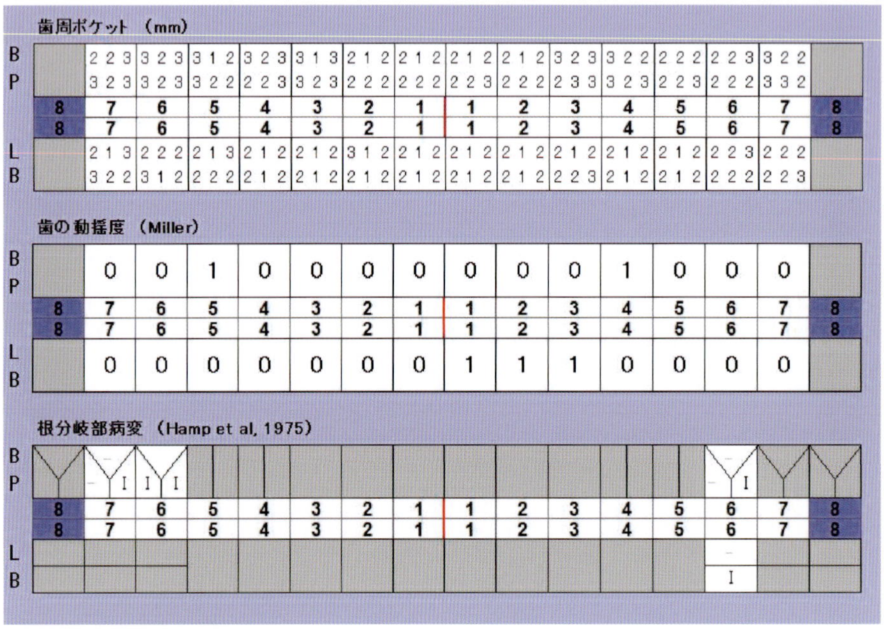

歯周ポケット（mm）

	8	7	6	5	4	3	2	1	1	2	3	4	5	6	7	8
B		2 2 3	3 2 3	3 1 2	3 2 3	3 1 3	2 1 2	2 1 2	2 1 2	2 1 2	3 2 3	3 2 2	2 2 2	2 2 3	3 2 2	
P		3 2 3	3 2 3	3 2 2	2 2 3	3 2 3	2 2 2	2 2 2	2 2 3	2 2 2	2 3 3	3 2 3	2 2 3	2 2 2	3 3 2	
L		2 1 3	2 2 2	2 1 3	2 1 2	2 1 2	3 1 2	2 1 2	2 1 2	2 1 2	2 1 2	2 1 2	2 1 2	2 2 3	2 2 2	
B		3 2 2	3 1 2	2 2 2	2 1 2	2 1 2	2 1 2	2 1 2	2 1 2	2 1 2	2 2 3	2 1 2	2 1 2	2 2 2	2 2 3	

歯の動揺度（Miller）

	8	7	6	5	4	3	2	1	1	2	3	4	5	6	7	8
BP		0	0	1	0	0	0	0	0	0	0	1	0	0	0	
LB		0	0	0	0	0	0	0	1	1	1	0	0	0	0	

図 3-27　SPT 移行時のプロービングチャート　治療前に存在していた歯周ポケットおよび歯の動揺の改善が認められた．

ワンタフトブラシを用いるよう指導した（**図 3-25，26**）．患者のプラークコントロールに関するコンプライアンスは良好であり，その結果，歯周基本治療後には PCR が 18 %にまで改善された（**図 3-27**）．プラークコントロールの改善により，主訴である左上の炎症が軽減したことで，ブラッシングの効果を自己体得したことがうかがえる．

3|4| 間および他部位の歯間部離開については，歯間部の炎症が消退するとともに，口唇の圧力および咬合圧などで自然に移動し改善された．歯周外科治療後は，知覚過敏に対する配慮と術後のプラークコントロールについて指導した．また，口腔機能回復治療後は新しい口腔環境に対するプラークコントロールの方法を検討し，スクラッビング法への変更と臼歯部には歯間ブラシのサイズ変更を再指導した．歯周組織再生療法を行った部位に関しては，再発の防止に努める必要がある．現在，1 か月ごとの SPT を行っており，プラークコントロールの状態は良好であるが，セルフケアに熱心なことからオーバーブラッシングに対する配慮と指導を行っている．また，二次性咬合性外傷の起こりやすい状態となっているため，ブラキシズムに対するナイトガードの使用の徹底を指導するとともに，咬合状態の確認を行っている．

263-01140

5 侵襲性歯周炎

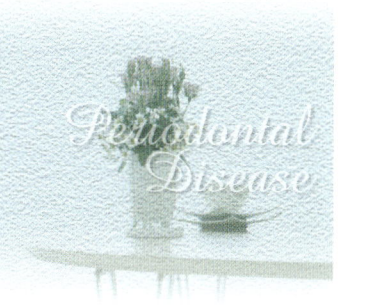

1 侵襲性歯周炎の治療

1）侵襲性歯周炎の特徴

侵襲性歯周炎は，全身的には健康であるが，歯周組織破壊（歯槽骨吸収，アタッチメントロス）が急速に進む歯周炎で，家族内発現を認めることも特徴とされる．一般的にはプラークの付着量は少なく，10〜30歳代で発症することが多い．以前は，思春期性歯周炎または急速進行性歯周炎とよばれていた．患者によっては *Aggregatibacter*（*Actinobacillus*）*actinomycetemcomitans* の存在比率が高く，生体防御機能，免疫応答の異常が認められるなどの二次的な特徴がある．限局型と広汎型に分かれる（**表3-3**）．

2）治療計画

侵襲性歯周炎は，その特徴から初診時の問診や医療面接と，細菌検査を含む十分な情報収集が重要となる．歯周基本治療後の歯周組織検査（再評価）によって，歯周組織の破壊が進行している部位に歯周外科治療を行う場合もある．さらに歯周外科治療後は，口腔機能回復治療を行う．病状安定の場合はSPT，治癒と判定された場合はメインテナンスに移行する（**図3-28**）．

侵襲性歯周炎の治療における歯科衛生士の関わりは，中等度〜重度歯周炎と同様であるが，歯周治療の効果を高めるために，初診時の問診や医療面接による情報収集から始まる患者とのコミュニケーションが，より重要となる．また，治療後はメインテナンスやSPTの長期的な継続的管理が大きな役割を担うこととなる．

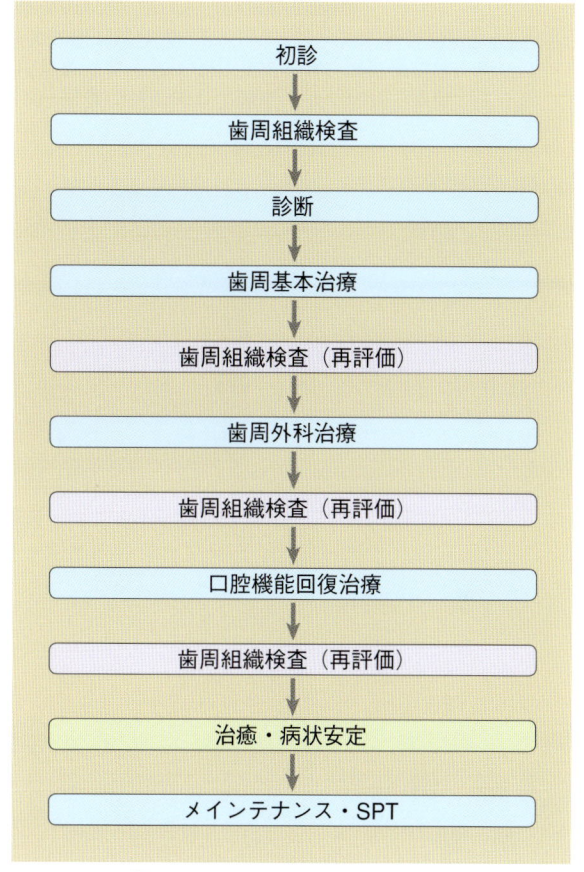

図3-28 侵襲性歯周炎の治療の流れ

表3-3 侵襲性歯周炎の特徴

限局型	広汎型
①思春期に発症する ②感染因子に対する著しい血清抗体反応が認められる ③第一大臼歯と前歯に限局した隣接面のアタッチメントロスが少なくとも2本の永久歯に認められ，病巣の範囲は第一大臼歯と前歯以外の部位では2歯までである	①通常30歳以下に認められるが，それ以上の年齢で認められることもある ②感染因子に対する血清抗体反応が十分誘導されない ③アタッチメントロスと歯槽骨の破壊が活動期と静止期を繰り返しながら進行する特徴を呈する ④第一大臼歯と前歯以外の部位で少なくとも3歯以上の広汎な隣接面のアタッチメントロスが認められる

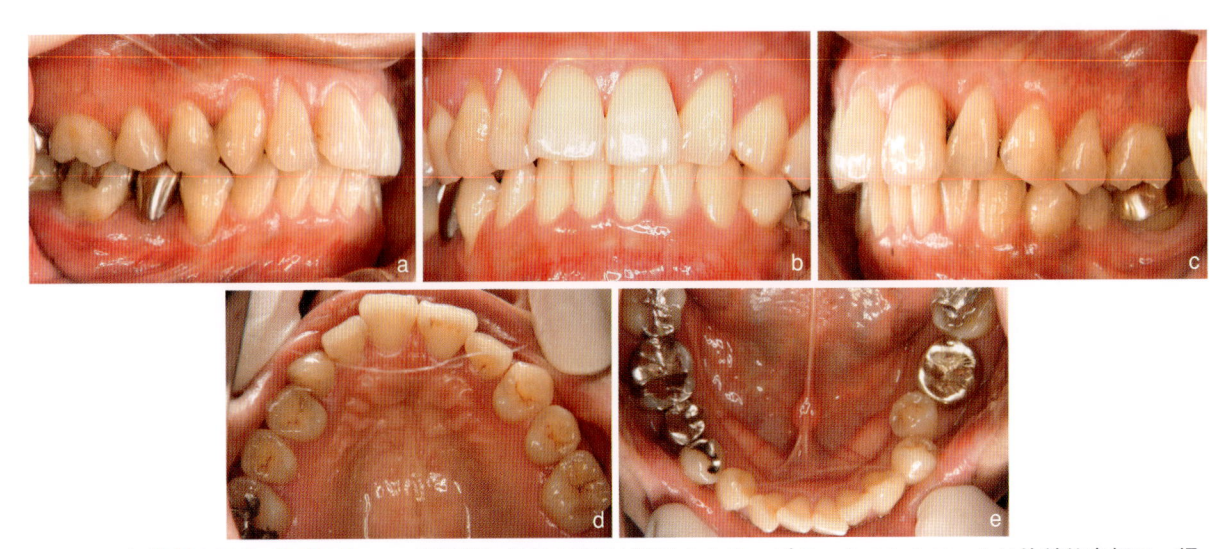

図3-29 侵襲性歯周炎（初診時） a：歯間部に歯肉の腫脹が認められる．プラークコントロールは比較的良好で、頬側の歯肉退縮が認められる．b, c：1|遠心は歯肉退縮しており，歯肉の発赤も認められる．d, e：上顎には著しい歯列不正は認められないが，下顎では前歯部の叢生，|4の捻転，|5の舌側傾斜が認められる．

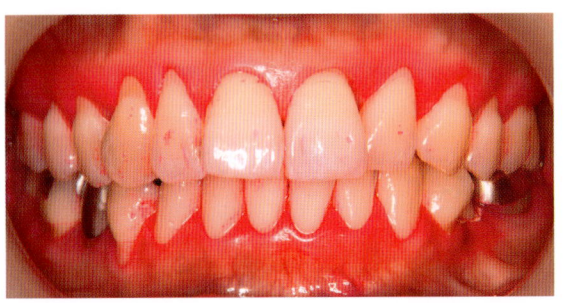

図3-30 初診時プラークコントロールの状態　PCRは58％であったが，歯面へのプラークの付着は少なく，プラークコントロールは比較的良好との印象を受けた．

2 症例

1）初診

患者は35歳の女性で，左上奥歯の歯肉が腫れること，歯が動くことを主訴として来院した．全身的には健康であり，特記すべき事項はない．家族歴としては，父親が50歳代前半より部分床義歯を使用，母親および兄弟は歯周病の指摘経験なしだが，ブラッシング時には必ず出血し，前歯の動揺を自覚しているとのこと．喫煙歴はない．現病歴としては，30歳頃から歯の動揺を自覚し始め，34歳頃に|7の歯の動揺で近医を受診するも投薬のみの治療であった．その後，同部位の疼痛，周囲歯肉の腫脹を自覚し，近医を受診したが，進行した歯周炎との診断により抜歯．その後も，他の部位の状態改善がみられないため，本院を受診した．

2）歯周組織検査

口腔内所見では，全顎的に歯肉の炎症が認められ，とくに大臼歯部で顕著であった（図3-29）．プラークコントロールは極端に悪いということはなく，PCRも58％であった（図3-30）．エックス線写真では，6|，|1 2，7 6|，|6に垂直性骨欠損が認められる（図3-31）．そのほか，|1，7 6|には中心咬合位の早期接触が認められた．また，ブラキシズムの存在が疑われた（図

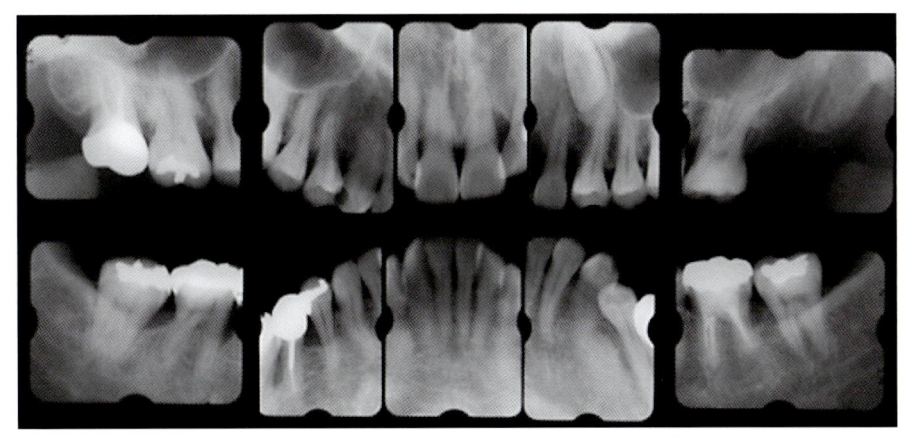

図 3-31 初診時のエックス線写真　年齢と比べると進行した歯槽骨の吸収が認められ，アタッチメントロスの進行が急速であったことが推察される．

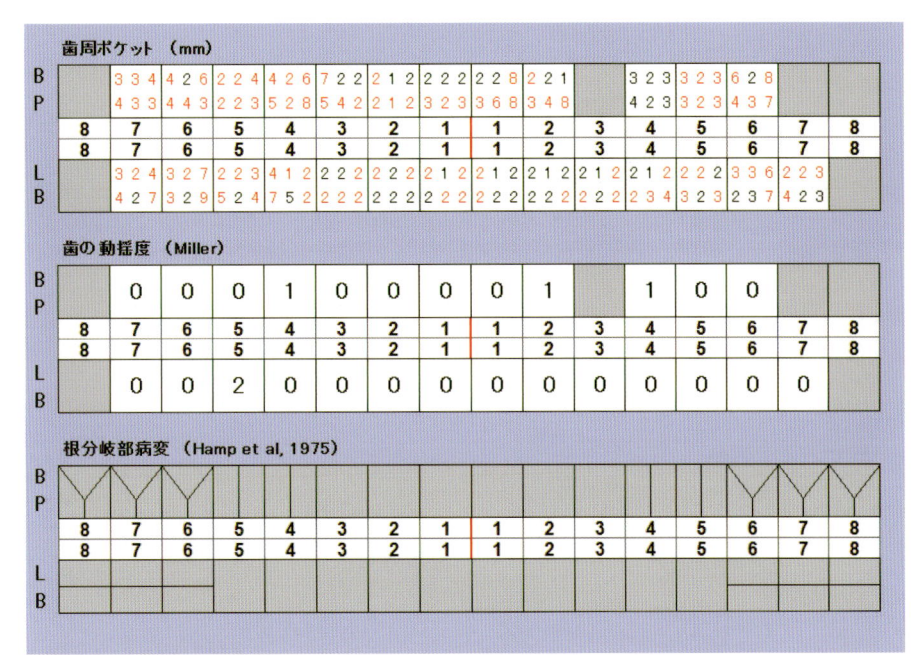

図 3-32 初診時のプロービングチャート　全顎的に 4～9 mm の歯周ポケットが認められ，とくに歯間部で深く，エックス線写真所見と合わせて，垂直性の骨吸収の存在が疑われた．

3-32）．以上の検査結果より，限局型侵襲性歯周炎と診断された．

3）治　療

歯周治療の流れに従って，歯周基本治療，咬合調整，ナイトガード装着，歯周外科治療〔1 2，7～4 歯周組織再生療法（エナメルマトリックスタンパク質を使用）〕を行い，約1年半後にSPTに移行した（図 3-33，34）．

はじめに問診と歯周組織検査，細菌検査の診査資料をもとに，歯周病の原因と，進行の程度およ

び治療法を説明し，セルフケアへの理解と協力を得た．

口腔清掃指導では，歯ブラシによるスクラッビング法，歯間ブラシとワンタフトブラシの使用方法を指導した．患者のコンプライアンスは良好であり，歯周基本治療後にはPCRが22％へ改善した（図 3-35）．歯周外科治療を施した部位の治癒を確認後，歯間ブラシのサイズを検討しプラークコントロールの再指導を行った．さらに歯周組織再生療法を行った部位に関しては，良好な治癒が得られているが，再発の防止に努める必要がある

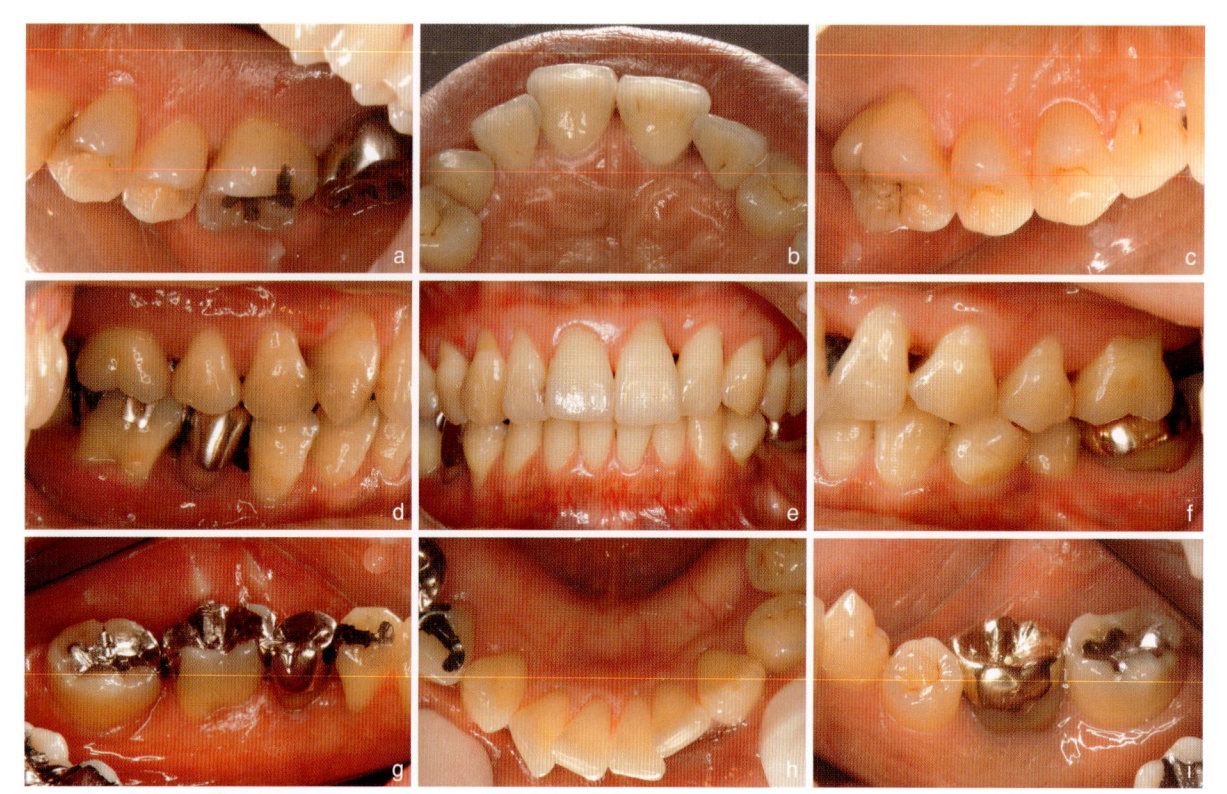

図3-33 術後の侵襲性歯周炎　a～c：上顎口蓋側の炎症も軽減し，患者のプラークコントロールも良好である．d～f：歯間部の歯槽骨の吸収が著しい部位では，歯肉の腫脹の消退に伴い，歯間部に空隙を生じている．g～i：下顎舌側の炎症も軽減している．

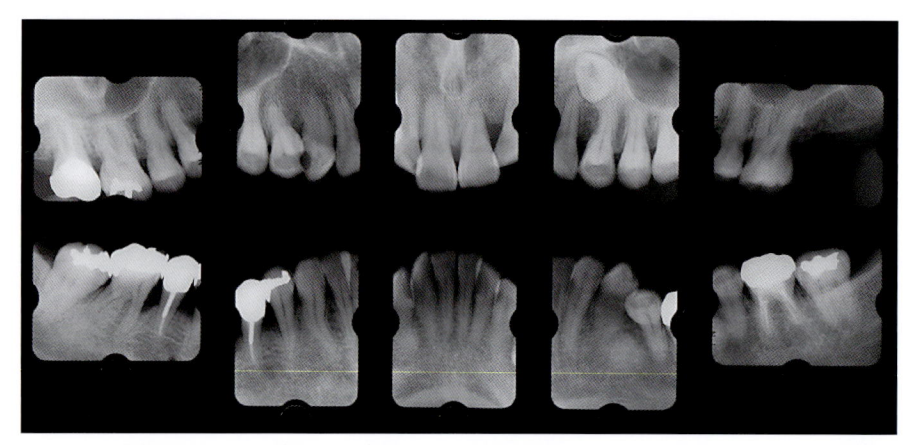

図3-34 術後のエックス線写真　全顎的に歯槽骨の形態に大きな変化はないが，歯間部において歯槽硬線の明瞭化が認められる．再生治療を行った|1遠心に関しては，不透過性の亢進が認められる．

ことを説明した．現在3か月ごとのSPTではプラークコントロールは良好に保たれているが，熱心なセルフケアによりブラッシングによる擦過傷を起こしやすいため，ブラッシング方法のチェック，歯肉退縮および知覚過敏について経過観察している．また，二次性咬合性外傷の起こりやすい前歯および大臼歯に対して，ブラキシズムに対するナイトガードの使用を徹底させるよう指導している．

歯周ポケット（mm）

	8	7	6	5	4	3	2	1	1	2	3	4	5	6	7	8
B		2 2 2	1 2 2	2 2 2	2 1 2	2 2 2	1 2 2	1 1 1	2 1 2	1 1 1		2 1 2	2 2 2	2 2 1		
P		2 2 2	2 2 2	2 1 2	2 1 2	2 1 2	2 2 1	2 2 2	2 2 2	2 2 2		2 1 2	2 2 2	2 2 2		
	8	7	6	5	4	3	2	1	1	2	3	4	5	6	7	8
L		2 2 3	2 2 3	2 1 2	2 1 2	1 1 1	1 1 1	1 1 1	1 1 1	1 1 1	2 1 2	1 1 1	2 1 2	2 2 2	2 2 2	
B		2 2 2	1 2 2	2 2 2	2 2 2	2 1 2	1 1 1	1 1 1	1 1 2	1 1 1	2 2 2	2 1 2	2 1 2	2 2 2	2 2 2	

歯の動揺度（Miller）

	8	7	6	5	4	3	2	1	1	2	3	4	5	6	7	8
BP		0	0	0	0	0	0	0	0	0		0	0	0		
	8	7	6	5	4	3	2	1	1	2	3	4	5	6	7	8
LB		0	0	0	0	0	0	0	0	0	0	0	0	0	0	

根分岐部病変（Hamp et al, 1975）

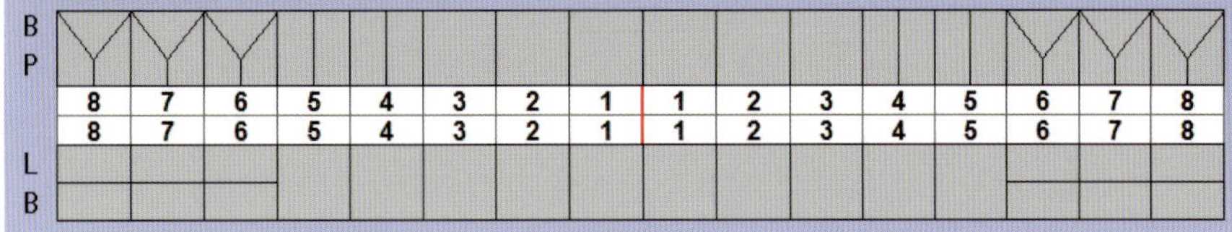

図 3-35　術後のプロービングチャート　歯周ポケットの深さも 3 mm 以下となり，BOP ＋の部位も減少している．炎症の軽減に伴い，歯の動揺もおさまった．

コラム

初めて義歯装着する患者への指導のポイント

義歯は口腔感染症，あるいは誤嚥性肺炎に代表される肺炎起因菌のリザーバー（貯蔵庫）になりやすく，不潔な義歯は口臭や義歯臭の原因になる．また，部分床義歯では，鉤歯への負担やプラークコントロールを徹底させる意味においても清掃は重要である．したがって，診療室で義歯を作製した際に（患者が初めて義歯を装着する際に），歯科衛生士はその取り扱い方法（清掃方法ならびに保管方法など）に関して十分に指導する必要がある．

義歯に付着したバイオフィルムを除去する基本は機械的清掃法であるが，義歯洗浄剤による化学的清掃法も必要であるため，正しい義歯洗浄剤の使用方法についても指導する．

1．義歯の取り扱い方
- 新しく義歯を製作した患者には義歯の形態（床，人工歯，クラスプの形）を理解してもらう
- 義歯の着脱方法の練習
  口に入れる際に口角を傷つけないようにする
  口に入れる際は装着時の義歯の変形や歪みを防ぐため，義歯を両手で把持する
  義歯の破折を防止するため，口に入れてから舌や口唇，あるいは噛み合わせながら装着しない
- 舌でもてあそぶようなことはしない
- 就寝時は特別な場合を除いて外して休む

2．デンチャープラークコントロール
- デンチャープラークコントロールの必要性の説明
- 機械的プラークコントロール，そして化学的プラークコントロールの順に行う
- 義歯用ブラシによる機械的プラークコントロールの指導
  歯間乳頭部のくぼみ，クラスプの内面，残存歯と接する義歯床内面，唾液腺開口部などがとくに汚れやすい
  歯磨剤での清掃は義歯を傷つけるため，使用しない
  清掃時に誤って落下させた場合に破損する可能性があるため，義歯全体をしっかり把持する
  落下時の破損防止策として，流しに水を張る，タオルを敷くなど工夫する
- 義歯洗浄剤による化学的プラークコントロールの指導

3．プラークコントロール
- 鉤歯（クラスプのかかる支台歯）の欠損側隣接面と舌側面，孤立歯の周囲，鉤腕の下部にある歯頸部やレストの位置する咬合面にプラークが残存しやすい
- 義歯床が覆う粘膜は，粘膜の炎症を予防するために軟毛歯ブラシを用いてマッサージする

263-01140

6 咬合性外傷

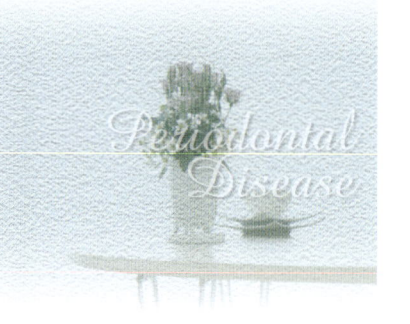

1 咬合性外傷の特徴

1) 咬合性外傷とは

咬合性外傷とは，咬合力によって引き起こされる深部歯周組織，すなわちセメント質，歯根膜ならびに歯槽骨の傷害をいい，一次性咬合性外傷と二次性咬合性外傷に分けられる．一次性咬合性外傷は，歯周組織が十分に残存し，正常な歯槽骨レベルとアタッチメントレベルを有した状態で，外傷性咬合などで過度の咬合力が加わって生じた歯周組織の破壊のことである．二次性咬合性外傷は，歯周病などにより歯槽骨吸収とアタッチメントロスが生じて歯の支持組織が減少した状態，すなわち咬合負担能力が減少したところに咬合力が加わって起こった歯周組織の破壊のことである．

外傷性咬合の原因は，ブラキシズム，強い咬合力，早期接触，側方圧，舌と口唇の悪習癖，食片圧入，咬合位が高すぎる歯冠修復物・補綴装置などがあげられる．

外傷性咬合が歯周組織の破壊を引き起こすかどうかという点については，1970，1980年代に多く研究されている．イヌを用いた実験では，歯周組織の破壊が起こったとの報告があり，一方サルを用いた別の研究では，骨吸収は起こったが，結合組織性付着の位置は不変であったとの報告があり，動物実験においては結果が一定していない．臨床的には，外傷性咬合のある歯はない歯と比べて，歯周組織の破壊が進行することが多いことから，外傷性咬合は除去すべきと考えられている．

2) 咬合性外傷の所見

咬合性外傷の口腔内所見は，歯の動揺の増加，早期接触，著しい咬耗，深い歯周ポケットの形成，歯の病的移動，象牙質知覚過敏，歯の破折，修復物・補綴装置の脱離，舌や頬粘膜の圧痕，骨隆起，アブフラクション，フェストゥーン，クレフトである（図3-36a，37a，38a）．エックス線写真では，歯根膜腔の拡大，歯槽硬線の変化（消失，肥厚），骨の喪失（根分岐部，垂直性，全周性），歯根吸収，セメント質の肥厚がある（図3-36b，37b，38b）．また，顎関節痛，目や耳の痛み，偏頭痛などが認められる場合もある．

2 咬合性外傷の治療

咬合性外傷に対する治療は，外傷性咬合や咬頭干渉を除去して安定した咬合を確立させ，増悪した歯周組織の破壊を軽減することで歯周病変を改善し，歯周炎により低下した歯周組織の機能を回復することを目的としている．

治療法は咬合調整，暫間固定，永久固定，ナイトガードあるいは最終補綴処置および矯正治療である．咬合治療のみでは，プラークによって惹起された歯肉炎や歯周炎を治療することはできない

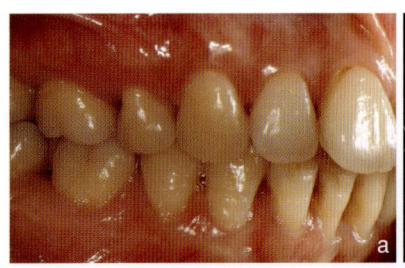

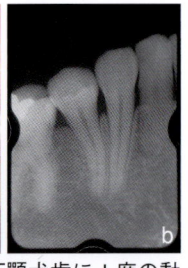

図3-36 一次性咬合性外傷 a：右側下顎犬歯にⅠ度の動揺が認められる．患者はブラキシズムがあり，夜間にグラインディングを行っている．b：下顎右側犬歯に歯根膜腔の拡大が認められる．歯槽骨の吸収は認められない．

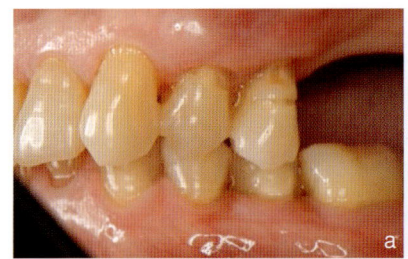

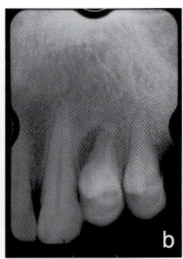

図3-37 二次性咬合性外傷 a：上顎左側第一小臼歯に動揺が認められる．患者はブラキシズムがあり，頬圧痕も認められた．b：エックス線写真で，盃状の歯槽骨の吸収が認められる．歯槽骨は歯根の1/2から2/3に至る吸収が認められる．

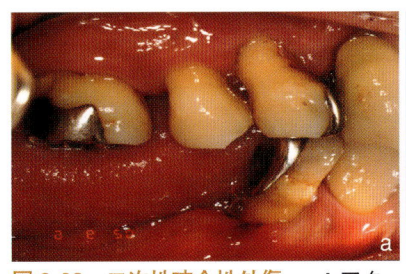

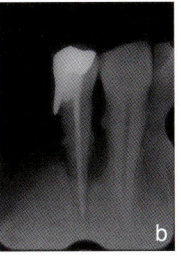

図3-38 二次性咬合性外傷 a：アタッチメントロスに伴い，歯根の露出も認められる．歯槽骨の吸収のため，歯の著しい動揺が認められ，咬合時に動揺が認められる．b：エックス線写真で著しい歯槽骨の吸収が認められる．下顎第一小臼歯に関しては根尖に至る歯槽骨の吸収が認められる．

が，咬合性因子の除去，減弱した歯周支持組織を持った歯の機能回復，咬合の安定，審美性の改善をはかり，プラークコントロールの行いやすい口腔環境を作り，咀嚼系の健康を維持することができる．

外傷性咬合は歯周炎の初発因子ではないが，歯周炎を進行させる重要な修飾因子である．したがって，歯科衛生士は咬合性外傷の原因と臨床症状を十分理解しておく必要がある．それにより問診時や歯周組織検査時，歯周基本治療時，メインテナンスやSPTなどのさまざまな場面において情報収集することができ，歯周治療における役割を担うことができる．

コラム 歯科における禁煙支援のポイント

喫煙者では生体のもつ本来の免疫機能が抑制されるため（IgAやリンパ球の減少），歯周病に罹患しやすく，進行も速い．また，ニコチンの作用により毛細血管が収縮し，炎症症状が目立たなくなり，歯周病が進行しても出血などの自覚症状が出にくい．このため，発見が遅れ，予後不良のケースが少なくない．さらに，喫煙者では歯肉が線維性で硬く，歯肉縁下のデブライドメントが困難であること，ニコチンにより歯肉の毛細血管が収縮し，循環障害があること，線維芽細胞の働きが抑制されることなどから非喫煙者に比べて治療効果が現れにくい．

歯周病が主訴で来院した患者には，喫煙が歯周病の重要なリスク因子であることを伝え，禁煙を促す．口腔内は患者自身も見ることができるため，歯や歯面の着色など喫煙の影響がわかりやすい．また，禁煙後の変化も自分で確かめることができる．禁煙支援ではできるだけ禁煙のメリットや良い変化に注目するようにし，変化を患者自身も見ることができるよう口腔内写真で記録するとよい．禁煙により歯肉の血流が回復し，健康なピンク色の歯肉に戻る．これらを自分の目で確かめ，禁煙の効果を実感することは，患者の禁煙継続へのモチベーションとなる．

初診時に禁煙できなかった場合でも，歯周基本治療が終了し口腔内の状態が改善する頃，「ずいぶん良くなりましたね．禁煙するともっと良くなりますよ．」というような一言で禁煙に踏み切ることも多い．

歯周治療ではメインテナンスによる来院が継続するため，禁煙支援と禁煙達成後のフォローが行いやすいことも利点である．口腔内の検診，メインテナンスを定期的に行うと同時に，喫煙者，禁煙成功者ともにたばこの害と非喫煙のメリットを折に触れて話すようにする．非喫煙者は禁煙を継続するために，喫煙者は禁煙するために，待合室や掲示板などでもたばこの口腔への影響について情報提供する．歯周治療という患者さんとの長い関わりのなかで，禁煙の機会を逃さない接し方が大切である．

3章 参考文献

1）日本歯周病学会編：歯周病学用語集．第3版．医歯薬出版，東京，2019，27，41，54．
2）Löe H et al.：Experimental gingivitis in man. *J Periodontol*, 36：177 ~ 187, 1965.
3）日本歯周病学会編：歯周病の診断と治療の指針2007．医歯薬出版，東京，2007．
4）Ericson I, Lindhe J：The effect of longstanding jiggling on experimental marginal periodontitis in the beagle dogs. *J Clin Periodontol*, 9：497 ~ 503, 1981.
5）Pdson A, Zander H：Effect of periodontal trauma upon intrabony pockets. *J Periodontol*, 54：586 ~ 591, 1983.
6）Nunn ME, Harrel SK：The effect of occlusal discrepancies on periodontitis. I. Relationship of initial occlusal discrepancies to initial clinical parameters. *J Periodontol*, 72：485 ~ 494, 2001.
7）伊藤公一：咬合性外傷の話．クインテッセンス出版，東京，1988．

Periodontal Therapy:
Practical Guide for the Dental Hygienist

CHAPTER 4

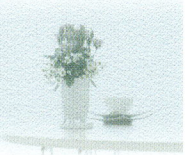

歯周基本治療を成功させるためのポイント

鈴木基之：1, 2, 3-4
鍵和田優佳里：3-1〜3

1 モチベーションをアップさせるためのコツ

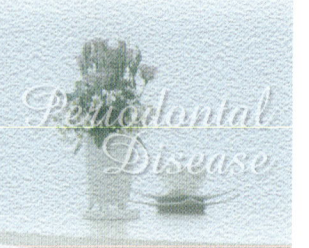

1 患者とは

　人は行動科学的にさまざまな役割をもつといわれている．つまり，家庭や会社などさまざまな場において，その個人の有する立場（父親，管理職など）に応じた役割をもっており，その役割に即した行動をとることが社会より期待されている（役割期待）．このことは医療においても同様であり，病気に罹患した場合には社会において新たに病者としての役割をもつことになり，既存の役割と一緒に再構築される．

　人が病者になったときの役割については，社会学者Parsons（1951）[1]が以下のように定義している．
① 通常の社会的役割行動が免除される．
② 病者は自分の現在の病状に対し責任を負わない．
③ 病者は回復しようと望む必要がある．
④ 病者は，専門的援助を求め，回復の過程で専門家に協力しなければならない．

この定義は50年前の病者と社会との関係を適切に示し，優れたものであった．つまり，50年前の社会における治療対象とされた疾病は，外傷や感染性疾患が主体であったことによるものであり，急性疾患型の病者と定義されている．

　現在では社会的状況のみならず，疾病構造も変化しており[2]，慢性疾患が増加した現在では，先に述べたParsonsの病者の役割はあてはまらず，病者の役割自体が変化している．すなわち，
① 病者がすべての社会的役割を免除されるわけではない
② 病者自らが治療に参加する必要がある（生活習慣の改善など）
③ 病気の発生に対し病者自身にも責任がある
などの点から慢性疾患型の病者と定義される．そして，Deber[3]は「治療に対し患者は医師に単にすべてを任せるのではなく，患者自身が積極的かつ主体的に治療に参加する必要がある」と述べている．このことは生活習慣病であり，慢性疾患である歯周病にもよく当てはまる．

　しかし，日本の一般的な患者は，
① 素直である
② 協調性が高く，自己主張より医療従事者の話を聞く
③ 自立や自律が不得意である
といった特徴がある．つまり，自身の疾病について，自己責任をあまり感じず，回復への希望を強くもち，医師への協力をおしまないという，急性疾患型の病者の役割をもつことが多い．したがって，歯周治療にあたり医療従事者はこの点を十分に理解し，慢性疾患型の病者の役割をもつように患者教育を行うことが肝要である．

2 コミュニケーションとは

　多くの患者には来院前の段階で，すでに受診することへの心の葛藤があるといわれている．初めて歯科医師と患者が対面して診察が始まるとき，両者にはお互いに恐れがあるといわれている．つまり，患者は医療従事者に対して「よりよい医療を受けられるか」「そのためは医療従事者に好かれたい」「うまく治してもらえるか」「プライバシーが守られるか」といった恐れをもち，また医療従事者は患者に対して「うまく治すことができるか」「患者はどのような社会的背景をもっているか」「患者が治療に対してどの程度協力するか（医療受容度）」などの恐れをもつといわれている．初対面ではお互いにそのような恐れをもっているが，その後よりよい信頼関係を築きあげていくことがモチベーションアップのために必要である．そのためには良好なコミュニケーションが必要である．

　コミュニケーションは言葉によるものですべてなされているのではなく，非言語的コミュニケー

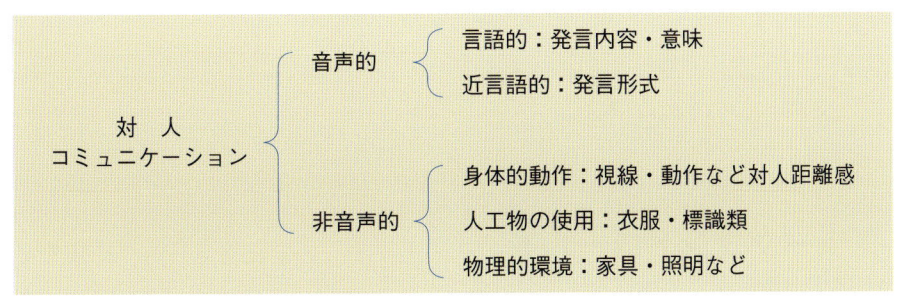

図 4-1　対人コミュニケーションの分類　　　　　　　　　　　　　　　　　　　　（大坊，1995より）

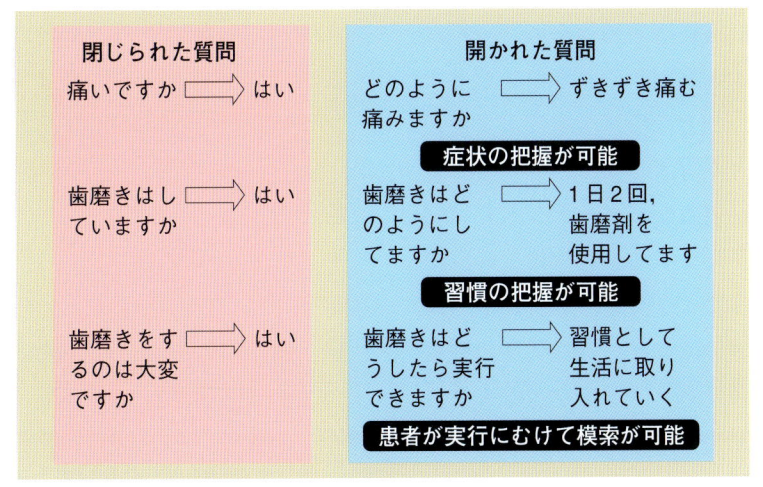

図 4-2　閉じられた質問と開かれた質問

ションも大きな役割をしている．つまり初対面のときすでにお互いの動作・視線や周囲の環境などによりコミュニケーションが始まっている（**図4-1**）[4]ことを理解しておくべきである．

問診の際の注意事項として，医療従事者は患者になんでも話をしやすい環境をつくる必要があり，患者との問診時に十分に患者の希望，特に深層にある本当の希望を聴取することが第一となる．これにはカウンセリングの技法が有効であると思われる（**表4-1**）．つまり，患者の訴えたいことへの思いやりをもって聴き入り患者の体験を共感・共有する（感情の受容）．患者の表現内容を医療従事者が忠実に繰り返す（繰り返し）．患者の感情表現を医療従事者が整理した形で応答する（感情の明瞭化）．患者の現状に対し，指示・承諾をすることにより不安を軽減させる（承認－再保証）．患者により具体的に問題点への説明をしてもらう際に，医療従事者が水を向ける方法

表 4-1　カウンセリングの方法

1. 感情の受容
2. 感情の反映
3. 繰り返し
4. 感情の明瞭化
5. 承認－再保証
6. 非指示的リード

（非指示的リード），いわゆるオープンクエスチョン（開かれた質問）（**図4-2**）を用いると，後の治療に対して，有効な情報を得ることができる．そして，患者との連帯感が発生し，ラポールへの第一歩となる．

また，問診時に医療従事者は患者に対して断定的態度をとることは好ましくない．つまり，医療従事者の倫理感・モラル・考えだけで判断し，患者を決めつけることは患者の心を閉ざし，必要な情報を得られないばかりか，治療への理解・協力も得られなくなるので十分注意が必要である．

2 歯周病患者にしてもらうこと

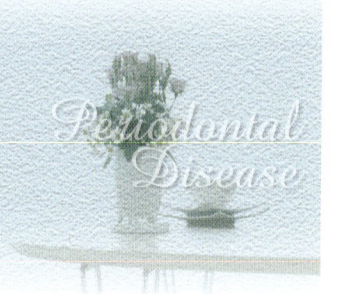

1 患者のプラークコントロールを向上させるには

　歯周病は口腔内の細菌による持続的な感染により惹起されるので，医療従事者側からの治療だけでなく，患者自身による原因への対応が必要となる．したがって，歯周病の治療は医療従事者と患者が共同して行うことが重要となる．しかし，従来の医療では，医療従事者がパターナリズム（父権主義：医療者が裁量権をもち患者に最善の医療を施す）な態度をとることが多く，患者は単に医療従事者の指示や治療に従うといった受身の態度で，それに対して従順であれば適切な医療を受けられると考えている．このような考え方は特異性菌による感染症（赤痢やコレラなど）に対しては有効であるが，歯周病のような口腔内に存在する細菌の持続感染による疾患に対しては大きな効果を得ることができない．つまり，患者が共同治療者（Co-therapist）としての役割を認識して治療に臨む必要がある．

　歯周病のもう一つの特徴としては，初期では無症状に経過し，ある程度の病変が確立した段階で初めて自覚症状を呈することになるが，多くのケースではその症状も数日で軽快し，患者は治ったと認識してしまう場合が多いことである．このようなことから，歯周病は無症候性あるいは沈黙性疾患ともよばれている．つまり，歯周病は患者にとって疾病に罹患しているとの認識をもちにくい疾患なのである．したがって，歯周病患者に接する際には口腔内の現状について，直接または口腔内写真やエックス線写真などを利用して症状説明を十分に行い，認識してもらうことが肝要である．

　また，治療により改善した場合の状況や将来についての展望を十分に理解してもらうことも大切である．このためにはプラークコントロールが開始されたら，医療従事者は口腔内状況を十分把握し，少しの変化も見逃さずに観察する必要がある．この観察には口腔内写真が有効となる．口腔内写真などを用いて改善した部位を指摘し，よい結果を生んだ患者の努力・実践に対して賞賛を与えることはモチベーションをより高めることになる．プラークコントロールの改善点をみつけるポイントとしては，歯肉の色や形態の変化，歯肉縁下歯石の歯肉縁上への露出などの口腔所見や，プラークコントロールにより，口腔内の爽快感（とくに起床時の口腔内感覚）などを患者に自覚してもらい，問診によってその効果を必ず確認させることが必要である．

2 生活習慣を改善してもらう

　歯周病は感染症であると同時に生活習慣病という特徴をもつので，その治療にあたっては，口腔清掃習慣，食習慣，喫煙などの生活習慣の改善がきわめて重要である．この生活習慣の改善は，患者自身が行うセルフケアが中心となるため，医療従事者は患者の改善への努力に対してサポートを行う．

　生活習慣病の治療では生活習慣の改善が最も重要な部分であり，今までの生活習慣の問題点を明確にすることが必要である（**表4-2**）．そのためには，現状の把握，将来予測，目標設定を通じて意思決定を行う必要がある．

　この意思決定の際には，患者が自己決定したという感覚が非常に重要であり，自己決定感が少ない場合にはセルフケアの放棄につながりやすい．したがって，動機づけは，患者の興味，関心，意志に基づく内発的動機づけを行う．また，医療従事者側は，治療過程での症状の変化などに応じ，興味・関心を維持させるような態度で接することが，セルフケアの継続に重要であり，随時，動機づけの再強化を行うべきである（**図4-3**）．

　セルフケア内容の課題は適度な難易度のものを

表 4-2 問題の明確化

現状把握	将来予測	目標設定	意思決定
何が困難を生じさせているのか	放置するとどうなるか	どうなったら明るくなれるか	どうすれば困難は解消するのか，その方法は実行可能か
プラークコントロールの必要性はわかったが，仕事が忙しく時間がない．外食が多いので難しい．	PCRが下がらず，担当者に怒られ，口腔内状況も変化せず，自覚症状も強くなる．	PCRが下がれば，担当者からも評価され，口腔内症状もよくなる．	1回のプラークコントロールの時間を増加し，毎食後行う．職場に歯ブラシを置く．外食時は歯間部清掃だけでも行う．

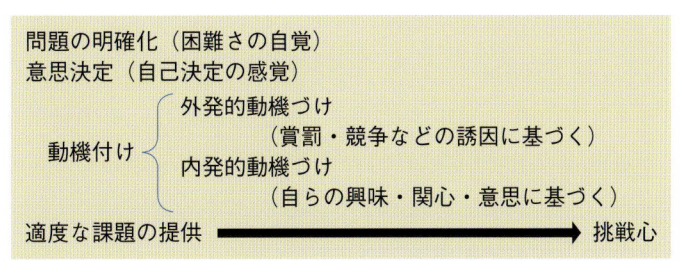

図 4-3 セルフケア支援の方法

提供することが大切である．つまり，最初から，実現不可能と思われるような課題を提供した場合，失敗した際の挫折感を考えてしまうためセルフケアを行えないことが多い．しかし，適度な課題を与えた際には実行にあたり挑戦する意欲が起こり，また成功後の達成感が得られれば次の課題へのステップとなる．全顎のプラークコントロールが困難な場合でも，前歯などに部分的に試行させることができれば，習慣を改善したことの達成感とその部位の炎症改善が実体験できるので，良好な動機づけとなる．

3 歯科衛生士による炎症のコントロール

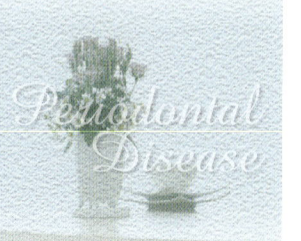

1 専門家による口腔清掃

　歯周治療で最も大切なことは，炎症の原因である歯肉縁上・縁下のプラークをコントロールすることである．したがって歯周基本治療では，患者自身が行うセルフケアが定着するまで，モチベーションの強化，および歯科医師や歯科衛生士によるプラークコントロール（プロフェッショナルケア）を繰り返し行う必要がある（図4-4）．また，根分岐部などは複雑な形態をしており，セルフケアが困難である．このようなセルフケアが行いにくい部位に対してプロフェッショナルケアを行うことは，炎症の改善だけでなく，メインテナンスに対するモチベーションにもつながるため重要である（図4-5）．そのほか，不適合補綴装置などのプラークリテンションファクターがある場合は，それらを改善する処置を歯科医師に行ってもらい，プラークコントロールしやすい環境にすることも必要である（図4-6）．

2 SRPをマスターする

1）SRPとは

　歯石は歯面に付着したプラークが石灰化したものであり，表面が粗糙でプラークが付着しやすい構造となっているため，局所のプラークリテンションファクターとしては最大のものである．

　スケーリングとは，歯石のほか，歯肉縁上・縁下のプラーク，その他の沈着物を機械的に除去することであり，その目的はプラークが付着しやすい因子を取り除いてセルフケアしやすい環境にすることである．

　一方，ルートプレーニングとは，歯石，細菌やその代謝産物が入り込んだ病的な歯質（主にセメント質）を除去し，生物学的に為害性のない滑沢な歯根面をつくりだし，歯肉と歯根面との付着を促すことである．したがって，歯肉炎では病変が歯根面にまで及んでいないので，ルートプレーニングは不要となる．

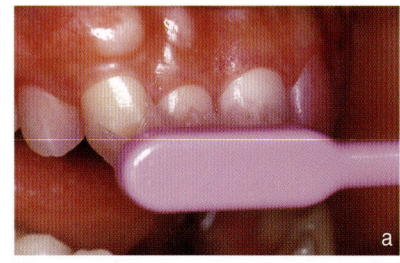

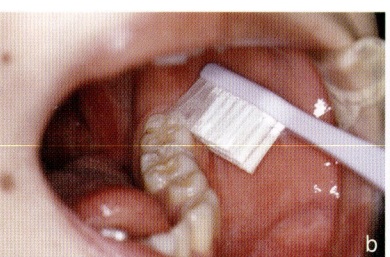

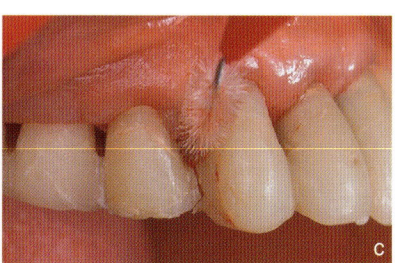

図4-4　プロフェッショナルケア　術者磨きは，患者に歯ブラシの毛先が当たっている感覚を覚えてもらえる（a, b）だけでなく，特別な器具を用いなくてもホームケア用品でプラーク除去できることがわかってもらえる（c）．

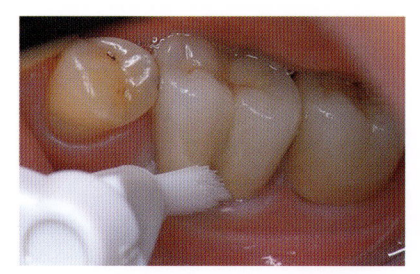

図4-5　根分岐部に対する口腔清掃

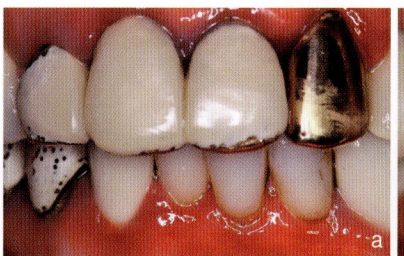

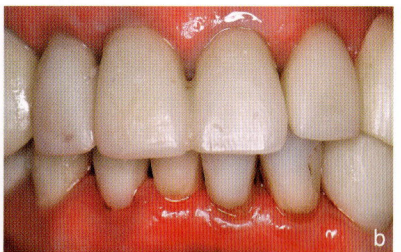

図4-6　プラークリテンションファクターの改善例
　a：不適合冠が装着されている．b：不適合冠を除去後，テンポラリーレストレーションを装着し，プラークコントロールしやすい環境にした．

スケーリングとルートプレーニングの操作は明確には区別できず、また同時に行われることが多いことから、両者を合わせてスケーリング・ルートプレーニング（SRP）とよぶことが多い．SRPは、プラークコントロールとともに歯周治療のなかでも重要な処置であり、歯周基本治療のみならず、歯周外科治療，SPT，メインテナンスでも行われる．

2）SRPに対する概念の変化

1970年代後半まで、エンドトキシンなどはセメント質の深部にまで浸透していると考えられていたため、SRPの目的は病的セメント質を除去して根面を滑沢にし、治癒を促すことであった（図4-7）．しかし、1980年代に入ると、エンドトキシンなどはセメント質の表層に限局していることがわかり、SRPの目的は根面の滑沢から生物学的に受け入れられる根面（歯周組織の炎症が改善する根面）をつくりだすことになり、ルートデブライドメントともいわれるようになった．近年では、過度にセメント質を除去することが必ずしも歯周治療において好ましくないと結論づける研究もある．

3）SRPの有効範囲

SRPが行いにくい大臼歯や隣接面では、歯石やプラーク、感染部分を取り残してしまう可能性がある（図4-8）．また、歯肉縁下のSRPはポケットに面した歯面に対して行うので、ポケットが深くなるにつれて操作は複雑になり、高度な技術が必要とされる（図4-9，10）．したがって、深いポケットがある場合は、SRPによる完全な感染除去が困難であり、炎症の改善がみられないときは歯周外科治療の可能性も考慮して歯科医師と相談し、患者に理解してもらうことが大切である．とくに根分岐部病変がある場合はSRPによる感

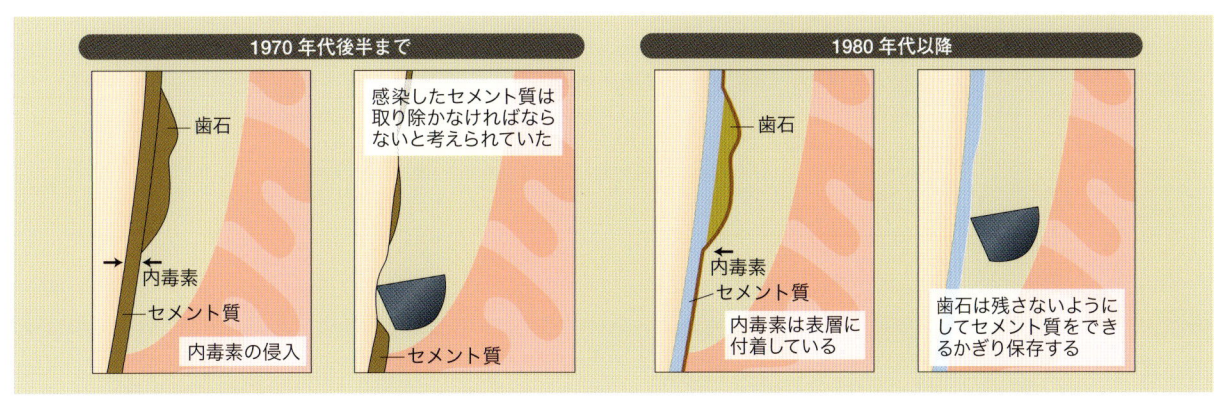

図4-7　SRPの概念の変遷

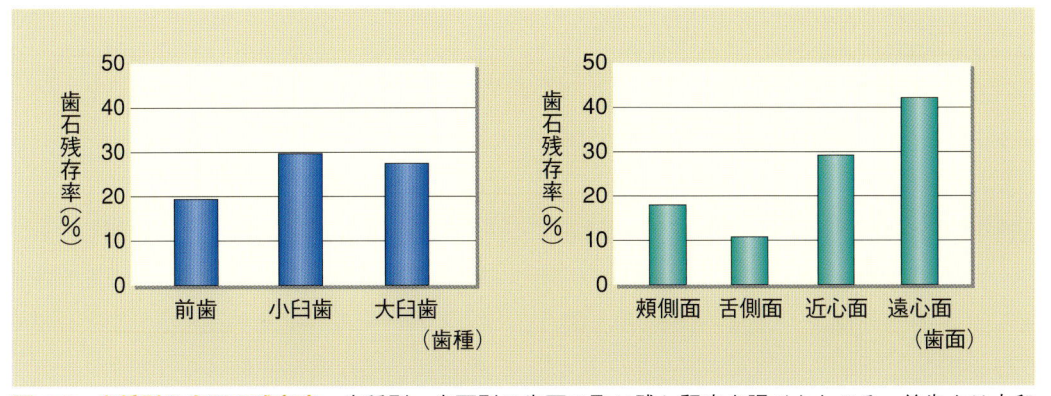

図4-8　歯種別の歯石の残存率　歯種別、歯面別に歯石の取り残し程度を調べたところ、前歯より小臼歯や大臼歯に、頰舌側より隣接面、近心面より遠心面に取り残しが多く認められた．（Buchanan SA, Robertson PB：Calculus removal by scaling/root planing with and without surgical access. *J Periodontol*, 58（3）：159～163, 1987.）

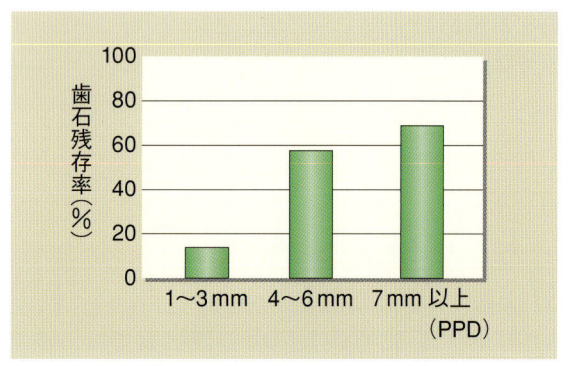

図4-9 **歯周ポケットの深さと歯石の残存率** 21人127本の抜歯予定の歯に対して，歯周ポケット内のSRPの効果を調べた結果，深いポケットは浅いポケットより歯石の取り残しが多くみられた．(Caffesse RG et al.: Scaling and root planing with and without periodontal flap surgery. J Clin Periodotol, 13（3）: 205〜210, 1986.)

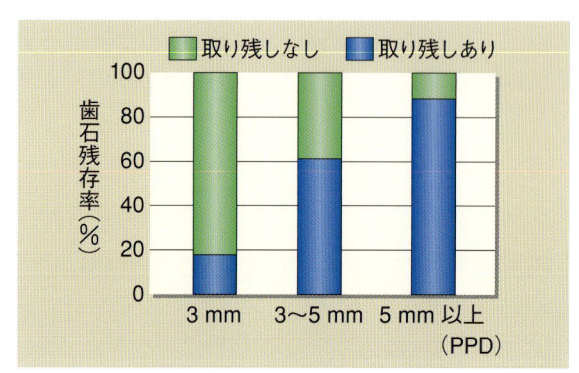

図4-10 **歯周ポケットの深さと歯石の残存率-2** 歯周ポケットが5mm以上になると，手用器具を用いたSRPでは歯石を取り残す可能性が高くなる．(Waerhaug J: Healing of the dento-epithelial junction following subgingival plaque control. Ⅱ: As observed on extracted teeth. J Periodontol, 49（3）: 119〜134, 1978.)

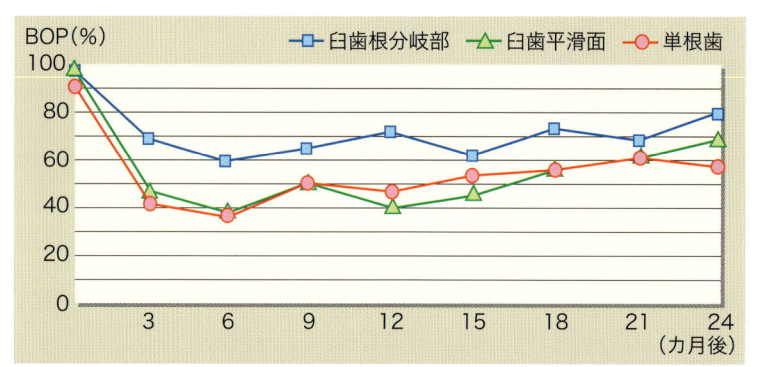

図4-11 **根分岐部に対するSRPの効果** 初診時に7mm以上の深いポケットを有する場合，臼歯の根分岐部は他の部位よりもBOPが多く残存していることから，初診時に7mm以上の歯周ポケットを有する根分岐部では完全な感染除去が難しいといえる．
(Nordland P et al.: The effect of plaque control and root debridement in molar teeth. J Clin Periodontol, 14（4）: 231〜236, 1987.)

染除去が難しく，その病変の程度によって治療方法が異なるので，歯科医師と連携をとった処置計画が必要である（図4-11）．

4) グレーシーキュレットによるSRP
(1) グレーシーキュレットの特徴
グレーシーキュレットは，Graceyによって開発された器具で，歯根の解剖学的形態に適合し，かつ軟組織を損傷させないように以下の特徴がある．
①各キュレットの適応部位が決まっている（図4-12，表4-3）．
②カッティングエッジはブレードの片方のみについている（図4-13）．
③ブレードは第一シャンクに対して70°の角度をなしており，この関係はすべてのキュレットで同じである．

現在では，グレーシーキュレットの改良がはかられ，ブレードが小さいものや第一シャンクが長いもの，シャンクの屈曲が大きいものなどが市販されている（図4-14，15）．

(2) SRPの基本操作
キュレットを執筆状変法で把持し，レストを求める（図4-16，17）．ブレード内面を歯面に向けてポケット底へ挿入する．第一シャンクを歯面に平行にして作業角度をつくり，カッティングエッジの先端1/3が常に歯面に当たっていることを意識しながら操作していく（図4-18）．

表 4-3 グレーシーキュレットの適応部位

	適応部位
1-2, 3-4	前歯部（小臼歯部）
5-6	前歯部および小臼歯部
7-8	臼歯部頬舌側
9-10	根分岐部
11-12	臼歯部近心面
13-14	臼歯部遠心面

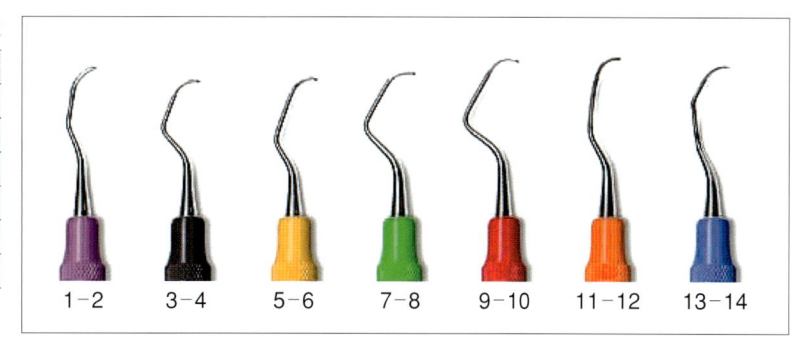

図 4-12 グレーシーキュレット

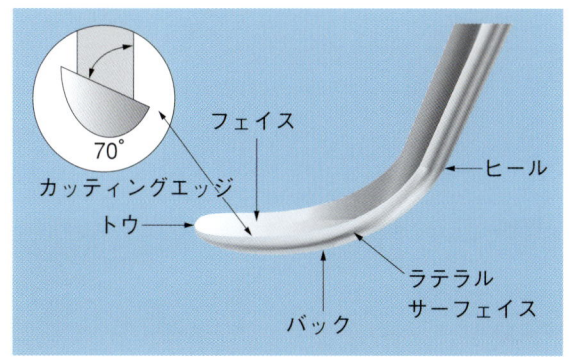

図 4-13 グレーシーキュレットの構造と各部の名称

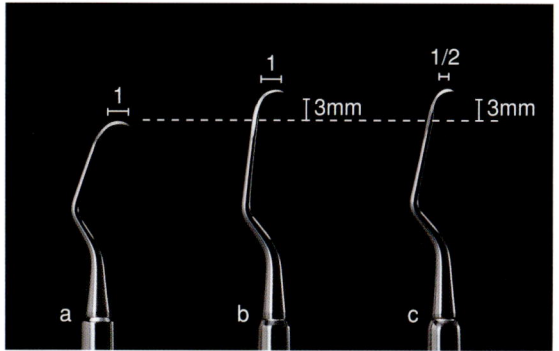

図 4-14 グレーシーキュレットの種類　a：スタンダード．b：第1シャンクがスタンダードより3mm長い．c：第1シャンクがスタンダードより3mm長く，ブレードは1/2である．ブレードが小さいキュレットはポケット内への挿入が無理なく行えるため，歯面や歯周組織の損傷を少なくできる．第1シャンクが長いキュレットは深いポケット底に到達しやすい．

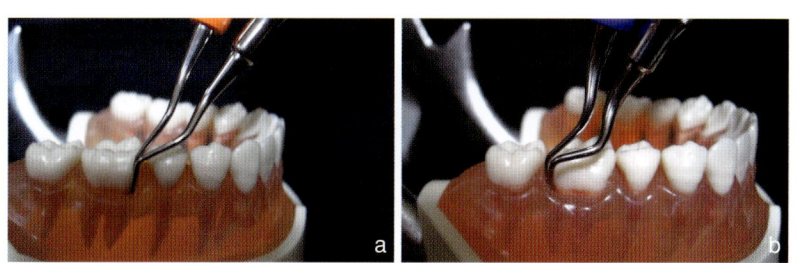

図 4-15 シャンクの屈曲が大きいキュレット　通常のキュレットでは到達困難な臼歯部の近心面（11-12 ⇒ 15-16）や遠心面（13-14 ⇒ 17-18）に適している．また，開口度の小さい患者にも適している．

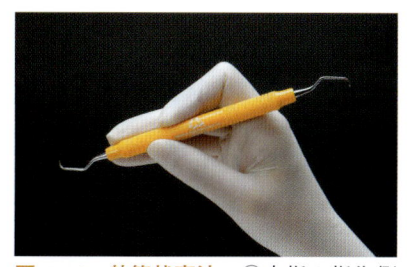

図 4-16 執筆状変法　①中指の指先側面を器具に添えることで，根面の状態を感知しやすくなる．②人指し指と親指とで器具を回転させ，隅角部に適応できる．

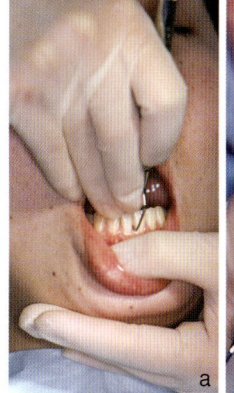

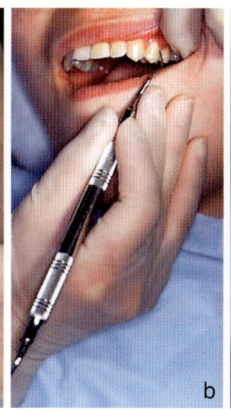

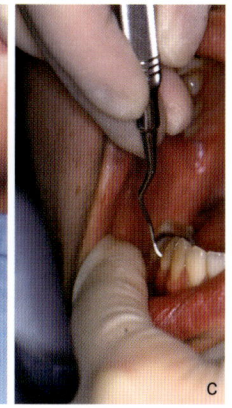

図 4-17 レスト　a：隣在歯レスト．効率的で安全なレスト．b：口腔外レスト．カッティングエッジを正しい角度で歯面に当てるうえで，口腔内レストが取れない部位で使用する．c：対合歯レスト．開口が小さい患者に適しているほか，下顎臼歯部や上顎左側臼歯部に有効である．

75

歯科衛生士による炎症のコントロール

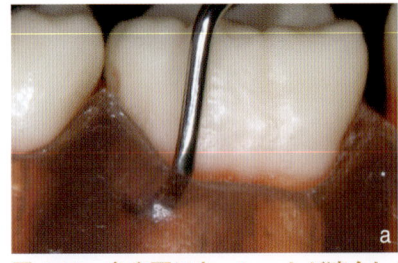

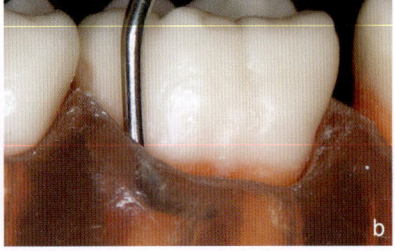

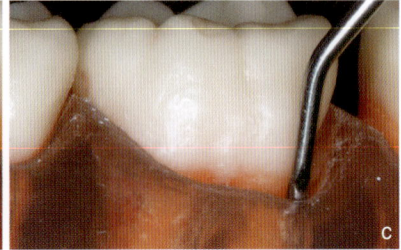

図4-18　各歯面にキュレットが適合した状態　a：遠心．b：臼歯中央．c：近心．

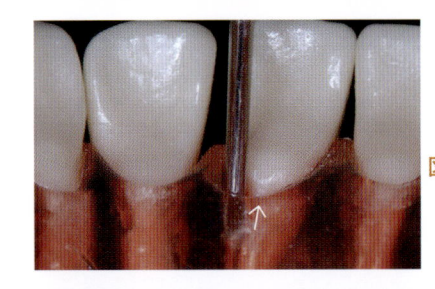

図4-19　垂直ストローク　ポケット底までキュレットが入ったら，歯肉から出ないように縦に引き上げながら隣接面へ移動する．

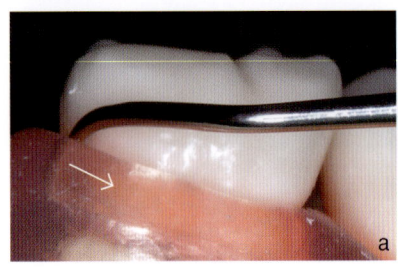

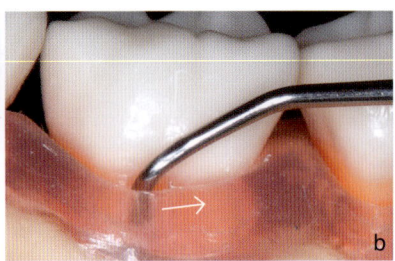

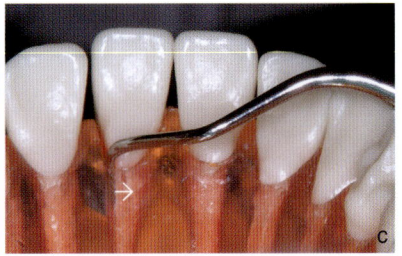

図4-20　水平ストローク　キュレットの先端をポケット底に向け，横に動かす．ポケット底を傷つけないようにストロークを小さくし，ポケット底をイメージしながら行う．a：隅角部．b：根分岐部．c：下顎前歯舌側（歯根が細いのでブレードが小さいキュレットを使用するか，13-14を用いて水平ストロークを行う）．

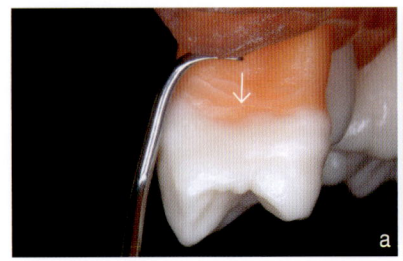

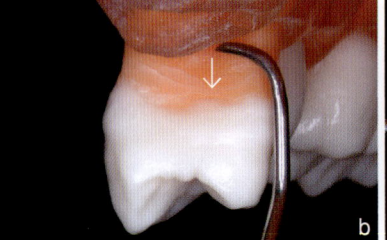

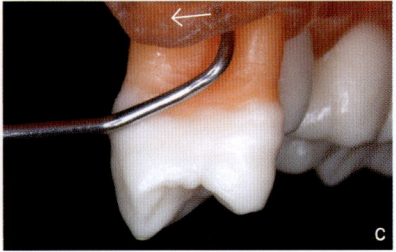

図4-21　上顎小臼歯に対するストローク　上顎小臼歯の近遠心の歯根面には凹部があるので，頬・口蓋側からの垂直ストローク（a, b）に加え，挿入可能なときは水平ストローク（c）も加えると効果的である．

ストロークには垂直ストロークと水平ストロークがある．基本は垂直ストロークであるが，水平ストロークは隅角部，凹部や根分岐部，下顎前歯舌側など垂直ストロークが困難な部位に有効である（図4-19～21）．キュレットでは，歯石除去だけでなく，根面の状態を探る操作も行うので，操作によって側方圧を調整する必要がある．なお，キュレットが歯肉縁上に出た場合は，再度注意深くポケット内へ挿入後，ストロークを始める．

（3）根分岐部へのSRP

根分岐部は，近心根と遠心根に分け，細い根が2本あると考えてSRPを行う（図4-22）．根分岐部は複雑な形態をしているため，キュレットが当たりにくいので，ブレードが小さいものを選択する（図4-23a, b）．根分岐部の入口はキュレットの幅よりも狭いという報告もあり，根分岐部に対しては超音波スケーラーの使用も有用である（図4-23c）．

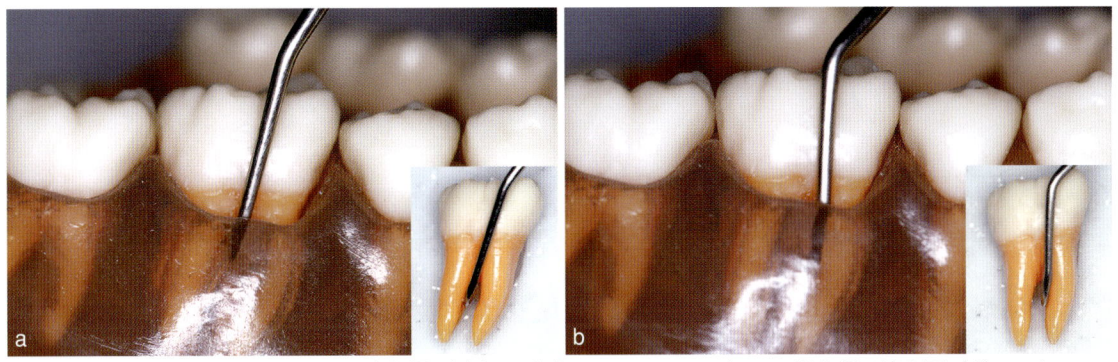

図4-22 複根歯に対するSRP　a：遠心根の近心面（グレーシー 11-12）．b：近心根の遠心面（グレーシー 13-14）．

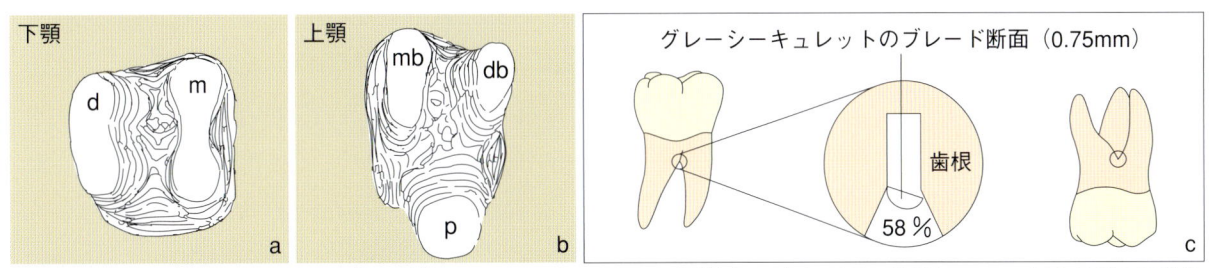

図4-23 根分岐部の形態　a，b：根の形態によってはキュレットが到達しにくく，SRPは難しい．c：根分岐部の平均的離開度とキュレットのブレードの断面との関係．6̲ 114歯，6̅ 103歯の根分岐部入口幅を調べた結果，その58％はブレード幅より狭かった．(Bower, RC：Furcation morphology relative to periodontal treatment Furcation entrance architecture. J Periodontol, 50：23, 1979.)

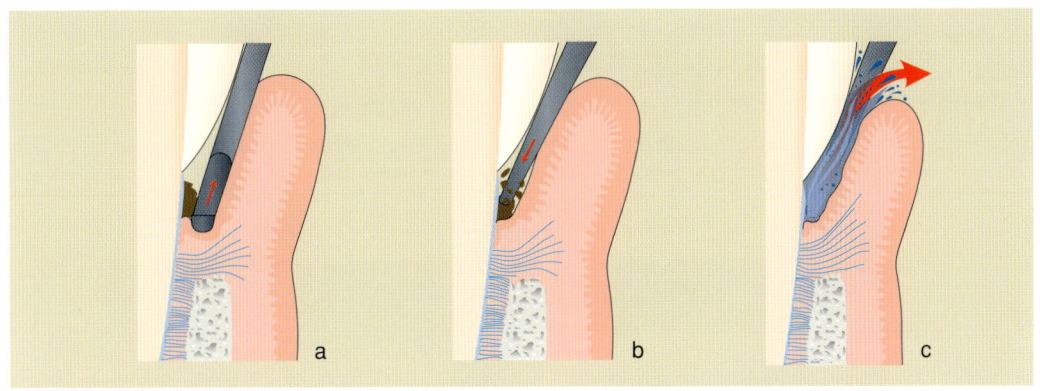

図4-24 超音波スケーラーの効果　a：手用スケーラーによる除去．b：超音波スケーラーによる除去，微細振動．チップそのものが1秒間に2万回以上振動し，歯石やプラークをたたいて粉砕する．c：キャビテーション．超音波によって水中で起きる無数の水泡がぶつかり合って壊れる衝撃により，バイオフィルムを破壊したり，除去したものをポケット内から排除する．
(Nield-Gehrig, Jill S. et al.：Fundamentals of Periodontal Instrumentation. 6th ed. Lippincott Williams & Wilkins, Baltimore, 2008, 540, 562.)

5）超音波スケーラーによるSRP

(1) 超音波スケーラーの特徴

　超音波スケーラーとは，スケーラー先端の微細振動（機械的作用）と水泡形成によるキャビテーション効果を利用して，歯石やプラークなどの沈着物を機械的に除去するスケーラーである（図4-24）．超音波スケーラーは振動を起こす方法により，電歪式（ピエゾ式）と磁歪式（マグネット式）に分けることができる．電歪式のチップの振動方向は主に直線的で前後に振動し，磁歪式のチップは主に楕円または円運動で振動している．振動数は毎秒25,000〜40,000回転であり，エアスケーラーの5〜10倍の振動数といわれている．超音波スケーラーを使うことで効率性が良いだけでなく，部位に合わせたチップを使用することで歯肉縁下のSRPも可能であり，手用スケーラーと同等の臨床的効果が得られるともいわれている（図4-25）．なお，超音波スケーラーのチップは

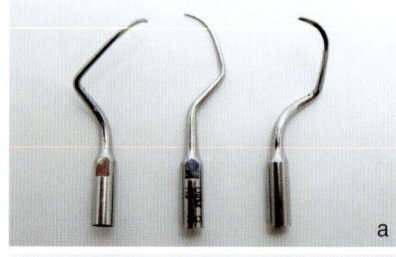

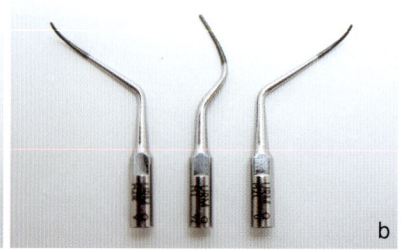

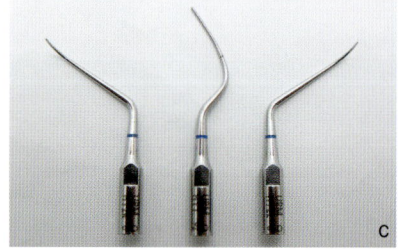

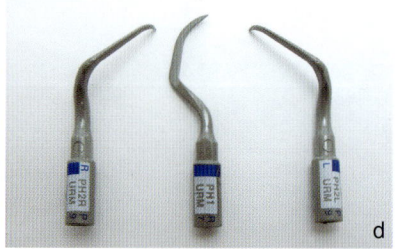

図4-25 チップの種類 a：ユニバーサル型チップ．カッティングエッジがついていて歯石除去に効果的．b：先端がダイヤモンドコーティングされたチップ．根分岐部や叢生部など細く狭い部位に有効．c：細いメタルソフトチップ．軟かい金属製のチップで、メインテナンス時に使用されることが多い．d：プラスチック製のチップ．インプラントや補綴装置にも使用可能．

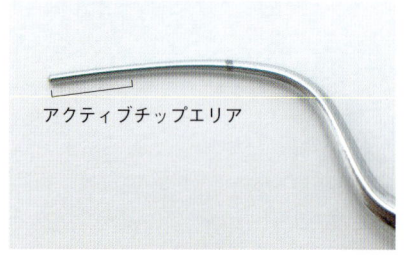

図4-26 チップの消耗 最も効率的に振動が伝わる部分をアクティブチップエリアといい、先端寄りの約4mmである．この部分が約2mm消耗すると、除去効率が約50％低下する．

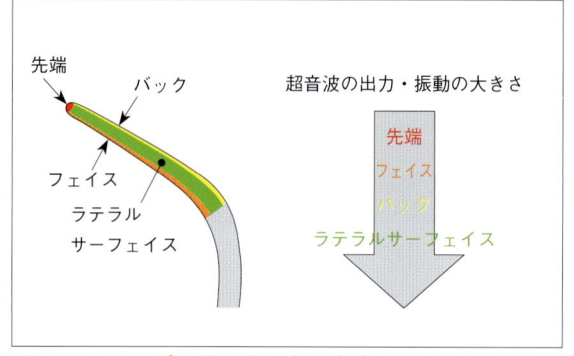

図4-27 チップの当て方 作用部位別のパワーの違いを色別に表示．部位によって振動の強弱がある．
(Nield-Gehrig, Jill S. et al.：Fundamentals of Periodontal Instrumentation. 6th ed. Lippincott Williams & Wilkins, Baltimore, 2008, 552.)

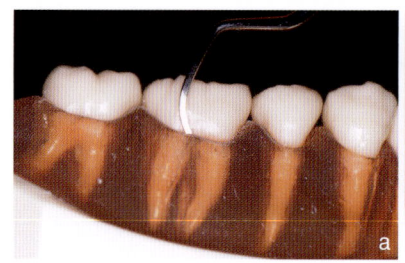

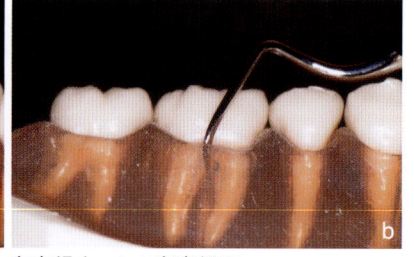

図4-28 超音波スケーラーの操作 a：歯肉縁上．b：歯肉縁下．

先端部のパワーが最も強く、この部分を歯面に当てることはできない．また、先端が約2mm消耗すると、作業効果が50％低下するいわれている（図4-26, 27）．そのため、チップが消耗している場合は交換しなければならない．

(2) 超音波スケーラーの操作

歯肉縁上は、ユニバーサル型チップで、歯面に対して15°に当てて使用する．また、広い歯面を処置する場合や歯間部、隣接面などは0°に近く歯面と平行にして使用する（図4-28a）．

歯肉縁下はユニバーサル型チップのブレードの内面を閉じてポケット内に挿入し、第一シャンクが歯面に対して20°になるように起こし、カッティングエッジで作業する（図4-28b）．

超音波スケーラーは常にフェザータッチで操作する．ストロークには、先端を歯面から離さず小

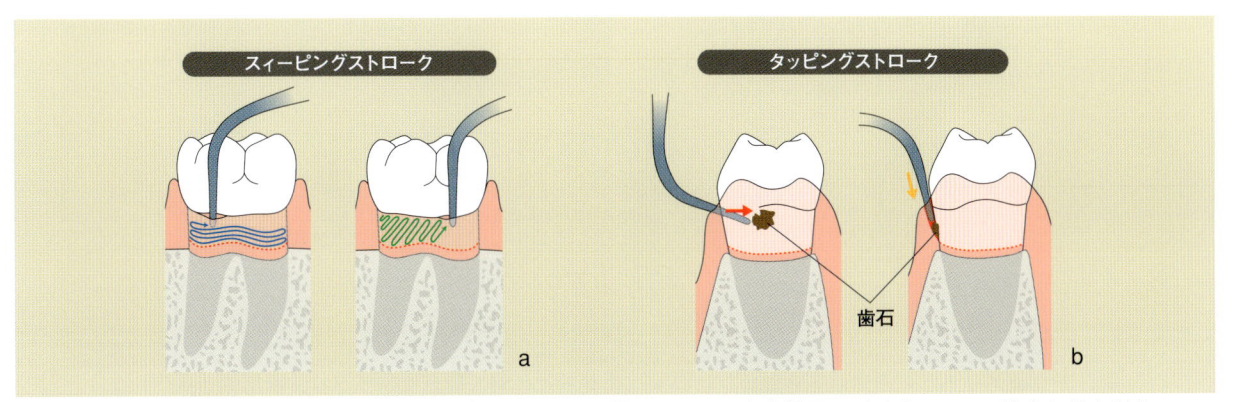

図4-29　チップの動かし方　a：スィーピングストローク．弱いパワーで歯肉縁下のバイオフィルム除去などを行う．
b：タッピングストローク．スィーピングストロークで歯石を感知した場合に行う．
(Nield-Gehrig, Jill S. et al.：Fundamentals of Periodontal Instrumentation. 6th ed. Lippincott Williams & Wilkins, Baltimore, 2008, 561.)

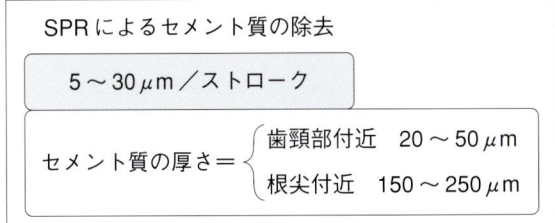

SPRによるセメント質の除去
5〜30μm／ストローク
セメント質の厚さ＝ 歯頸部付近　20〜50μm
　　　　　　　　　根尖付近　　150〜250μm

図4-30　SRPによる歯根面の削除量
Coldiron, N. B. et al, 1990
Ritz, L, al, 1991
Oda, S., 1992, Suzuki, F., 1995

さな往復運動をするスィーピングストロークと，歯石をたたくタッピングストロークがある（図4-29）．

6）超音波スケーラーの効果・手用スケーラーとの併用

歯周ポケットの深さが6〜9mmある歯に超音波スケーラーあるいは手用スケーラーそれぞれでSRPし，細菌叢の変化を調べた結果，細菌総数は両者ともほぼ同程度の減少が報告されている[5]．さらに臨床において超音波スケーラーと手用スケーラーでSRPし，初診時，1年後および2年後に，プロービングポケットデプス（PPD），クリニカルアタッチメントレベル（CAL），歯肉退縮を比較した研究では両者に差がないことも報告されている[6,7]．これらの研究から超音波スケーラーと手用スケーラーはほぼ同程度の効果が期待できると考えられる．したがって超音波スケーラーは歯石が多量に沈着している部位だけでなく，遠心に位置する歯，深いポケット，捻転歯など手用スケーラーを当てにくい部位に使用することで良好な結果が得られる．

とくに根分岐部の入り口の58％は手用スケーラーの幅より狭く器具の到達が困難な場合が多いため，根分岐部用に開発された超音波スケーラーのチップを選択することで，根分岐部内のプラークのコントロールが可能になる（図4-23c）．

7）歯根面の削除量

手用スケーラーによる根面の削除量は，カッティングエッジの鋭利さ，側方圧などに影響されるが，1ストロークあたり5〜30μmと考えられている（図4-30）．超音波スケーラーの場合においては，チップに必要以上の側方圧がかかると振動が止まるものも開発されているが，根面の削除量はチップの形状やパワーなどに大きく影響される．

手用スケーラーと超音波スケーラーの歯根面の削除量については，手用スケーラーのほうが多いという報告[8,9]と，超音波スケーラーのほうが多いという研究報告[10,11]があり，統一見解はない．どちらを使用する場合においても歯根面の探知を行いながら処置を進め，オーバーインスツルメンテーションに注意する必要がある（図4-31〜33）．

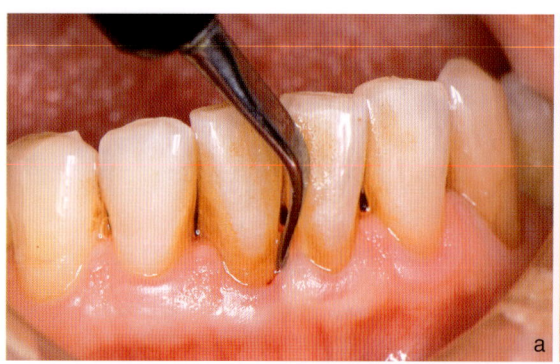

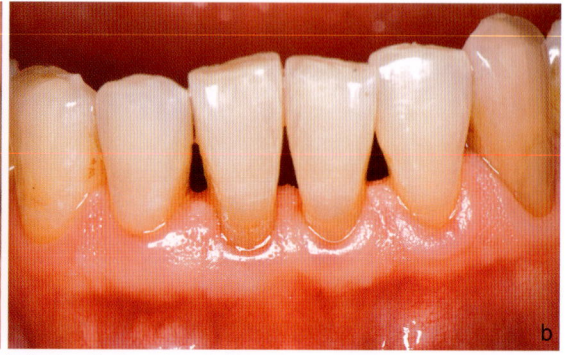

図4-31 超音波スケーラーの使用を選択した症例-1 全体的な色素・歯石沈着があり，手用スケーラーより超音波スケーラーのほうが効率がよい．a：術前　b：術後

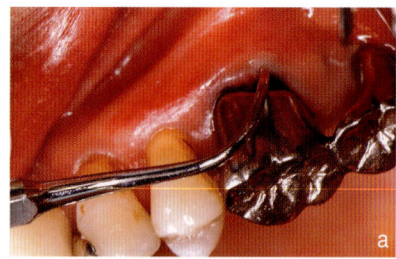

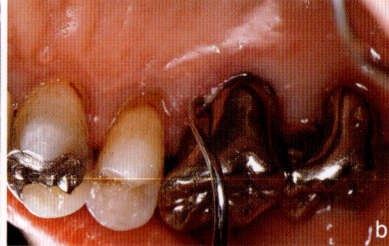

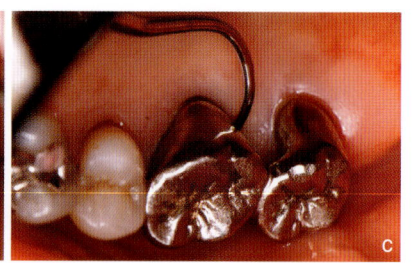

図4-32 超音波スケーラーの使用を選択した症例-2 根分岐部病変が頬側・近心・遠心の3か所にあり，積極的治療効果が少ないと考えられる．a：頬側根分岐部　b：近心根分岐部　c：遠心根分岐部

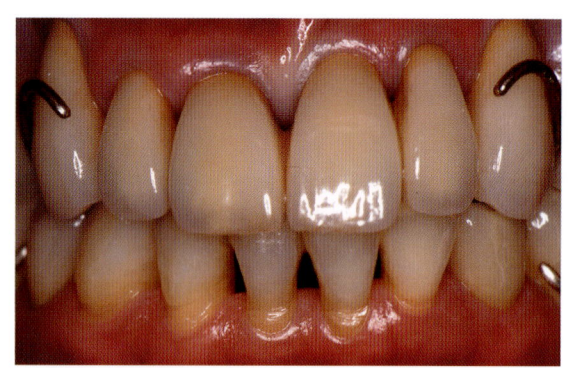

図4-33 超音波スケーラーの使用に注意する症例
超音波スケーラーの動きはポケット内縁上皮にも刺激を与えるので，薄い歯肉への使用は避けたほうがよい．

8) SRPの目的

　SRPの第一の目的は，歯周組織の炎症を改善させることである．つまり臨床ではBOPを－にすることである．そのためには，まず歯肉縁上のプラークコントロール（患者のセルフコントロール）ができていることが必要である．プラークコントロールが不十分であると，SRPや歯周外科などの治療効果が低下すると報告[12]されているため，すべての歯周治療はプラークコントロールが確立したうえで行わなければならない．その後，歯肉縁下のプラークを減少させる処置（プロフェッショナルコントロール）としてSRPを行う．

　炎症の改善後は，歯根面と歯肉が付着（上皮性付着）しやすい環境をつくりPPDを減少させることが目的になる．歯根面の沈着物や歯石は，細菌の付着因子になり炎症の改善や上皮性付着を阻害する原因になるため除去するが，歯根面の削りすぎには注意しなければならない．したがってプローブやエキスプローラを用いた歯根面の探知により歯肉縁下に粗糙感や歯石がないと判断される場合には，超音波スケーラーで細菌を除去し洗い流すだけでよい．しかし強固な歯石が沈着している部位に対しては，超音波スケーラーや手用スケーラーを用いてSRPを行うが，処置中もプローブやエキスプローラーを用いて繰り返し探知操作を行い，歯根面の状態を確認しながら処置を進める．歯根面の状態によっては，より繊細な触知が必要となるが，その場合は手用スケーラーの使用が推奨される．

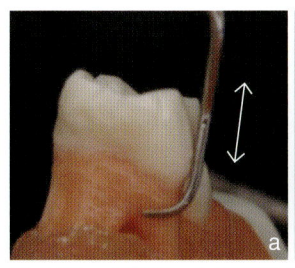

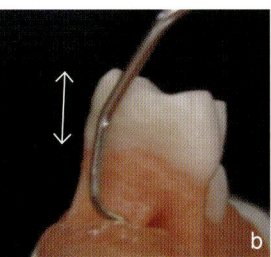

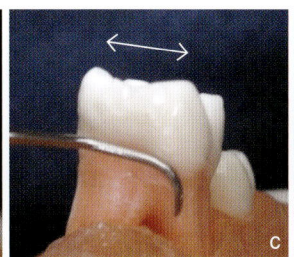

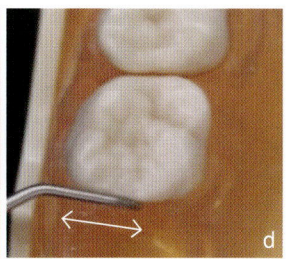

図4-34　上顎第一大臼歯近心隣接面にアタッチメントロスがある場合のSRP例　a：口蓋から垂直ストローク．
b：頬側から垂直ストローク．c：水平ストローク．d：水平ストローク咬合面観．

9）SRP終了の目安

SRPの終了は，平滑化（歯根面にひっかかりがないこと）が確認できた時点である．そのためSRPは歯根面の状態を探知しながら行わなければならない．キュレットの側方圧を弱くして歯根面を探知し，粗糙感がある部位にSRPを行うという「探知」と「SRP」を繰り返しながら処置を進めるが，最終的にはプローブやエキスプローラーを用いた歯根面の探知により確認する必要がある．

また，SRPによる平滑化が確認できない場合は，過度なSRPをせずに再評価検査で炎症の改善状態を確認し，炎症が残っていると判断された部位に再度SRPを行うべきである．

10）SRPの実際

上顎第一大臼歯近心に深い歯周ポケットがある場合

大臼歯の近心面には近心根分岐部がある．ほとんどの根分岐部の入り口はCEJから4mm以内にあるという報告もあり，アタッチメントロスが6mmある場合には根分岐部病変が疑われるため注意深い検査が必要である．また根分岐部病変がない場合でも根分岐部に連続する凹みがあるので，根面形態の把握が大切である．

通常はグレーシー11-12を使用して頬側と口蓋側から垂直ストロークで処置を行うが，開口度が大きいときにはグレーシー5-6も使用できる．PPDが大きい部位では斜めのストロークも併用する．

根分岐部に連続する凹みには水平ストロークで対応する．近心根分岐部は近心面中央より口蓋側に位置するので，水平ストロークはその部位へアプローチする（図4-34）．

根面溝がある場合（上顎小臼歯・下顎側切歯遠心など）

根面溝の好発部位は上顎小臼歯の近心面である．上顎小臼歯は通常2根だが，さまざまな形態を呈するので歯根の離開度や癒合を把握することが大切である．遠心面にも根面溝がみられる場合があるので注意する（図4-21）．また，下顎側切歯遠心面も根面溝の好発部位である（図4-35）．他に大臼歯部の各根面にもみられ，とくに上顎大臼歯部の口蓋根の口蓋面にも多く発現する．

これらの部位をSRPする場合は，根面溝が緩やかな部位は頬側，舌側から垂直，斜めのストロークで対応できる．その場合はキュレットを歯根面の形態に沿わせるように少しずつ回転させていく．しかし大半は歯根面に対して水平ストロークの併用が必要である．根面溝の角度が急な部位や深い部位ではSRPのみでは限界となる．

最後臼歯（大臼歯）遠心の場合

最後臼歯遠心は位置的にもSRPが難しく，舌や頬粘膜によってさらに困難となる．患者のプラークコントロールも行いにくく深い歯周ポケットが存在することが多い．上顎の最後臼歯遠心面は2根からなる根分岐部やそれに連続する凹みなどが存在する．また第二大臼歯は根の離開度が小さく癒着していることがあり，ルートトランクが長くなったり根面溝が形成されていることがある．下顎の最後臼歯遠心根は通常1根だが，根が彎曲しているものやエナメル突起がみられることが多い．

最後臼歯遠心面をSRPする場合は，グレーシー13-14を使用し，垂直，水平，斜めのストロークを使用する．隅角部はブレードが小さいキュレットを使用すると歯根面に沿わせた回転が行いやす

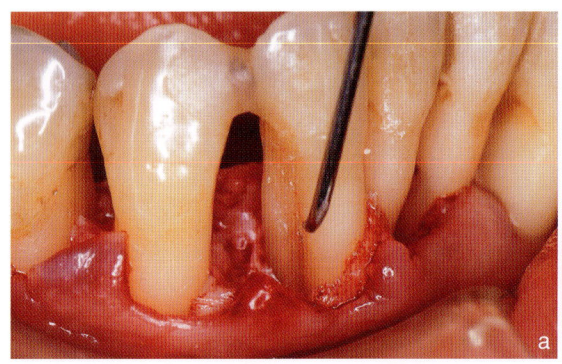

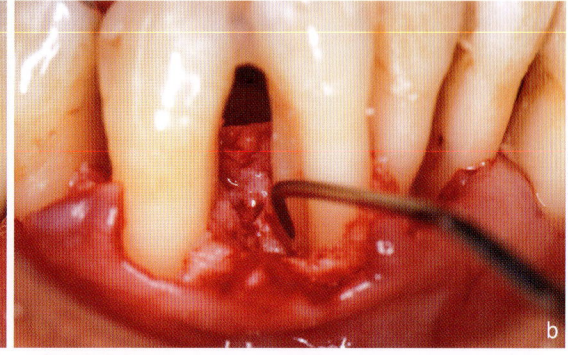

図4-35　根面溝がある部位はSRPに限界があり，フラップ手術を応用した例　a：垂直ストローク．b：水平ストローク．外科処置時には，根面の形態やキュレットの当て方を確認する．

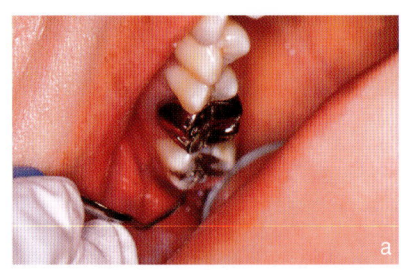

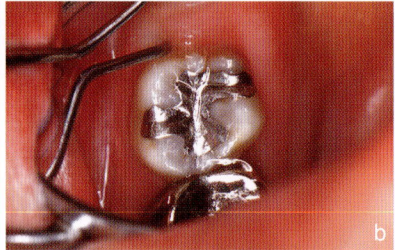

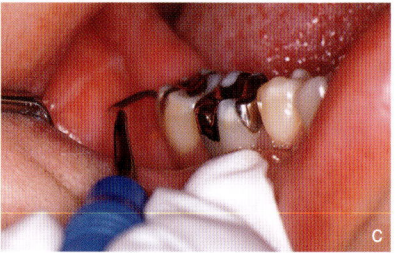

図4-36　最後臼歯遠心へのSRP例　a,b：上顎右側最後臼歯のSRP水平ストローク．頬粘膜を排除しながら固定をとる．c：下顎右側最後臼歯・水平ストローク．

い．また，隅角部は水平ストロークも必要であり，口腔外固定により操作する．最後臼歯遠心面はキュレットの適合が難しい部位なので，超音波スケーラーの併用も必要である．また視野の確保と頬粘膜・舌の保護のためにミラーも使用する（**図4-36**）．

11）歯周治療における歯肉治癒形態

歯周病は細菌が原因で起こるので，すべての歯周治療はプラークコントロールのうえに成り立つ．したがって歯周治療を成功させるためにはブラッシング指導は必要不可欠なものである．しかし歯肉の形態は，ブラッシング，SRP，歯周外科治療などによる炎症の改善に伴い変化する．SPT期間でも患者のプラークコントロールの方法により変わるものである．そこで処置を行うに際しては，歯肉の変化に合わせたブラッシング指導を並行して行い，良好なプラークコントロールの維持をはからなければならない．またプラークコントロールだけを追及した指導ではなく，患者の快適性や審美性も考え，歯肉の変化を予測したブラッシング指導も必要である（**図4-37**）．

12）シャープニング

カッティングエッジが鋭利な場合は，カッティングエッジが歯石下縁にくい込むため，除去効果が高い．しかし，摩耗したカッティングエッジでは歯石下縁にくい込めず，歯石の表面を滑り削る（バーニッシュ）だけになってしまう（**図4-38**）．そのため，摩耗したものを使用すると，歯石の除去が不十分なだけでなく，能率もきわめて悪いため，術者の疲労も大きい．したがって，より正確で効率的なSRPを行うためには，カッティングエッジが鋭利なキュレットを使用することが重要である．また，鋭利なキュレットを用いることで，歯面の状態を感知しやすく，軟組織・硬組織の損傷を最小限にできる．

(1) グレーシーキュレットのシャープニング

ブレードは第一シャンクに対して70°の角度になっているので，第一シャンクを90°から70°へ傾けると，フェイスが床と平行になる（**図4-39**）．ストーンを90°から20°傾けると，70°の角度でカッティングエッジにストーンが当たる（**図4-40**）．

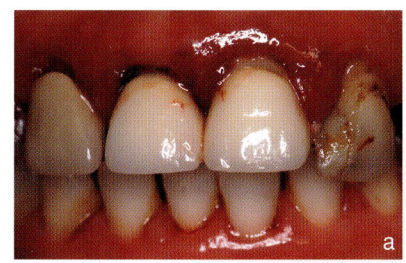

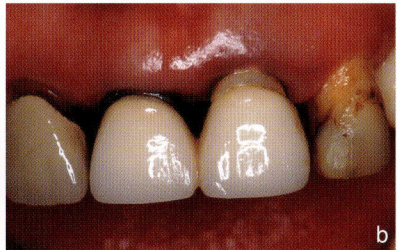

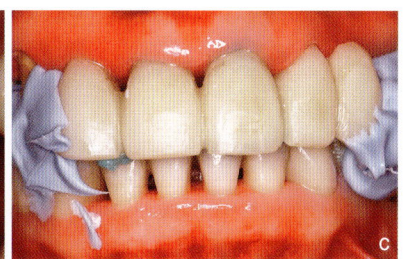

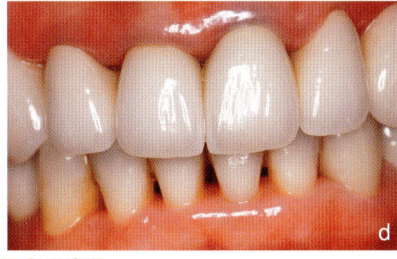

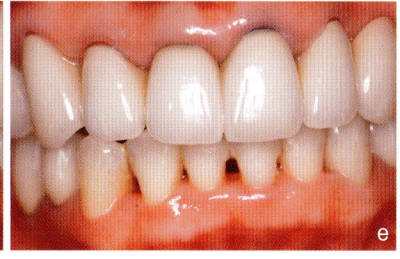

図 4-37 SRP 後の歯肉の変化

a：初診時．炎症の原因は細菌であること，歯周治療にはブラッシングが必要であることを説明した．患者は今までもブラッシング指導を受けたことがあるが，適切なブラッシングが行われず，プラークが全体に付着し，歯肉の浮腫・発赤など炎症が強くみられる．軟らかめの歯ブラシで歯肉に傷がつかないように指導した．

b：SRP 後再評価．炎症が改善し歯肉が退縮した．歯ブラシは普通の硬さに変え，歯間ブラシの指導も行った．患者のブラッシングも定着し，良好なプラークコントロールも維持できている．

c：歯周外科治療後（咬合採得時）．歯肉はさらに退縮したが，これからは審美性の回復のため，最終的にブラックトライアングルが形成されないように歯間乳頭歯肉の再生を考えて $\frac{3\ \ 3}{3\ \ 3}$ への歯間ブラシの使用を中止して，歯ブラシだけでプラークコントロールできるように指導した．また歯科医師によって歯間乳頭歯肉が再生しやすい歯間部の形態にプロビジョナルレストレーションも行われた．

d：最終補綴装置装着．歯間乳頭歯肉が退縮しないように歯ブラシの毛先を切端側へ向けたブラッシング指導をした．歯肉の変化を予測し，この時点では補綴装置の下部鼓形空隙は若干空いている．

e：SPT．炎症の再発はなく，$\overline{3\ \ 3}$，$\overline{2\ 1}$，$\overline{1\ 2\ 3}$ の下部鼓形空隙は歯間乳頭歯肉によって封鎖されている．炎症が起こらないプラークコントロールと歯間乳頭歯肉を退縮させないことを考え，毛先を切端側へ向けたブラッシング方法を継続している．

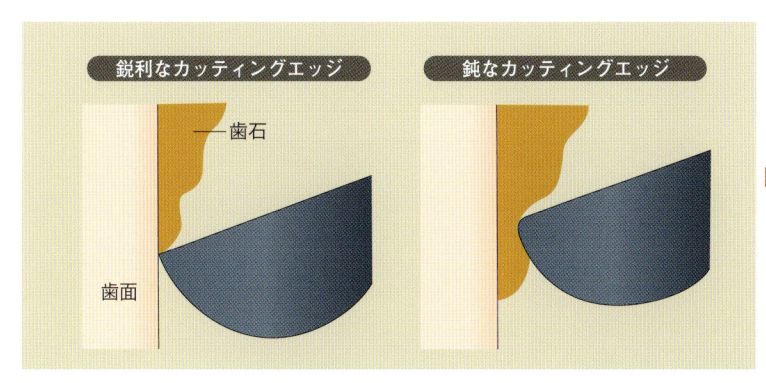

図 4-38 キュレットの鋭利

鋭利なカッティングエッジは歯石下縁にくい込み除去できるが，鈍なカッティングエッジは歯石の表面を滑り，バーニッシュの原因になる．

カッティングエッジのヒール寄りのラテラルサーフェイスにストーンを密着させ，ストロークを開始し，徐々に中央部，トウへとストーンを移動させる（図 4-41）．なお，トウのシャープニングは形態を整えるために行うので，シャープニングのたびに行うのではなく，先端が尖ってきたら行うようにする．

（2）シャープニングの確認

テストバーをまっすぐに立て，作業角度と同じになるよう，キュレットの第一シャンクをテストバーと平行にして，キュレットを軽くテストバーに当てる．このとき，カッティングエッジがくい込むようであれば，カッティングエッジは鋭利である（図 4-42）．

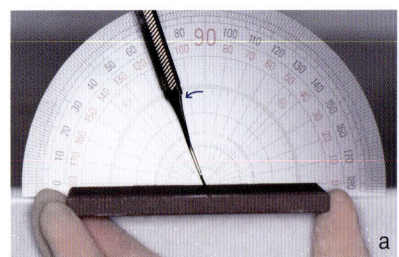

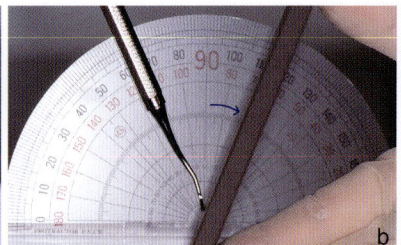

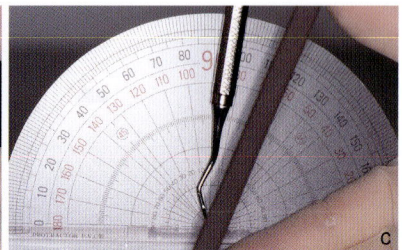

図4-39 キュレットとストーンの角度　a：単屈曲キュレット．b：11-12キュレット．c：13-14キュレット．単屈曲でも複屈曲でも，フェース（内面）が床と平行になるように，第一シャンクを70°に合わせる

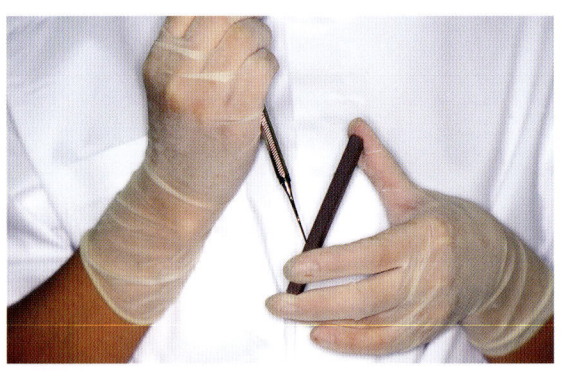

図4-40 シャープニングの姿勢

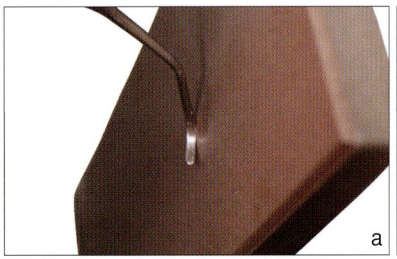

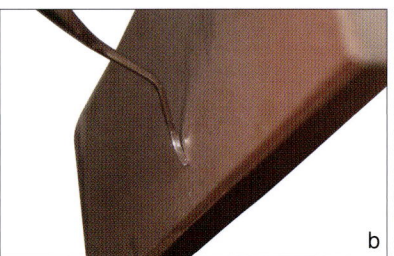

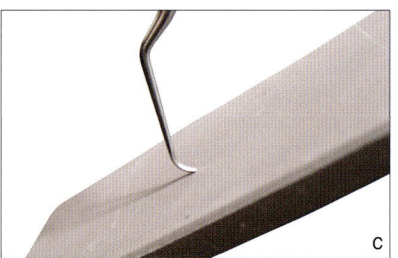

図4-41 シャープニングのストローク　a，b：ヒール部分からトウ部分．ブレードは上方へ彎曲しているので，ストーンをヒールに合わせると先端が浮いているようにみえるが，ヒール部分からトウまでは直線である．したがって，ストーン全体を使った直線ストロークでシャープニングを行う．c：先端．ブレードの内面を床と平行にし，ストーンをブレードの先端に対して45°で当て，先端形態が滑らかなカーブを描くようにストーンを回転させる．

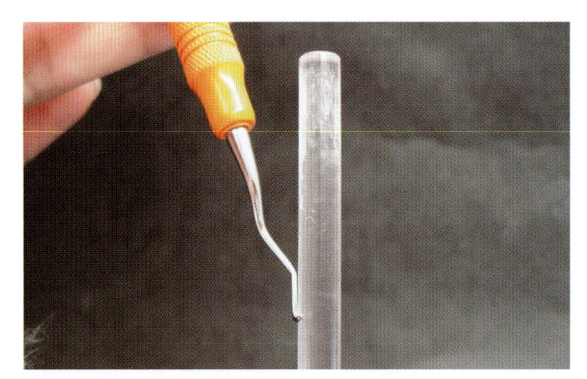

図4-42 テストバーによる切れ味の確認

3 歯周治療に活かすPMTC

　Professional mechanical tooth cleaning (PMTC) とは，スウェーデンのPer Axelssonによって「専門家による機械的歯面研磨で，特別な訓練を受けた予防歯科看護婦，歯科衛生士あるいは歯科医師などの専門家による歯肉縁上ならびに歯肉縁下1～3mmのプラークを，すべての歯面から，機械的回転器具とフッ化物配合研磨材を

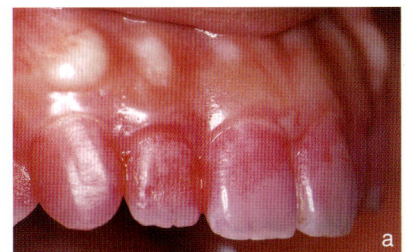

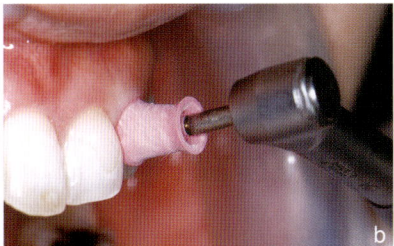

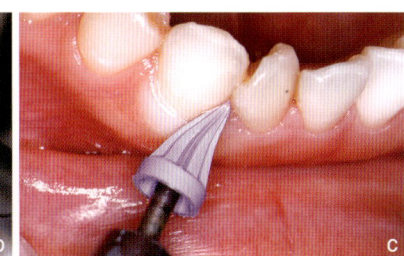

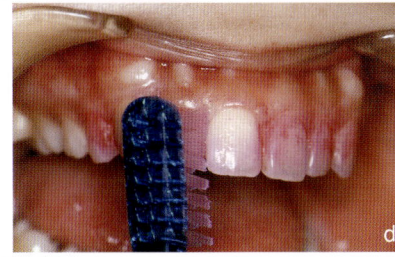

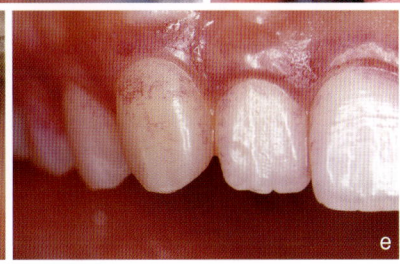

図4-43 歯周基本治療でのPMTC 歯周基本治療では，セルフコントロールが確立するまでPMTCを行い，プラークコントロールやモチベーションの一助をすることがある．歯周基本治療時，セルフケアが定着しなかったので（a），PMTCを行い（b，c），プラークコントロールができている口腔内の状態を患者に理解してもらった．その状態を目標にしてセルフケア（d，e）を行うことができるようになった．

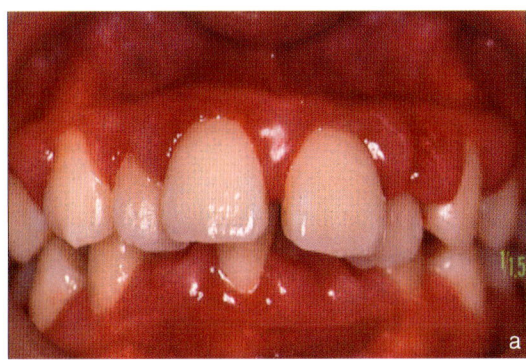

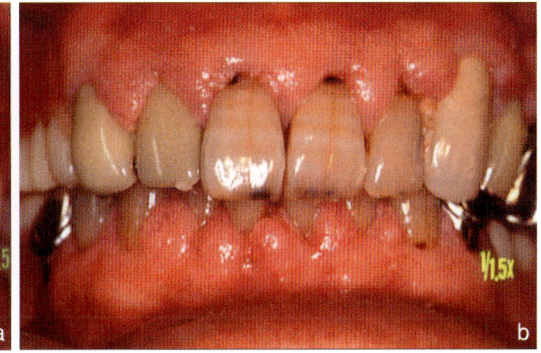

図4-44 浮腫性歯肉と線維性歯肉 a：浮腫性歯肉は機械的刺激によって歯肉が傷つきやすいので，PMTCを行う時期に注意する．b：線維性歯肉はPMTCやSRPに対して歯肉の反応が良くないが，セルフケアの確立は優先して行わなくてはならない．

（写真提供 昭和大学歯学部 鈴木基之准教授）

使って選択的に除去することである」と定義されている．

臨床では，口腔の健康維持のためにプラークの付着しにくい口腔内環境をつくる処置の一つとして考えられ，SPTやメインテナンスだけでなく，歯周基本治療や修復処置などでも行われている．

1）歯周基本治療におけるPMTC

(1) 歯周基本治療における利点

歯周基本治療では，患者によるプラークコントロールの成果を確認後，SRPなどの処置を行うことが理想であるが，プラークコントロールが定着するまで時間がかかる場合もあり，プロフェッショナルケアの一つとしてPMTCを行うことがある（図4-43）．歯周基本治療にPMTCを用いることで，以下の利点が得られる．

①セルフケアを補うためのプロフェッショナルケアとして行い，プラークコントロールができている状態を患者に理解してもらう．

②歯肉縁下1〜3mmのプラークを除去できるため，歯周組織の炎症が軽減し，SRPがスムーズに行える．

③歯周治療が功を奏しないと思われる重度の歯周疾患歯の症状の緩和をして歯の延命をする．

(2) PMTCを行う時期

歯周基本治療におけるPMTCでは，歯肉の性

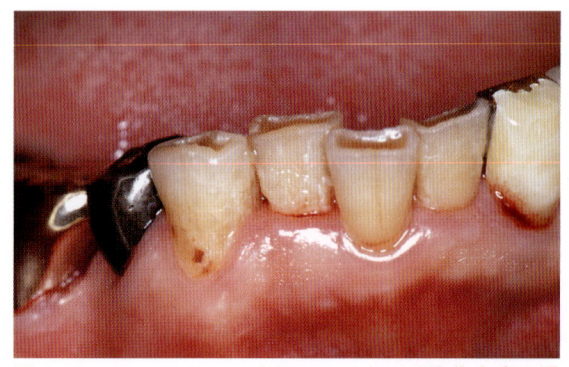

図4-45　SPTでPMTCよりセルフケアの強化をする場合　SPTでプラークコントロールが不十分である場合には，すぐにはPMTCを行わず，セルフケアを強化し，その後プロフェッショナルケアを行う．

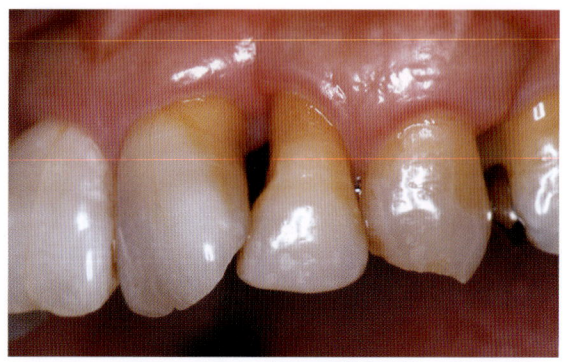

図4-46　SPTのPMTC　炎症の改善に伴い歯肉退縮したため，研磨材に含まれるフッ化物によって根面齲蝕の予防をする．

状によって行う時期を検討する必要がある．浮腫性歯肉の場合は，PMTCの機械的作用により歯肉が傷つかないように注意する必要があり，術者磨きやポケット内洗浄によって，炎症がある程度改善した段階で，PMTCやスケーリングを行う（図4-44）．一方，線維性歯肉はブラッシングやSRPに対して歯肉の反応が良くないため，早期にPMTCやSRPを行うことができるが，セルフケアの確立を優先的に行わなくてはならない．

2）SPTやメインテナンスにおけるPMTC

SPTやメインテナンスでは，歯肉縁下に歯石の沈着がないものの，BOPが認められる場合にPMTCを行う（図4-45）．ただし，プラークコントロールが不良な場合はブラッシング指導が優先される．

PMTCに用いる研磨材にはフッ化物が含有されているので，歯肉退縮が認められる症例では根面齲蝕の予防にもなるが，根面は摩耗しやすいので研磨材の選択を慎重にする（図4-46）．

4　局所薬物配送システムの応用と留意点

局所薬物配送システム（LDDS）は，病巣局所において薬効を維持させるために開発されたシステムで，歯周治療では歯周ポケット内の歯周病原細菌を抑制する目的で行われる．薬剤には徐放性のテトラサイクリン系抗菌薬を用いるので，少ない投与量で薬効が長期間維持でき，また耐性菌の出現，副作用，腸内細菌叢への影響が少ないという利点をもつ．なお，歯周治療の基本はプラークコントロール，SRPなどによる歯肉縁上・縁下のプラークの機械的除去であり，本システムのような薬物による治療は補助的な療法である．

LDDSは通常，歯周基本治療後の再評価において，臨床症状の改善が不十分で，深い歯周ポケットが残存した場合に応用される．適応としては，SRPなどによる歯肉縁下のプラークの機械的除去が困難な部位，つまり根面溝の存在する歯や根分岐部などの解剖学的に複雑な形態により器具の到達が困難な歯において有効となる．また，全身疾患の既往などにより歯周外科処置が禁忌となる症例や，歯周外科処置を希望しない症例においても有効である．

LDDSの適応にあたっては，十分に歯肉縁上のプラークコントロールが確立されていることが必要となる．また適応する際は，歯周ポケット局所における薬剤濃度を維持するために定められた間隔で投与を行うなど，薬剤の使用規準に従って正しく投与する必要がある．これら使用規準を遵守せずに漫然と投与することは，耐性菌の出現などの問題を起こすばかりでなく，ひいては患者の歯周治療へのモチベーションの低下を惹起しかねないので注意が必要である．

4章 参考文献

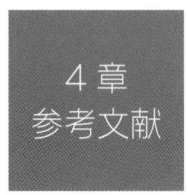

Reference

1) Parsons T：社会体系論．青木書店，東京，1974．
2) 厚生統計協会：国民衛生の動向，厚生の指標．37：48〜55，1990
3) Raisa B. Deber：Physicians in health care management；7. The patient ＝ physician partnership；changing roles and the desire for information. *CAN MED ASSOC J*, 151：171〜176, 1994.
4) 大坊郁夫：魅力と対人関係．現代心理学入門4．岩波書店，東京，1995
5) Oosteewaal P J et al.：The effect of subgingival debridement with hand and ultrasonic instruments on the subgingival microfora. *J Clin Periodontol*, 14 (9)：528〜533, 1987.
6) Badersten A et al.：Effect of non-surgical periodontal therapy, 1. Moderately advanced periodontitis. *J Clin Periodontol*, 8 (1)：57〜72, 1981.
7) Badersten A et al.：Effect of non-surgical periodontal therapy, 2. severely advanced periodontitis. *J Clin Periodontol*, 11 (1)：63〜76, 1984.
8) Rosenberg RM, Ash MMJr.：The effect of root roughness on plaque accumulation and gingival inflammation. *J Periodontol*, 45 (3)：146〜150, 1974.
9) Van Volkinburg J W et al.：The nature of root surfaces after curette, cavitron and alpha-aonic instrumentation. *J Periodontal Res*, 11 (6)：374〜381, 1976.
10) Moscow B S, Bressman E：Cemental response to ultrasonic and hand instrumentation. *JADA*, 68：698〜703, 1964.
11) Pameijer CH et al.：Surface characteristics of teeth following periodontal instrumentation：a scanning electron microscope study. *J Periodontol*, 43 (10)：628〜633, 1972.
12) 日本歯周病学会編：歯周病の診断と治療の指針2007．医歯薬出版，東京，2007．

CHAPTER 5

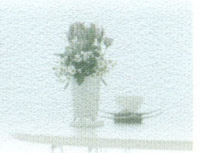

サポーティブペリオドンタルセラピーとメインテナンス

Periodontal Therapy: Practical Guide for the Dental Hygienist

村上恵子・秋月達也・和泉雄一

1～3

1 歯周病における再評価・病状安定と治癒

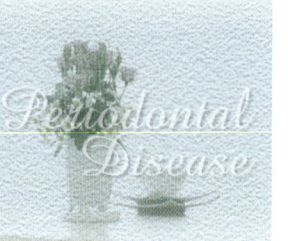

1 再評価

1) 再評価の目的

歯周治療の結果を判断するために行うのが再評価であり，その結果によっては治療計画の見直し，修正が必要となることがある．また，歯周治療による歯周病の病状変化を判断するのも，再評価の目的の一つである．

2) 再評価の時期

再評価の時期としては，治療計画に基づいた各治療段階，すなわち歯周基本治療後，歯周外科治療後（部分的再評価），サポーティブペリオドンタルセラピー（SPT）もしくはメインテナンス移行前，継続期間中などに行う（表5-1）．再評価の検査は，初診時に行う検査と同様であるが，とくに歯肉の炎症，プロービングポケットデプス（PPD），クリニカルアタッチメントレベル（CAL），歯の動揺度，根分岐部病変，咬合状態や口腔衛生状態などについて，治療の前後でどの程度の変化があったかを評価する．歯周治療により炎症の改善が認められると，歯周組織は生理的な状態に回復し，口腔内は健康な状態に近づく．しかしながら，その状態は歯周病の進行状況，個々の患者の口腔内状況や全身状態によって異なるので，再評価の際によく観察することが必要である．

(1) 歯周基本治療後

歯周基本治療により，炎症の改善がどの程度得られたかについて評価する．通常，SRP後4週間以上経過してから行う．炎症の改善が認められない部位に対しては，必要に応じて，プラークコントロール（セルフケア）についての再指導，再度のSRP，あるいは歯周外科治療への移行など，結果に応じてその後の治療計画を修正する．

(2) 歯周外科治療後

歯周外科治療により，歯周組織の破壊が改善されたか，歯周組織の炎症がどの程度除去できたかを評価し，とくに歯周ポケットが除去できているかを確認する．炎症が十分に除去されたと判断された場合には，口腔機能回復治療に移る．

(3) SPT，メインテナンス

SPT，メインテナンス移行前の再評価は治療終了時の最終評価として行う．歯周組織や咬合の状態などについて総合的な評価を行い，SPTやメインテナンスに移行してよいかどうか，また移行する場合は，間隔や実施内容などに関して計画を立てる．

また，継続期間中においても再評価を行い，結果によっては実施内容や間隔を見直すこととなる．また，SPTやメインテナンスは数年あるいは数十年の長期にわたって行うため，その間に再

表5-1 再評価の際に注意すべき項目

時　期	注意すべき項目
歯周基本治療後	歯周基本治療の結果を評価し，その後の治療計画を修正する．とくに歯周外科治療へ移行するかについて検討する．
歯周外科治療後	歯周外科手術後の炎症状態などについて評価し，口腔機能回復治療に移行できるかを評価する．
口腔機能回復治療後	口腔機能回復治療の結果を評価し，メインテナンスやSPTに移行できるか，またその内容や間隔について計画を立てるべく評価する．
メインテナンスやSPT時	メインテナンスやSPT期間中の歯周組織の状態を評価し，再発の有無などについても詳細に観察する．必要に応じて治療計画の修正を検討する．間隔を決定する．

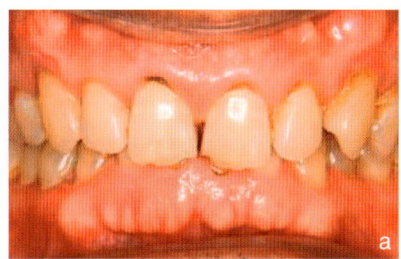

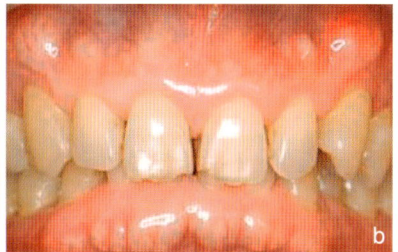

図 5-1　治癒の例　a：初診時．歯肉縁上・縁下に多量の歯石が認められ，歯肉の炎症が全顎的に認められた．b：歯周治療終了後．歯肉の炎症も改善し，PPD も全顎的に 3 mm 以下となり，BOP もなく，歯の動揺も生理的範囲内にあることから，治癒と評価した．

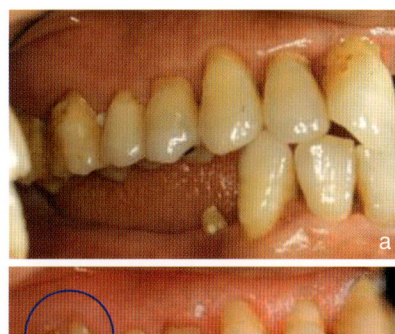

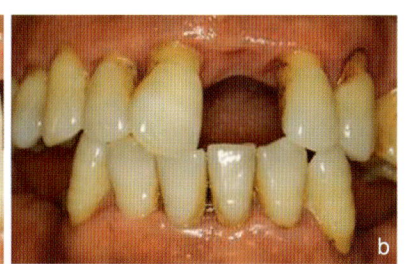

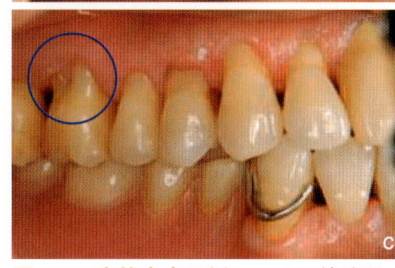

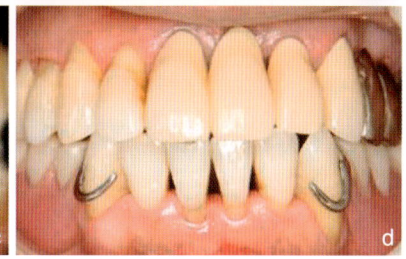

図 5-2　病状安定の例　a，b：治療前．c，d：治療終了後．歯周治療終了後は，歯肉の炎症も改善し，補綴治療によって口腔機能の回復もなされたが，上顎の大臼歯は根分岐部が露出している（○部分）．現状では，炎症が落ち着いており，病状安定と評価した．

治療が必要となる場合もあり，その必要性についても再評価時に判断する．

2　病状安定と治癒

歯周組織が臨床的に健康を回復した状態を「治癒」といい，具体的には下記の状態を基準とする．
①歯肉の炎症がない．
②歯周ポケットが 3 mm 以下である．
③プロービング時の出血（BOP）がない．
④歯の動揺が生理的範囲内にある．
それに対して，歯周組織のほとんどの部分は健康を回復したが，一部に病変の進行が休止しているとみなされる BOP を認めない 4 mm 以上の歯周ポケット，根分岐部病変，歯の動揺などが認められる状態を"病状安定"という[1]．

一般的に，歯肉炎や軽度の歯周炎においては，歯周治療によって治癒することが多く，メインテナンスに移行する（図 5-1）．しかし，中等度以上の歯周炎においては，病状が安定している 4 mm 以上の歯周ポケットや根分岐部病変などが治療終了後も残存することがあり，そのような場合は病状安定とする（図 5-2）．病状安定の場合，歯周病は再発する可能性が高く，治療終了後も定期的に SPT を行い，担当歯科衛生士が患者をサポートしながら，健康を維持していくことが重要になる[2]．

2 サポーティブペリオドンタルセラピー

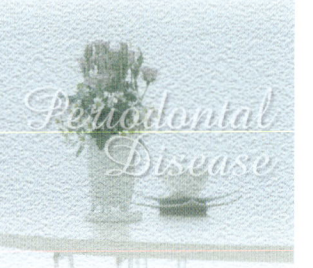

1 サポーティブペリオドンタルセラピーとは

1989年の米国歯周病学会の第3回国際ワークショップにおいて，メインテナンスからサポーティブペリオドンタルセラピー（SPT）に名称が変更され，その意味としては歯周病の再発防止のため患者自身の努力をサポートするというものである[3]．しかし，本邦ではSPTはメインテナンスと区別して用いられている．

SPTは，"病状安定"の部位においてとくに重要である．歯周治療終了後の再評価において病状が安定したと判定された場合，患者によるプラークコントロールをサポートして，その良好となった状態を長期間維持させるために，歯科医療従事者が行う定期的な治療で，再発予防，新たな疾患発症部位の早期発見および早期治療などを行う．歯周治療の予後を良好にするためには不可欠な治療とされている．

2 SPTの内容

SPT時には，患者のコンプライアンスの確認や口腔内の状態などの情報交換，歯周組織検査，および残存ポケットに対するデブライドメントなどを行う（図5-3）．また，これらを通じて患者のモチベーションの維持をはかることが重要である．

1）歯周組織検査

SPTにおける歯周組織検査は，初診時や再評価時の検査項目に準じて行う．とくにプラークコントロールの状態，PPDやCAL，炎症のサインであるBOP，動揺度，根分岐部の状態の評価を行う．さらに，修復物，補綴装置の状態や，齲蝕（とくに歯肉退縮に伴う歯根面露出の結果）の発生の有無も確認する．また状態に応じて，エックス線写真を撮影し，歯槽骨の状態を把握することも必要となる．

2）治　療

治療は，先の歯周組織検査の結果を基に必要な処置を選択する．たとえば，歯周組織の状態が悪化した場合には，プラークコントロールの強化，

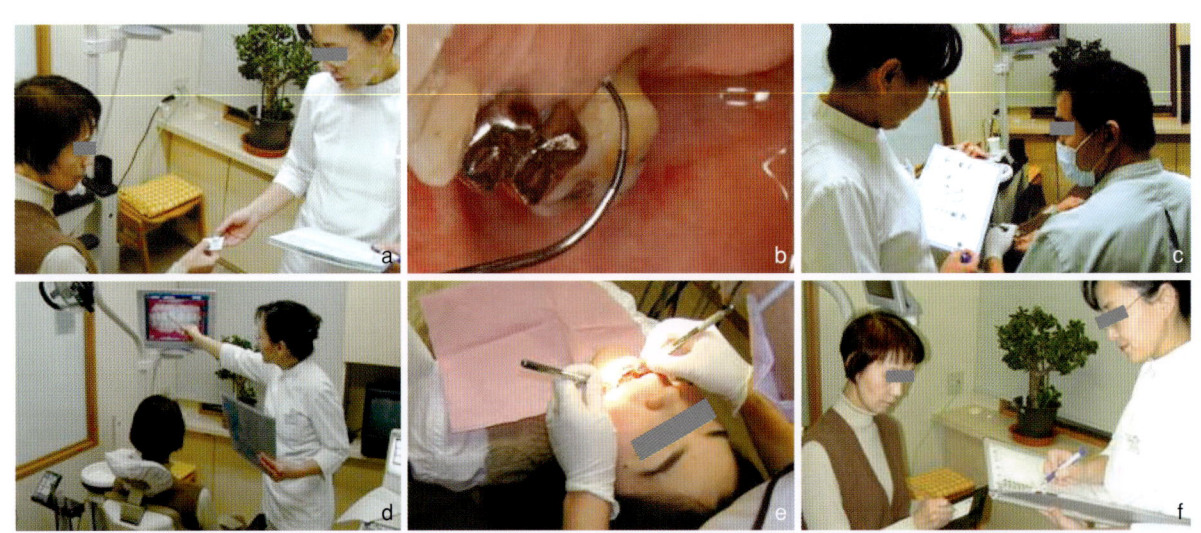

図5-3 SPTの内容　a：医療面接．前回から現在までの全身的・歯科的変化を聴取する．b：歯周組織検査．病状の進行の有無を確認する．c：検査結果の確認．歯科医師に判断を仰ぎ，必要な処置を検討する．d：モチベーションの強化．口腔内の状態について説明し，モチベーションを強化する．e：プロフェッショナルケア．必要に応じて口腔清掃指導，予防処置，治療などを行う．f：間隔の決定．口腔内の状態に応じて間隔を決定し，予約をとる．

SRP，歯周ポケット掻爬，超音波スケーラーと消毒薬を併用した歯周ポケット内洗浄，あるいは薬剤の投与や局所薬物配送システム（LDDS）などでバイオフィルムの形成を抑制する（図5-4）．検査結果によっては，再治療が必要となり，歯周外科治療を行ったり，咬合の問題を改善するための修復物，補綴装置の調整が必要となる場合もある（図5-5）．

術前に大きなアタッチメントロスがあり，歯槽骨の吸収が認められる場合には，歯周治療により歯肉退縮が生じるため，歯周ポケットは改善しているが，歯根や根分岐部が露出した状態で病状安定となる場合がある．このような場合には，根面齲蝕のリスクが高くなるため，注意深く経過観察し，必要に応じてフッ化物塗布などを行うことが大切である（図5-6）．

3）間隔

間隔については，歯周治療終了後の歯周組織の状態や患者のプラークコントロールの程度などによって異なるが，一般的には1〜3か月ごとの受診が望ましい（表5-2）．また文献的にも，2週間から3か月間隔のものが多い[4, 5]．

間隔はSPT期間中であっても，患者の病状，プラークコントロールの程度など状況に応じて適宜増減させることが大切である．たとえば，最初は1か月ごとに行い，その後は状態に応じて3か月，6か月間隔と長くしたり，口腔内の状態が思わしくない場合には1か月ごとに戻すこともある．

表5-2 間隔の決め方

項目	間隔 短く←	→長く
プラークコントロール	不良	良好
ポケットの深さ	深い	浅い
プロービング時の出血	有	無
骨レベル	低い	高い
根分岐部病変	有	無
補綴装置	多い	少ない
咬合の問題	有	無
全身疾患	有	無
唾液量	少ない	普通
喫煙	する	しない

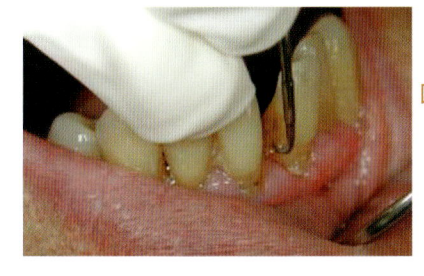

図5-4 SPTの治療例 歯周組織検査を行い，必要に応じてSRPなどを行う．

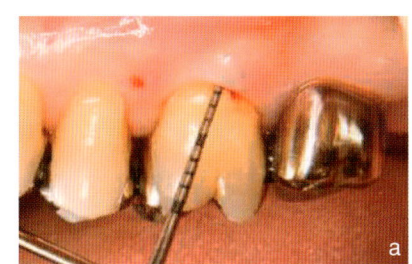

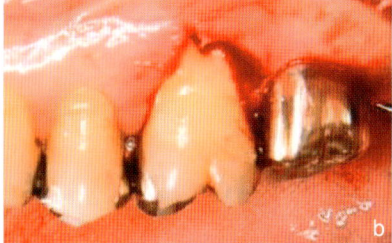

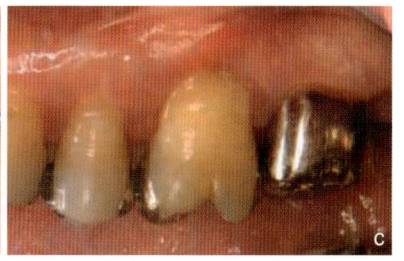

図5-5 SPT時に再治療が必要になった症例 a：SPTに移行後5年．歯周炎が新たに発症し，|6の頰側に5mmのPPDが認められた．b：歯周外科治療後．幸いにも根分岐部まで病変が進行しておらず，骨内欠損もなかったため，歯肉切除術を行った．c：術後．PPDは2mmとなり，歯肉の色，形態ともに改善した．

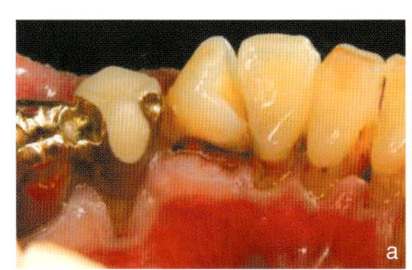

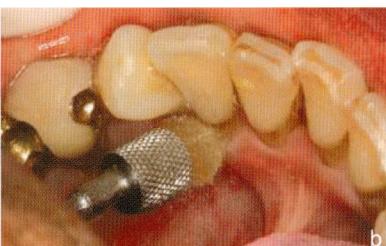

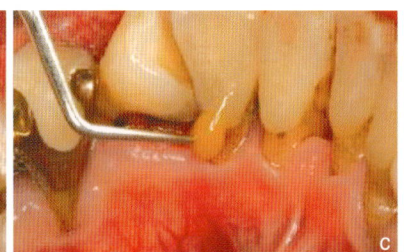

図5-6 根面齲蝕の予防 a：歯周治療後．歯根表面が露出している．b：露出歯根面の清掃．c：フッ化物塗布．露出した歯根面に対しては必要に応じて高濃度のフッ化物を塗布する．審美的に問題のない部位の初期齲蝕に対しては，フッ化ジアンミン銀塗布が有効な場合もある．

症例1　中等度慢性歯周炎

中等度の歯周炎では，歯周治療終了後は比較的安定した経過をたどることが多いが，SPTが長期にわたる場合には，歯周炎の再発や修復物，補綴装置の再製作などが必要となる場合がある．

本症例は，初診時60歳の女性である．歯周組織の破壊は全顎的に中等度であるが，一部に重度の歯周組織の破壊が認められ，加えて慢性腎炎，甲状腺腫瘍，狭心症などの全身的な状態があった（図5-7）．治療終了時には炎症も消退し，安定していたため，3か月に1度程度のSPTを続けた．SPT期間中に右下臼歯部のブリッジの支台が破折し，ブリッジの再製作が必要となったが，そのほかは安定しており，10年間のSPTを経過している．

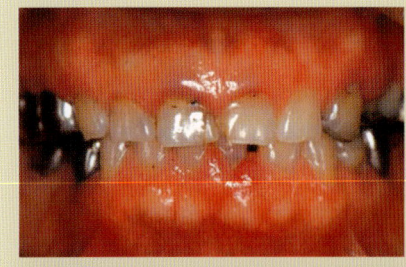

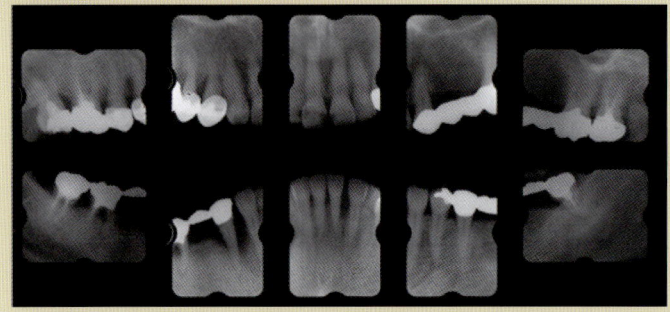

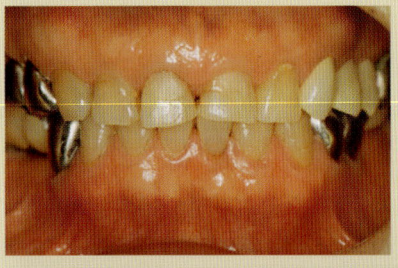

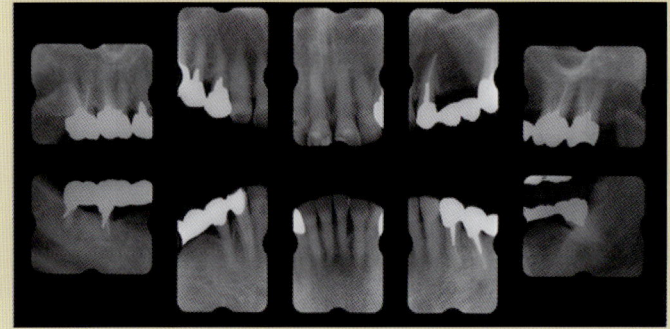

図5-7　症例1　中等度慢性歯周炎

症例2　重度慢性歯周炎

　患者は初診時27歳の男性である．PCRは83％で，全顎的に重度の歯周組織の破壊が認められた（図5-8）．喫煙歴は6年ほどで，1日10本程度を喫煙しているとのことであった．非外科治療により，歯肉の炎症は改善し，歯周ポケットも浅くなった．一部には4mm程度の歯周ポケットの残存が認められるが，病状安定とし，SPTに移行した．SPTに移行後5年が経過し，歯肉の炎症改善もみられ，ほぼ歯周組織も安定している．喫煙者であることから，継続した1〜2か月に1度のSPTが歯周組織の安定において重要であると考えられる．

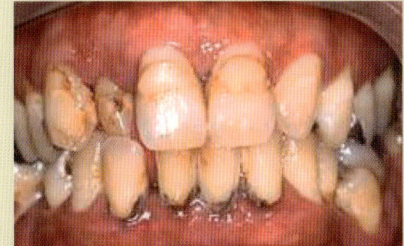

<初診時>

初診時のプロービングチャート

初診時の口腔内

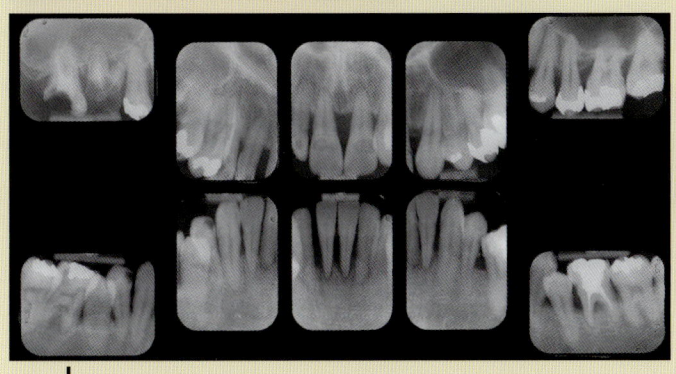

全顎的に重度の歯周組織の破壊が認められ，プラークコントロールも不良であった．

初診時のエックス線写真

口腔内の炎症は比較的落ち着いており，プラークコントロールも改善した．一部には4mm程度のPPDも認められるが，炎症が落ち着いていることから，SPTに移行した．

<SPT時（5年経過）>

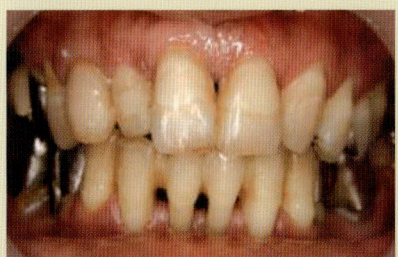

5年後のプロービングチャート

5年後の口腔内

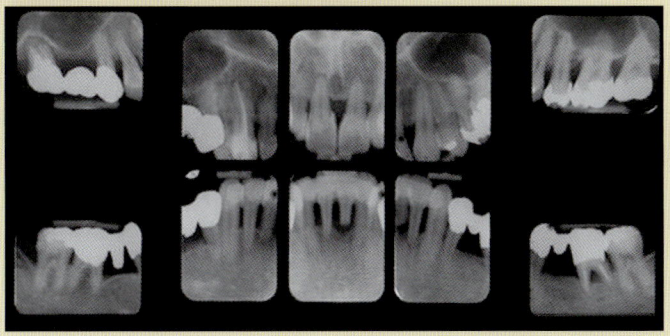

口腔内の炎症も落ち着いており，プラークコントロールも良好に経過している．一部に認められる歯周ポケットについても安定している．

5年後のエックス線写真

図5-8　症例2　重度慢性歯周炎

症例3　SPT期間中に治療計画が変更となった症例

SPTは長期にわたることが多く，経過によっては再治療が必要となることもある．

本症例では，歯周治療終了後，SPTを行ってきたが，SPT期間中に $\overline{7|}$ の舌側の根分岐部病変が悪化し，義歯装着を行った（**図5-9**）．その後，3年間SPTを行ったが，患者がインプラントによる口腔機能回復治療を希望し，インプラント治療を行った．

＜初診時＞

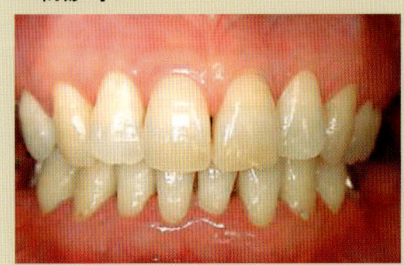

初診時の口腔内

初診時のプロービングチャート

初診時のエックス線写真

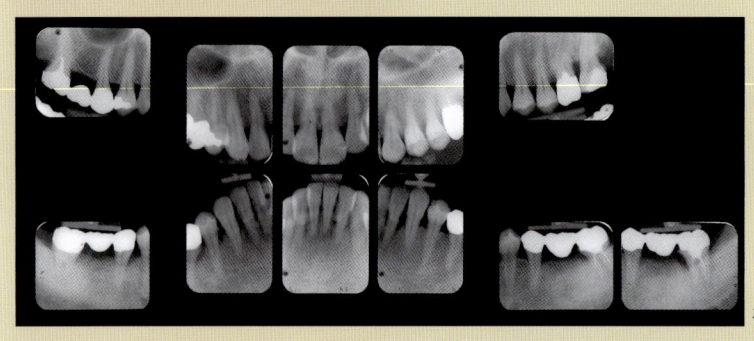

全顎的に重度のアタッチメントロスが認められた．$\overline{7|7}$ は抜歯となり，両側性の遊離端義歯を装着し，SPTに移行した．

＜SPT時（5年経過）＞

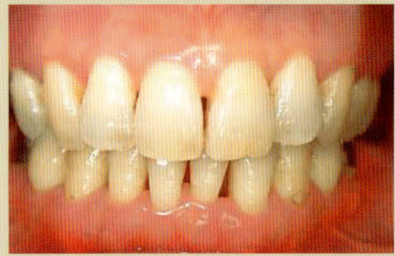

5年後の口腔内

下顎に装着していたパーシャルデンチャー

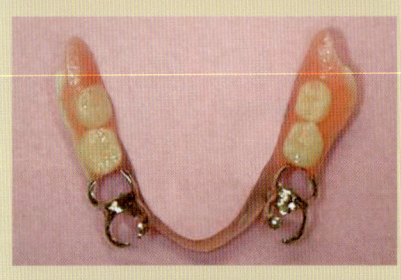

この時期まで，歯周組織および義歯ともに良好に経過したが，患者の咬合機能回復への要求が高まり，インプラントによる治療を希望された．

＜インプラント治療後＞

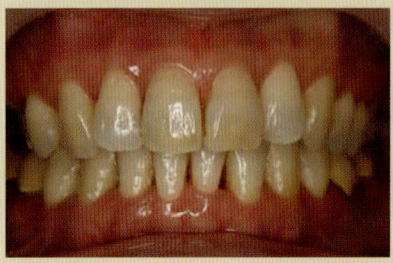

インプラント治療後のプロービングチャート

インプラント治療後の口腔内

図5-9　症例3　SPT期間中に治療計画が変更となった症例

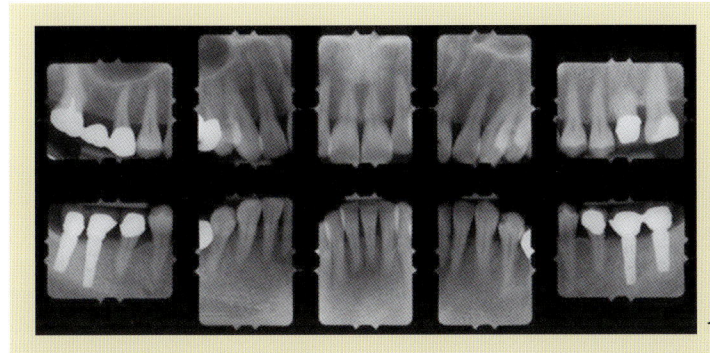

下顎左右側大臼歯に対してインプラント治療を行った．インプラントが埋入されたため，これまで以上にプラークコントロールに留意する必要があることを患者に伝え，SPTを継続して行うこととした．

インプラント治療後のエックス線写真

図5-9　症例3　SPT期間中に治療計画が変更となった症例　つづき

3 歯科衛生士がSPT施行時に留意すべき臨床ポイント

　50％以上の歯周支持組織を喪失した重度の歯周炎罹患歯においても，3～6か月の間隔でSPTを継続的に実施することにより，14年後の歯の累積生存率が97.7％であったという報告[6]があり，SPTは，歯科衛生士が担う"病状安定"を長期間にわたって良好に維持するための重要な治療の一つであることを理解しなければならない．

　"病状安定"で行われるSPTは，患者の歯周治療に対する理解，協力度，全身状態，喫煙などの生活習慣，経済状態などの諸条件により理想的な治療効果が獲得できなかったときに，現状維持ないしは進行の抑制を目標として行う．したがって，"病状安定"においては，炎症の急性発作や再発により増悪する可能性があることを常に意識しなければならない．

　とくに非外科的治療の場合，治療後の歯周組織検査で改善がみられたとしても，長い接合上皮による治癒であることが多いため，SPT時に先立って歯周組織の再評価を実施することは必須である．とりわけ，初診時やSPT時に付着の喪失がみられた部位については，BOPやPPDなどの変化には，細心の注意が必要である．

4 歯周組織検査結果に基づいた対応の実際

1）プロービングポケットデプスの深化

症例1　歯周病の再発部位

　歯周病において再発や急性発作の一番の原因として考えられるのは，プラークや残存歯石である．

歯周プローブやエキスプローラーで慎重に歯根面を探知し，粗糙感があるときは再度SRPを実施する．その際，歯周基本治療時と大きく異なるのは，再発が健康な歯周組織に囲まれた，ごく限局した部位で発症することである（図5-10）．

　このような限局した部位に再発が起こった場合には，ブレード（刃部）の長さが短くシャンクの長いハンドスケーラーをよくシャープニングし，垂直ストロークを用いてSRPを行う．スタンダードなオリジナルブレードを用いる場合は，主に水平ストロークで行い，ルートプレーニング（歯肉縁下デブライドメント）後，到達性のよい歯肉縁下用チップを装着した超音波スケーラーを用い，歯周ポケット内を洗浄する．その際，とくにPPDが6mm以上の部位が存在する場合は，ポビドンヨードなどの殺菌作用のある溶液を注水下で用いると効果的である[7]（ただしヨードアレルギー，甲状腺機能亢進症の有無，金属の変色などは事前に確認しておく）．さらに象牙質知覚過敏症を訴える歯根面へ超音波スケーラーを使用する際，注水タンクに温水を用いたり，低出力モードで使用するなどの配慮をする．

症例2

　歯周病が原因でなくてもPPDの深化が起きる場合がある．とくに，失活歯で突然限局した部位に深い歯周ポケットが生じたときは，垂直方向の歯根破折を疑う必要がある．このような場合には，SRPを実施しても炎症の改善はみられないので，すぐに歯科医師に報告して歯根破折への対応を依頼する（図5-11）．

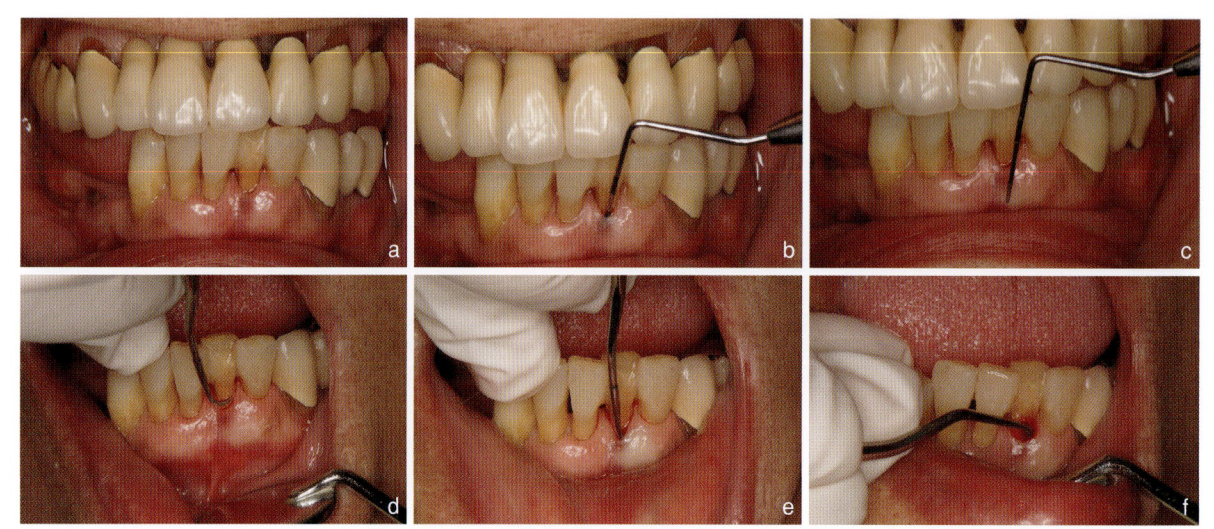

図 5-10 症例1 PPDの深化　a：炎症再発部位が健康な歯周組織に囲まれた，ごく限局した部位で発生する可能性が高い．b：歯周病において再発（後戻り）や急性発作の一番の原因として考えられるのは，残存歯石である．歯周プローブやエキスプローラーで慎重に歯石を探知し，再度 SRP を実施する．c：歯周ポケットの深さや歯槽骨の吸収形態に合わせスケーラーを選択する．d：限局した垂直性骨欠損部位では良くシャープニングされたブレードが短くシャンクの長いハンドスケーラーを選択する．e：周囲の組織に外傷を与えないように垂直ストロークを用いる．f：オリジナルブレードを用いる際，水平ストロークでインスツルメンテーションするが到達度はブレードの長さが限界である．

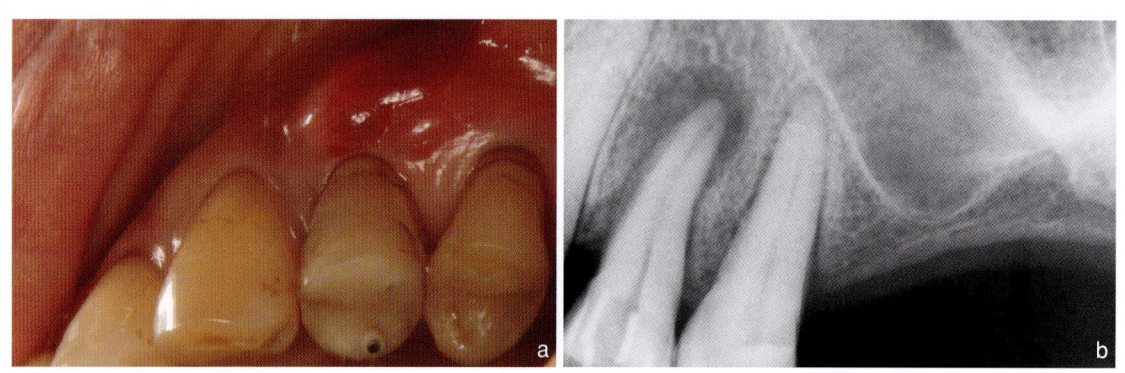

図 5-11 症例2 PPDの深化　a：失活歯で突然急性発作を起こし，限局した狭い範囲に深いポケットが生じた場合．b：歯軸方向に沿った歯根破折の疑いがあるため，すぐに歯科医師に報告する．このような場合は，SRP を実施しても炎症の改善はみられない．

2）SPT 時における根分岐部病変への対応

症例 3

　全体的には炎症はほとんどないにもかかわらず，6根分岐部にのみ限局した炎症がある（図5-12）．エナメルプロジェクションが原因と診断された．歯周基本治療後，エナメルプロジェクションをダイヤモンドポイントで機械的に削除し，その後 4 か月間隔の SPT を実施して 12 年間良好に経過している．

　来院時には，毎回，必ず歯周組織検査を行い，炎症の有無を確認してから処置に入るが，検査結果は患者自身のセルフケアの状況にも大きく左右される．歯肉縁上や根分岐部のプラークコントロールが行き届いていて，炎症がないときは，軽いストロークでプラークの除去を目的にデブライドメントを行う．その際，歯根面をオーバーインスツルメンテーションしないように心がける．

　複雑で離開度が狭い根分岐部（病変）でのSPT は，歯根形態に合わせて先端チップを選択し，超音波スケーラーを用いたインスツルメンテーションを行うのも有効である．超音波スケーラーは，基本的にチップの先端を歯根面に対して点ではなく，先端の側方を歯根の表面に当てて側方圧をかけすぎないように留意する．加えて出力

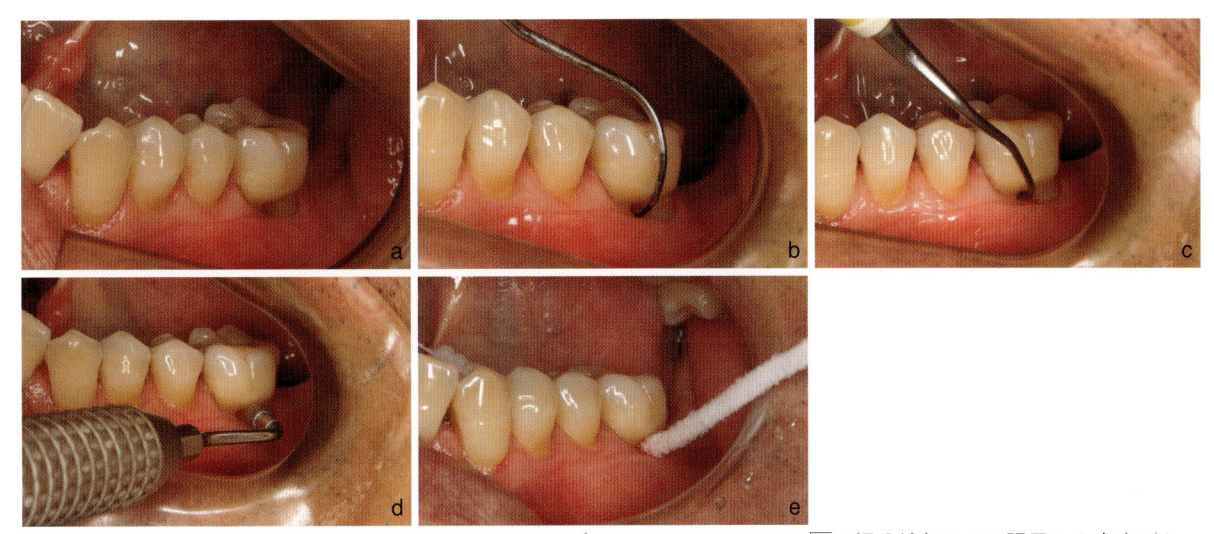

図5-12 症例3 根分岐部病変へのSPT　a：エナメルプロジェクションによる6⏋の根分岐部にのみ限局した炎症があったため，突起部をダイヤモンドバーで外科的に削除し，その後4か月間隔のSPTを実施して12年経過している症例．b：来院時には，毎回必ず歯周組織検査を行う．その際，ファーケーションプローブも用い，根分岐部の炎症状態やプラーク付着状態も確認する．c：SRPと同様にスケーラーを選択する．ただし軽いストロークでプラークの除去を目的とし，オーバーインスツルメンテーションしないよう心がける．d：エアスケーラーに小さめのコニカルタイプのブラシを用いることも可能である．e：露出歯根面に対し，フッ化物を応用し，歯根面齲蝕の予防対策をとる．患者自身が行うセルフケアでも歯間ブラシやスーパーフロスなどを用いたホームケアを徹底させる．

モードも機種により指定されているメインテナンス用のモード（微弱）を選択する．露出している根分岐部では，エアスケーラーにブラシタイプの先端を用いることも可能である．

また，露出した根分岐部では，歯周組織の炎症コントロールだけではなく歯根面齲蝕の予防が重要である．SPT時においてもプロフェッショナルケアとして歯肉縁上部の露出歯根面に対しデブライドメントを行い，高濃度のフッ化物を塗布する．患者自身が行うセルフケアでも歯間ブラシやスーパーフロスなどを用いて徹底させ，家庭で使用できるフッ化物含有製品を応用してもらう．

3 メインテナンス

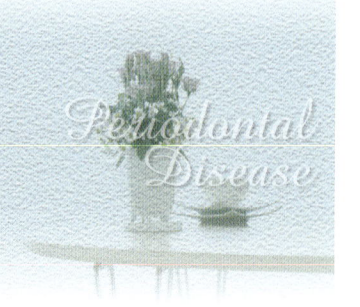

1 メインテナンスの意義

歯周病は再発しやすい疾患であるため、歯周治療により治癒した後も、口腔内の健康を維持し、歯周病の再発を防止するにはメインテナンスを行うことが重要である．

歯周治療におけるメインテナンスの重要性については、これまでに数多くの報告がある．1984年のBeckerら[8]の報告によると、歯周治療を受けてもメインテナンスを受けなかった患者では、歯周組織の健康を取り戻すのにほとんど効果がないとしており、メインテナンスが歯の喪失を防ぐ意味でも重要である．

また、1977年のNymanら[9]の報告では、進行した歯周病の患者に対して歯周外科治療を行った後に適切なメインテナンスを行わなかった場合には、自然に進行した歯周炎と比べて3〜5倍のアタッチメントロスがあるとしており、積極的な歯周治療を行ってもメインテナンスを行わないと良好な治療結果が得られないことがわかる．また、成人の歯肉炎患者に対してスケーリングなどの治療を行っても、プラークコントロールの改善がみられない患者では、6か月おきに歯面清掃を行った者と比較して、歯肉の炎症の改善がみられなかったとの報告[10]もあり、口腔内の健康を維持するには定期的なプロフェッショナルケアだけでなく、患者自身のプラークコントロールも重要であることが示されている．

2 メインテナンスの内容

1) 歯周組織検査

メインテナンスの期間中も再評価を行い、歯周病の進行や再発の有無、またその兆候などについて検査を行うことが重要となる．検査は、プラークコントロールが良好に保たれているか、歯周ポケットの深さが増していないかなどについて注意する必要があるが、とくにBOPは重要であり、メインテナンス期間中に毎回出血がある部位は、出血のない部位に比べてアタッチメントロスが生じる可能性が高いとの報告[11]がある．

2) セルフケアの確認

メインテナンスには、患者自身が行うセルフケアと歯科医療従事者が行うプロフェッショナルケアがある．メインテナンスでは、両者のうちセルフケアの向上に主眼をおいて、歯周病の原因となるプラークを日常的に除去し、口腔内を清潔に保つことが大切である．そのためには、歯周基本治療中から歯周治療におけるプラークコントロールの重要性を患者にわかりやすく説明し、歯周治療終了後も患者がプラークコントロールを行いやすい環境を作ることが重要である．

さらに歯周病は生活習慣病であるため、患者が現在おかれているさまざまな生活環境を聴取し、リスクファクターを把握して、生活習慣の改善指導などを行う必要がある．

3) プロフェッショナルケア

プロフェッショナルケアは主に歯科衛生士によって行われ、なかでもPMTCは重要な位置を占める（**図5-13〜15**）．患者自身ではプラークコントロールが完全には行えない部位に対してPMTCを行い、患者にプラークのない爽快な状態を感じさせることは、プラークコントロールに対するモチベーションを向上させることにもなる．また、必要に応じてフッ化物塗布などを行い、齲蝕の予防をはかることも重要である．

4) 間隔

メインテナンスでは、次回の来院時期も重要な事項であり、実施した各種の検査情報や行われた治療、患者のリスクの高さなどから決定する．患者のリスクに関しては、BOPの割合、4mm以

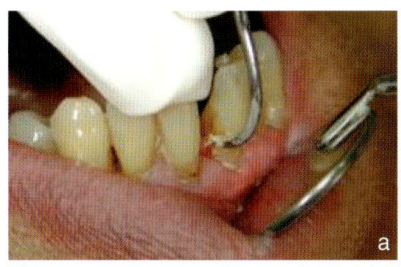

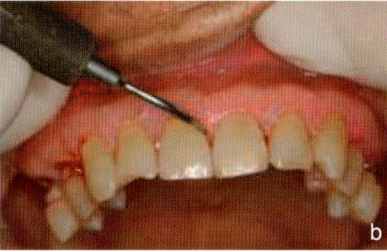

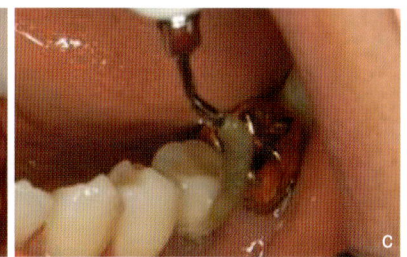

図5-13 スケーリング　a：歯石が沈着している場合には手用スケーラーでスケーリングする．b：歯肉縁下のアプローチとして超音波スケーラーで洗浄を行う場合もある．c：インプラントに対しては，プラスチック製のキュレットあるいはシリコーンコートされた超音波チップを使用するとよい．

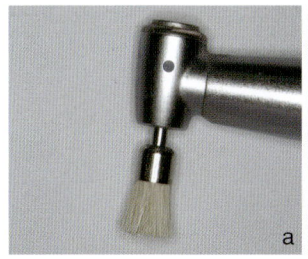

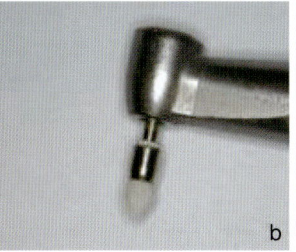

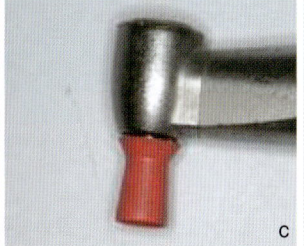

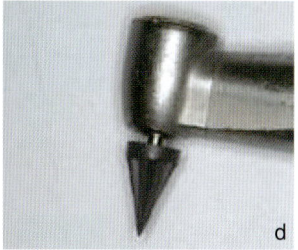

図5-14 PMTCに使用する器具　a, b：プロフィーブラシ．形態は2種類あり，aは平滑面，bは歯間部で使用する．c：ラバーカップ（プロフィーカップ）．平滑面に使用する．d：ラバーチップ（プロフィーポイント）．歯間部に使用する．

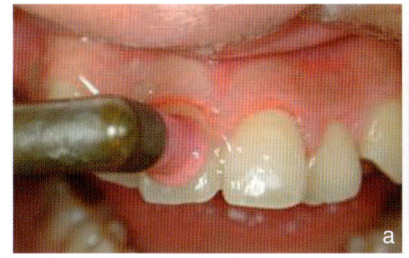

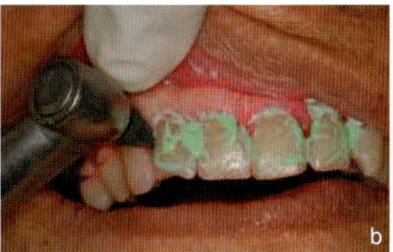

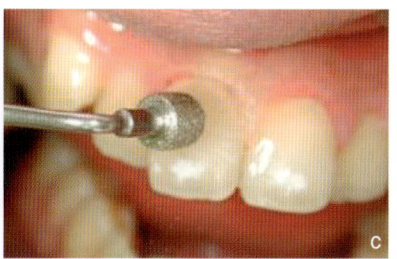

図5-15 PMTCの実際　a：着色のない歯面に対しては，できるだけ微粒子の研磨材あるいは研磨材無配合のペーストとプロフィーカップを用いて行う．b：着色がある場合には，研磨材配合のペーストを使用することもある．c：エアスケーラーにSUSブラシを装着し，歯面を洗浄する．

上の歯周ポケットの残存数，喪失歯数，患者の年齢に対する歯周組織の破壊程度，全身的・遺伝的な状態，喫煙などの要因などを総合的に考慮して判断する．

3 歯科衛生士がメインテナンス施行時に留意すべき臨床ポイント

メインテナンスは歯周基本治療や外科処置などで獲得された健康な歯周組織を維持することが最大の目標となる．メインテナンス時の治療対象は，基本的に健康な歯周組織であるということを忘れてはならない．したがって，その健康な組織（付着）を壊すような過度のインスツルメンテーションをすることや画一的な歯冠研磨を行い歯面や歯根面を傷つけることがないよう細心の注意を払い，常に必要最小限の処置に徹するよう心がける．

4 もうひとつのキーポイント

SPT，メインテナンスのもう一つの大きな課題は，"継続"である．

多くの患者は，歯周治療が完了し，自覚症状が消失すると「完治した，再発はない」と思い込みがちである．それで歯科衛生士は，専門家として患者に「歯周病にかかわる細菌は生涯にわたり口腔内に存在するので常に再発のリスクを抱えている」こと，さらに歯周治療完了後も治癒あるいは病状安定となった歯周組織を長年にわたって良好に維持するためにはSPTやメインテナンスが必要であることをよく理解してもらい，それを生涯にわたって継続してもらうことが重要である．その際には，再評価期間中の患者の口腔内の病状変化やセルフケアの状況などを具体的に説明するなど，SPTやメインテナンスの継続に対するモチベーションが低下しないように努力すべきである．

症例1　軽度慢性歯周炎

本症例は，初診時26歳の男性である．軽度歯周炎と診断され，歯周基本治療後にメインテナンスに移行した（図5-16）．初診時の炎症も軽度であり，一部を除き，アタッチメントロスも認められなかったため，メインテナンスの間隔は12か月とした．

9年間のメインテナンスを行っているが，歯周組織の状態も安定しており，BOPも認められない．7｜については，遠心に第三大臼歯の影響と思われる4mmのPPDが認められるが，BOPも認められず，経過観察中である．

＜初診時＞

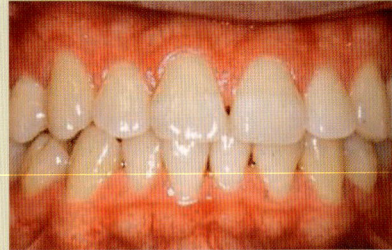

初診時の口腔内

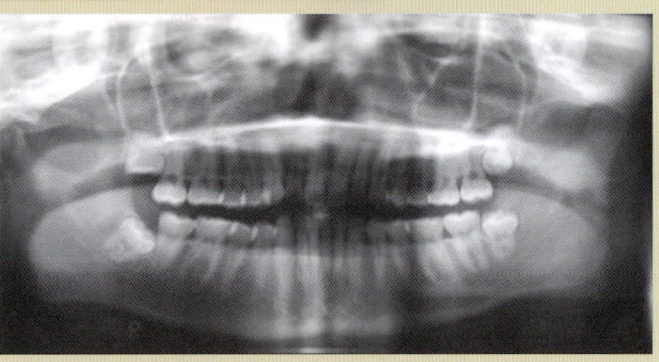

初診時のプロービングチャート

歯間部に歯肉の腫脹，発赤が認められる．また，同部位には4mm程度の歯周ポケット，BOPも認められる．

初診時のパノラマエックス線写真

＜メインテナンス時＞

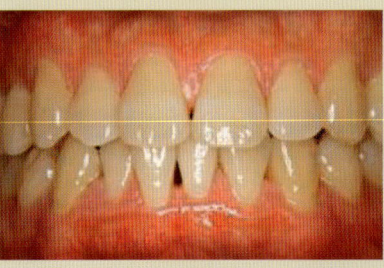

9年後の口腔内

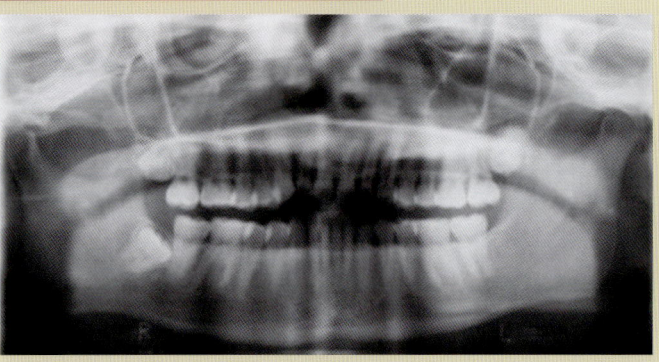

9年後のプロービングチャート

メインテナンスに移行後9年．歯肉の炎症は落ち着いており，BOPも認められない．

9年後のパノラマエックス線写真

図5-16　症例1　軽度慢性歯周炎

症例2 メインテナンス中に歯周炎の再発が認められた症例

中等度慢性歯周炎の患者で，歯周治療終了後にメインテナンスに移行した．歯周組織の炎症が落ち着き，プラークコントロールも良好であったため，メインテナンスの間隔は6か月とし，歯周組織検査，口腔清掃指導，必要に応じてPMTCを行っていた．メインテナンスに移行後7年目に，一部に歯周病の再発が認められ，SRPを行い対応した（図5-17〜19）．患者は自覚症状がなく気づかなかったようであるが，このような部位を早期に発見し，治療を行うことができるのもメインテナンスのメリットの一つである．

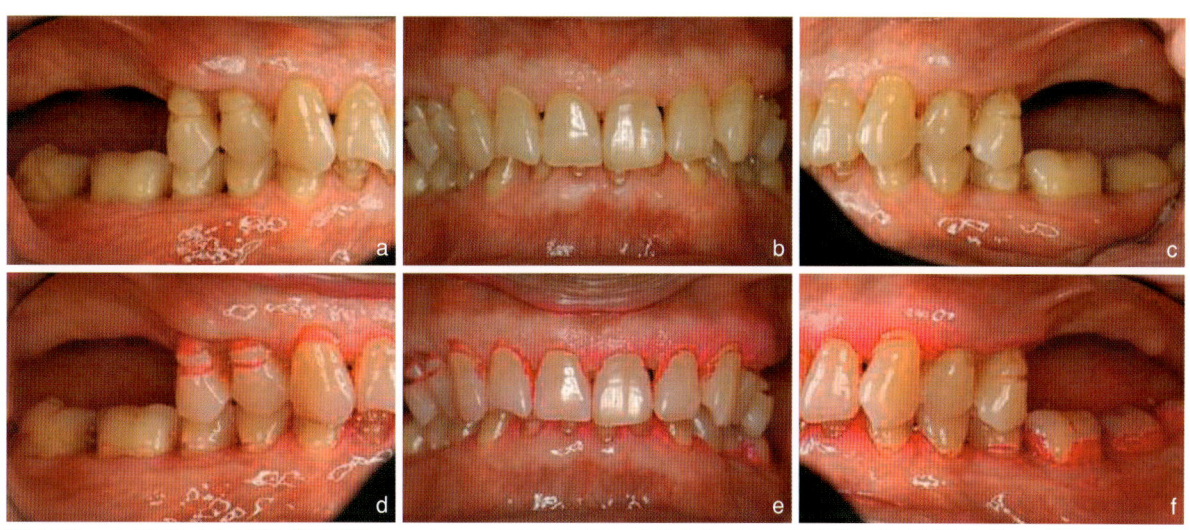

図5-17 メインテナンス時（7年目） a, b, c：口腔内写真．全体としては歯周組織の炎症は落ち着いており，患者の自覚症状はとくにない．d, e, f：染め出し後．患者としては努力しているが，歯間部や上顎右側小臼歯部，下顎左側大臼歯部などにプラークコントロールが不十分な部位が認められる．

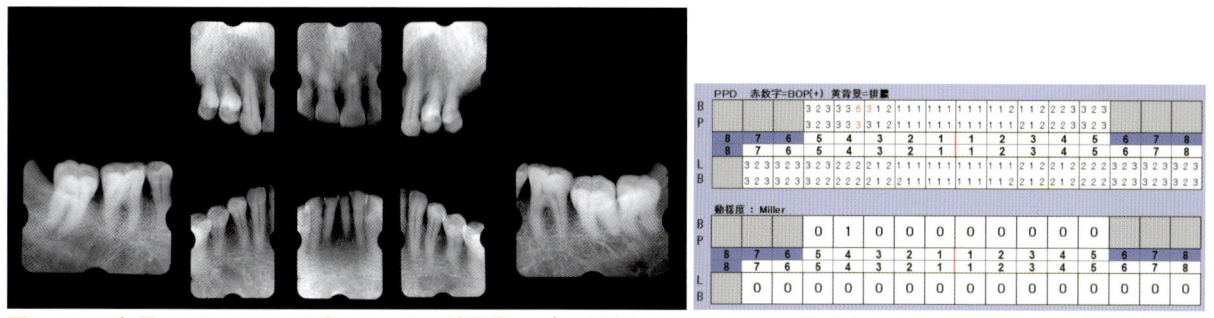

図5-18 7年目メインテナンス時のエックス線写真 4|の周囲に歯槽骨の吸収が認められた．ブラキシズムの強い患者で，咬合性外傷も疑われた．

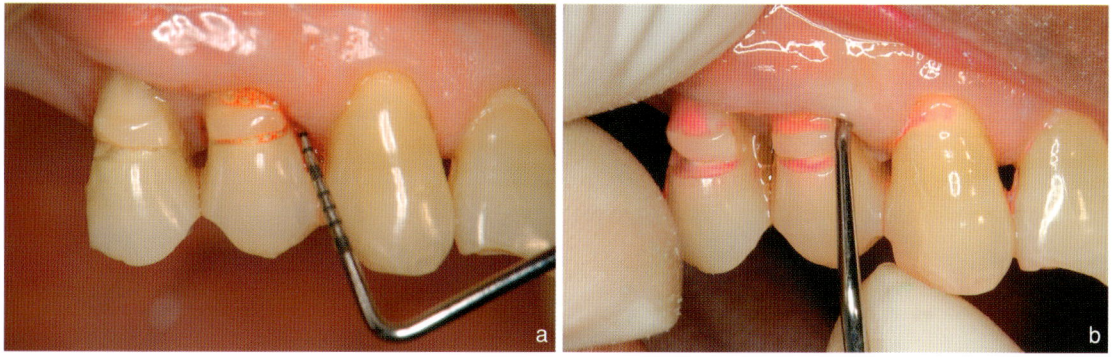

図5-19 再発部位 a：歯周ポケットはほとんどの部位で3mm以下であったが，4|の近心に6mmのPPDが認められた．b：SRPで対応した．治療後はPPDが3mmに減少し，良好に経過している．

5章 参考文献
Reference

1) 日本歯周病学会編：歯周病学用語集．第3版，医歯薬出版，東京，2019, 66, 77.
2) 日本歯周病学会編：歯周病治療の指針2015．医歯薬出版，東京，2016, 71, 72.
3) Lang NP et al.：Part18 Supportive Care, Clinical Periodontology and Implant Dentistry 5th edition, Lindhe J et al., Blackwell, Munksgaard, UK, 2008, 1295～1321.
4) Westfelt E et al.：Significance of frequency of professional tooth cleaning for healing following perioidontal surgery. *J Clin Periodontol*, 10：148～156, 1983.
5) Axelsson P et al.：The significance of maintenance care in the treatment of periodontal disease. *J Clin Periodontol*, 8：281～294, 1981.
6) Lindhe J & Nyman S：Long-term maintenance of patients treated for advanced periodontal disease. *J Clin Periodontol*, 11：504～514, 1984.
7) Rosling B et al.：The use of PVP-iodine as an adjunct to non-surgical treatment of chronic periodontitis. *J Clin Periodontol*, 28：1023～1031, 2001.
8) Becker W et al.：Periodontal treatment without maintenance；a retrospective study in 44 patients. *J Periodontol*, 55：505～509, 1984.
9) Nyman S et al.：Periodontal surgery in plaque-infected dentitions. *J Clin Periodontol*, 4：240～249, 1977.
10) Listgarten MA et al.：Differential darkfield microscopy of subgingival bacteria as an aid in selection recall intervals：results after 18 months. *J Clin Periodontol*, 9：305～316, 1982.
11) Lang NP et al.：Bleeding on probing. A Predictor for the progression of periodontal disease？ *J Clin Periodontol*, 17：714, 1986.

CHAPTER 6

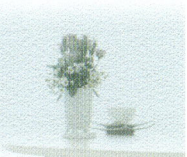

歯周外科治療とアシスタントワーク

澁谷俊昭：1, 2

1 患者に伝えるべきこと

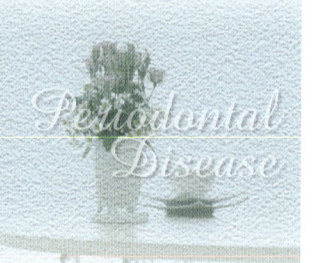

　歯周外科治療もチーム医療であり，歯科衛生士にも明確な役割がある．歯科衛生士に求められることは，術中のアシスタントワークだけでなく，手術環境の整備，患者への説明などさまざまなものがあり，チームワークが歯周外科治療の成功を左右するといっても過言ではない．

1 歯周外科治療についての理解

　患者がはじめて歯周外科手術を受ける場合は，手術に対して不安をもっていることが多い．したがって，まずは歯周外科手術が一般的に行われる治療法であること，その患者の歯周病を治療するうえで必要であることを説明し，治療に対する理解を得る．その際，ネガティブなイメージを過度に与えると患者の不安を増大させてしまうので，そのような発言は慎むことが大切である．また，手術内容などについては，治療前後の写真や図を用いて説明すると，理解が得られやすい．

2 術前の説明

1）当日の説明

　手術に対する同意が得られ，日時が決まったら，手術当日の流れを説明する．口頭による説明だけでは忘れてしまうことも多いので，要点が記載された用紙を手渡すとよい（図6-1）．手術当日は患者に準備してもらうことはとくになく，患者には安心するように伝え，何よりも体調を整えて健康な状態で来院してもらうようにする．

（1）服　装

　手術時間が長くなることが予想される場合は楽

歯周外科手術についての説明書

　　　　　　　　　　　　　　　年　　月　　日

　歯周病に罹っている歯と歯の周りの組織を改善するために必要な治療です．歯肉を切って歯根の周りを清掃したり，骨の形態を調整します．部位によっては骨が造成したり，歯肉の形態を良くできることもあります．
　痛みについて：手術中は局所麻酔をしますので痛みはありません．終了後は鎮痛薬で痛みを和らげます．

手術予定日　　　年　　月　　日

＜手術当日の注意＞
1. とくに必要なことはありませんが，体調を整え，もしいつも服用している薬などがあれば事前の相談により服薬してください．食事は数時間前に済ませておいてください．1～2時間かかりますので楽な服装で来てください．
2. 術後は麻酔がきれれば食事もできます．痛みのある時は鎮痛薬を飲んでもらいます．
3. 術後は激しい運動や長時間の入浴などは避けるよう計画をたててください．
4. 出血や激しい痛みなどが出る場合は連絡先をお渡ししますので心配しないでください．

　　　　　　　　　◆◆歯科医院
　　　　　　担当医　　　　担当歯科衛生士
　　　　　　連絡先●●●-▲▲▲-■■■■

図6-1　術前についての説明文書

な服装で来院してもらい，女性の場合であれば化粧を薄めにしてもらう．

(2) 食　事

食事制限はとくに必要ないが，食事は数時間前に済ませておくよう指示する．

2）術後の説明

術後の状態についても，術前に説明しておくことが重要である．当日の説明と同様に，要点を用紙に記載して渡しておき，帰宅後も確認できるようにする（図6-2）．

(1) 帰宅後の生活

帰宅後は安静にし，激しい運動は行わないように指導する．また，長時間入浴すると，血流が活発になって出血することがあるので，避けるように指導する．

(2) 食事指導

手術直後は麻酔が効いているので，部位によっては舌が麻痺して飲食が困難な場合があったり，誤って舌や頰粘膜をかんでしまうことがあるため，感覚が元に戻ったことを確認してから，食事を摂ってもらうよう指導する．

食品については，術後は軟食品を選択してもらい，刺激物や手術部位での硬食品の咀嚼は避けるよう指導する．なお，歯周パックが施されている場合は，脱落するおそれがあるので粘着質の食品摂取は厳禁である．

(3) 術後の口腔清掃法

術後は，通常翌日に洗浄と経過観察を行い，1〜2週間後に歯周パックや縫合糸を除去する．術式にもよるが，一般的には患者自身による手術部位の口腔清掃については，抜糸後は軟毛の歯ブラシで軽めのブラッシングを行ってもらうが，それまではブラッシングをせずに，洗口剤による清掃に留めるように指導する．その他の部位については術後から通常のブラッシングを行ってもらう．

(4) 服薬指導

麻酔がきれると疼痛がでることがあり，そのような場合は鎮痛薬を服用してもらう．鎮痛薬については疼痛がある場合にのみ服用してもらうが，

歯周外科手術後の注意

年　　月　　日

＜本日行った歯周外科手術の内容＞

＜手術後の注意＞
1. 術後はしばらく麻酔が効いています．麻酔が醒めるまで飲食は控えてください．
2. お薬は指示通りに服用してください．
3. 数日間はお口の中に血がにじむことがありますが，少量の場合は心配ありません．
4. 痛みがある時は鎮痛薬をお飲みください．
5. 少し腫れがある時や熱っぽい時は氷水などで冷やしてください．
6. 過激な運動や長時間の入浴は避けてください．
7. 食事は手術部位を刺激しないように心がけてください．
8. 手術部位は　　　　日間は歯ブラシをしないでください．
9. お薬で治まらない痛みや大量の出血，異常な腫れや症状があれば連絡してください．

◆◆歯科医院
担当医　　　　担当歯科衛生士
連絡先●●●-▲▲▲-■■■■

図6-2　術後についての説明文書

	我慢できない									まったく感じない
冷風痛	10	9	8	7	6	5	4	3	2	1
冷水痛	10	9	8	7	6	5	4	3	2	1
温水痛	10	9	8	7	6	5	4	3	2	1
接触痛	10	9	8	7	6	5	4	3	2	1
							年	月	日	

図6-3　象牙質知覚過敏症自覚評価表

その他の服薬については規定の量と時間を守るように指導する.

服薬によって気分が悪くなったり，かゆみや発疹がでたり，お腹の調子が悪くなった場合などは連絡してもらい，その後の服薬については歯科医師の指示に従ってもらう．また，鎮痛薬を服用しても疼痛が緩和しない場合は，連絡してもらうか，来院してもらうよう説明する.

(5) 出血時の対応

術後は出血することがあるが，軽度の場合はしばらく経過観察してもらうよう指導する．患者によっては軽度の出血であっても，唾液と混ざることで多量に出血していると感じることもあるので，拍動性に出血したり，口中がいっぱいになるほどの多量出血でなければ，問題ないことを伝える．また，術後12時間以上経っても出血がある場合は連絡してもらう.

(6) 腫脹時の対応

術後は頰から下顎にかけて腫脹することがある．個人差はあるが，とくに歯周組織再生療法では若干の腫脹を伴う．極端な腫脹がある場合や，数日経っても腫脹がひかないときは連絡してもらう．術後に腫れぼったくなったり，頰に発熱を感じた場合は，低温パットなどで頰を冷やしてもらってもさしつかえない.

(7) 象牙質知覚過敏症

術後は，SRP後と同様に，冷水痛や接触痛が発現することがある．とくにフラップ手術では，根面への刺激や術後の歯肉退縮から知覚過敏が生じやすい．多くの場合は一過性であり，時間とともに軽減するが，ときには抜髄に至るケースもある．患者には冷水の使用を控え，過度のブラッシングや刺激を避けてもらうよう説明する.

治療法としてはフッ化物，塩化ストロンチウムなどの薬剤あるいは含有歯磨剤の使用，根面へのボンディング材やセメントの塗布などが有効である．また，患者に冷水痛や接触痛，冷風痛などの過敏症状を点数化してもらい，医療従事者と患者との間で術後の経過を共有することも有効な方法である（図6-3）.

(8) 歯肉退縮

一般的なフラップ手術では，術後に高頻度で歯肉退縮がみられる．また，術式によっては歯周ポケットの除去あるいは減少を主目的とするため，結果として歯肉退縮が生じる場合もある．しかし，歯肉退縮に伴って，歯間鼓形空隙が拡大し，ブラックトライアングルの出現や拡大がみられる．ブラックトライアングルがとくに前歯部で認められる場合は審美障害となって，患者が治療に対して大きな不満をもつことが多い.

ブラックトライアングルは，長期のメインテナンス，矯正処置や補綴処置により改善する場合もあるが，完全に消滅させることは困難な場合が多い．したがって，術前に説明しておく必要がある．患者には，術式の目的，生物学的幅径，清掃性，その後の処置法を十分に説明しなければならない.

2 手術をスムーズに行うためのアシスタントワーク

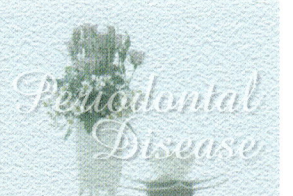

　術前，術中，術後の歯科衛生士の役割については，マニュアルやチェックリストなどを作成し，確認しながら進めていくと，準備や説明のし忘れなどを防ぐことができる（**表 6-1**）．

1 術前の準備

1）事前の確認

　歯科医師と術式の確認を十分に行い，特別に用意する器具などについても確認しておく．とくに各歯科医師によって用いる器具が異なる場合は，注意が必要である．前日までに，使用器具の準備を行い，在庫が十分にないものについては業者に配送してもらうようにする．なお，メスや注射針など血液や体液の付着する器具は，ディスポーザブルのものを使用する．

　また，当日は手術室が衛生状態を保てるように，手術環境の整備を行う（**図 6-4**）．

2）直前の患者対応
(1) 来院から誘導

　患者が来院したら，まず当日の体調をチェックし，用便を済ませておくよう指導する．また，前投薬を用いる場合は服薬指導を行う．手術室あるいはチェアに移動してからは，安心感を与えられるよう，やさしく声をかけ，できるだけ不安感を軽減させることが重要である．

表 6-1　チェックリスト例

手術前の説明	術前の準備	手術当日の説明	術後の説明
□ 手術の内容 □ 時　間 □ 麻　酔 □ 疼　痛 □ 術後の管理 □ 食　事 □ 服　薬	□ 術式の確認 □ 手術用基本セットの状態 □ 手術用基本セットの滅菌 □ 担当医のグローブやキャップのサイズと用意 □ 必要な器具，機器を担当医に確認 □ ドレープ □ 歯周パック □ 救急用品の状態	□ 全身の状態 □ 安心感を与える □ 手術内容，術式の説明 □ 口腔内清掃 □ ドレープ □ 術中の声かけ □ 術中の経過を説明	□ 手術時の状態を説明 □ 麻酔，疼痛について □ 服薬指導 □ 今後の治療内容 □ 食　事 □ 異状があるときの連絡方法 □ 口腔清掃指導

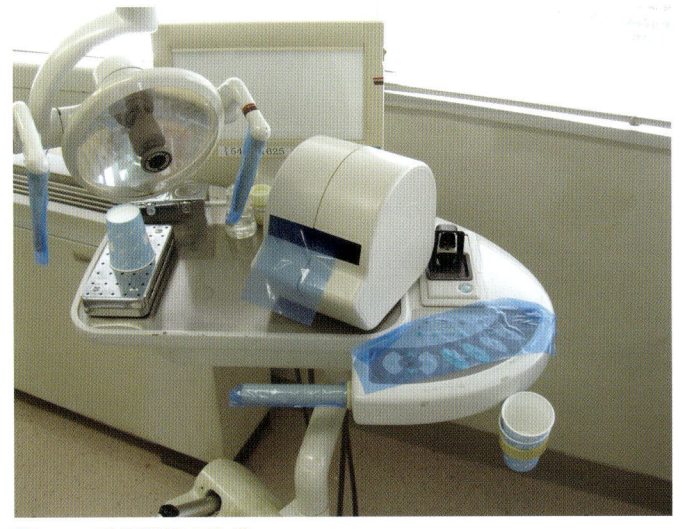

図 6-4　手術環境の整備

（2）口腔内の清掃

患者には，ブラッシングや含嗽剤を用いて口腔内を清掃してもらう．その後，消毒薬を浸潤させた綿球などを用いて口唇周囲を消毒し，ドレープを掛ける．また，リトラクター（口角鉤）を用いる場合は口唇や口角に保護剤（ワセリンなど）を塗布しておくとよい．

3）使用器具の配置

手術器具は使いやすいよう配置する．一般的には，①麻酔用器具，②切開・剥離用器具，③デブライドメント用器具，④縫合用器具，⑤洗浄用器具などに分けて配置すると効率的である（図6-5）．基本的手術器具の並べ方などは，写真やイラストで示しておくとよい．

歯周外科手術では，メスや注射針など多くの鋭利な器具を用いることから，針刺し事故などが起きないよう，その取り扱いには慎重を要する．

2 術中のアシスタントワーク

術前には担当医と十分な打ち合わせを行い，術式を十分理解しておかなければ，適切な介助はできない．

1）直接介助

直接介助の場合は，術者の動きに注意をはらい，次の動作を予想して，術者の動きに合わせ介助を行う．直接介助者は1～5時のポジションをとり，ライトが術野を的確に照らしていることに注意する．

（1）術中の介助

術野を確保するため，両手を使ってバキュームとリトラクターを操作する．吸引は術中の状態に合わせて適宜行うが，唾液や血液，洗浄液が咽頭に溜まると，誤嚥や嘔吐反射の原因になることがあるので，術野のみならず口腔底にも注意をはらうことが必要である．吸引時は，バキュームで軟口蓋を刺激すると，嘔吐反射を誘因することがあるので注意する．リトラクターの牽引方向は術者の動きに合わせて行うが，過剰な牽引を行うと口角に痛みや裂傷を起こすことがあるので，適切な牽引圧を心がける．牽引圧については，患者に直接聞いてみることも有効である．

切開時には，切開線より出血があるので，メスの動きに合わせ進行を妨げないように吸引する．歯肉弁の剥離や部分層弁の作成時には，歯肉弁の保持や血液の吸引などを行う．なお，血液を吸引した際は，バキュームチップ内部で血液凝固による詰まりを防ぐために，頻繁に生理食塩水などを吸引する必要がある．

根面や骨面のデブライドメントでは，歯肉弁を保持し，骨面や根面を明視できるようにする．肉芽組織や歯石などを除去したときにはガーゼなどで払拭する．このとき，外科用の径の細いバキュームチップで肉芽組織を吸引すると，詰まることがあるので注意する．また，超音波スケーラーやエアスケーラー，回転器具などの水量の多い器具の使用時には通常のバキュームチップを用いる．

（2）縫合時の介助

縫合時には，縫合針が刺入しやすいように歯肉

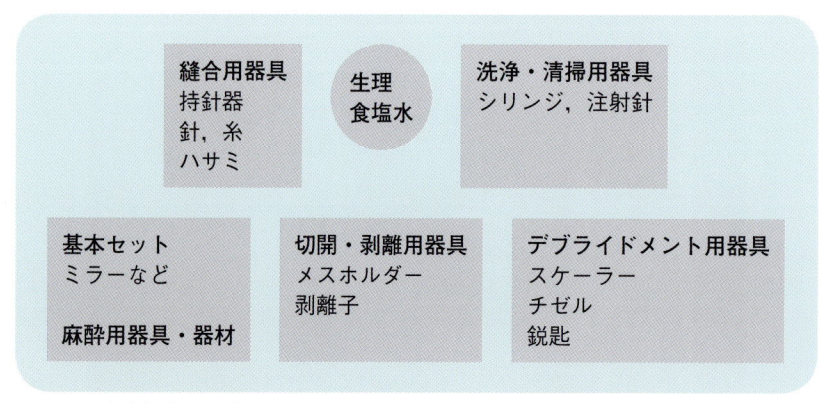

図6-5 手術器具の配置例

表 6-2 清潔域と不潔域

	清潔域	準清潔域	不潔域
担当	術者，直接介助者	間接介助者	その他のスタッフ
概念	すべての器具・器材が滅菌・消毒されている区域	薬液などにより器具・器材が消毒されている区域	清潔域，準清潔域以外のすべての区域
器具・機材	滅菌済み外科器具 ディスポーザブル滅菌器具	薬液で拭掃した超音波スケーラーのハンドル 薬剤の外装部 歯周パック	滅菌されている器具・器材以外のすべて薬液で拭掃してない局所麻酔カートリッジの外筒，注射針の外装，替刃メスの外装，テンポラリークラウン，セメント

弁の保持や圧接を行い，通過した針を確保する．縫合糸が絡まないよう注意をはらい，結紮時には歯肉弁や結紮部位を圧接して糸の緩みを防ぐ．余剰の縫合糸は，結紮部位から2～5mm先で切除する．あるいは術者にハサミを手渡しする．

縫合終了後に歯周パックを行う場合には，滅菌された練板上でパックを練和し，適当な硬度になったところで術者に渡す．このとき，ワセリンなどが必要になることもある．

(3) 術後の介助

術後はドレープをはずし，口唇周囲を清掃した後，患者の状態を確認する．

2）間接介助

間接介助の場合は，直接患者には触れないが，快適な環境で手術が進行できるよう，ガーゼや機器の追加・交換，手術器具の整理，手術室内の調整などを行う．そのため，手術器具や薬剤など関連用品についての知識や保管場所を頭に入れておく必要がある．

間接介助ではしばしば不潔域での業務が生じる（表6-2）．滅菌器具テーブル上は清潔域であるため，滅菌グローブを使用して介助を行う．しかし，一度外部の器具や薬剤などに触れたら，再度手洗いや滅菌グローブの交換が必要となる．

滅菌済みの器具の外装は不潔域に該当するものもあるので，内部を触れないように清潔域のバットなどの上に内容物のみを落とす．浸潤麻酔のカートリッジや注射針は外装を事前に薬液で消毒しておく．

3）患者の観察と声かけ

術中は，患者の異変をできるだけ早く察知して的確な対応ができるよう，冷静に注意深く患者を観察し，必要に応じて声かけを行う．とくにドレープを用いる場合は，患者の顔が見えないので，異変だけではなく，不安や疼痛に対処するために声かけは重要である．ただし，患者を動揺させるような言動は控え，声かけ以外はできるだけ静かに粛々と進めることが重要である．

4）不測の事態への対応

異常出血やショックなど不測の事態が起こった場合は，動揺することなく，歯科医師の指示に従い，的確に要求された内容をこなしていく．また，歯科医師がパニックになった場合には，冷静に状況を伝達し，指示を要求することも必要である．

3 術後の処置

手術翌日には，手術部位の消毒や洗浄などを目的に来院してもらい，術後から現在までの状況（疼痛，出血，腫脹，咬合，摂食状況，睡眠，服薬，服薬後の異常の有無，全身状態など）を詳細に問診する．異常のある場合には担当医と相談し，適切な処置を行う．とくに問題のない場合でも口腔内をチェックし，手術部位の観察とその他の部位の異常の有無を確認する．服薬指導を再度行い，今後の予定などを説明する．

抜糸は手術から1～2週間後に行う．抜糸後の口腔清掃については，術後用の軟毛ブラシを用い，優しい力でブラッシングを行うよう指導する．また洗口剤の使用も有効である．

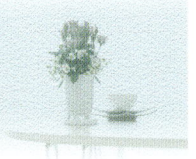

CHAPTER 7

インプラント治療

申 基喆：1, 3
林 丈一朗：2

1 インプラント治療の利点と注意点 [1,2]

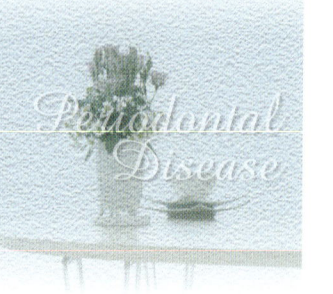

1 インプラントシステム

　Brånemarkらによって純チタンが骨と結合すること（オッセオインテグレーション）が見いだされ，1960年代にはこの原理がインプラントに応用された．現在では，その高い成功率が評価され，さまざまなインプラントシステムが存在しているが，チタン製のスクリュータイプのインプラントが主流となっている[3]．インプラントは，一般に以下に示す3つのコンポーネントから構成されている（図7-1）．

・フィクスチャー（インプラント体）：顎骨に埋入され，骨と結合する部分．
・アバットメント（支台装置）：フィクスチャーに直接連結し，フィクスチャーと上部構造を一体化させるもの．
・上部構造：対合歯と咬合する歯冠形態を付与した構造物．

2 インプラント周囲組織の特徴

　インプラントは歯槽骨と直接的に骨結合（オッセオインテグレーション）することから，天然歯の支持組織とは解剖学的にも機能的にも異なった特徴を有する．最も大きな違いは，インプラント表面にはセメント質と歯根膜がないことである（図7-2）．

　また天然歯の周囲組織では，コラーゲン線維が歯根面に対して垂直方向に走行し，その末端がセメント質内に埋入された強固な結合を形成している．一方，インプラントの周囲組織では，コラーゲン線維はフィクスチャーと平行に走行しているのみで結合していない．

　接合上皮の付着については，天然歯ではヘミデスモゾームを形成し，強固に接合している一方，インプラントにおいてはいまだ統一した見解が得られていない．血管の走行については，歯周組織では歯根膜，骨膜，および骨髄内に血管が走行しているのに対し，インプラント周囲では骨膜および骨髄の2系統からのみである．

3 歯周治療におけるインプラント治療の利点

　歯周治療において歯の欠損に対する補綴処置

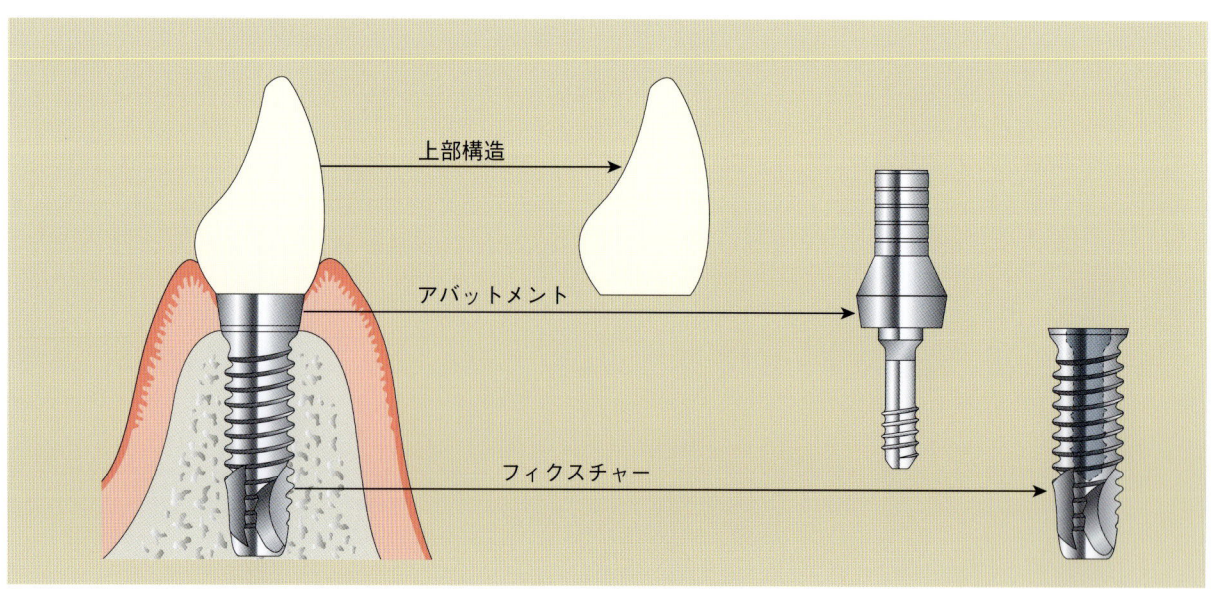

図7-1　インプラントを構成する3つのコンポーネント

は，これまで固定性ブリッジまたは可撤性義歯によって行われてきた．しかし，ブリッジや義歯では，歯の欠損部の隣在歯あるいは残存歯が支台歯や鉤歯となり，機能力を負担しなくてはならないため，支台歯に過大な荷重負担が生じることになる．とくに歯周炎に罹患した患者では，すでに支持組織が減少しているため，ブリッジや義歯を装着することは二次性咬合性外傷を惹起するリスクが高くなる．一方，インプラントは支台歯を必要としないため，残存する天然歯に負担がかからないのが大きな利点となる（図7-3）．これらの利点から近年では，インプラント治療が歯周治療にも応用されるようになっている．とくに歯周炎により多数歯が欠損し，垂直的顎位が失われた患者の機能回復においては，その利点が十分生かされることになる．

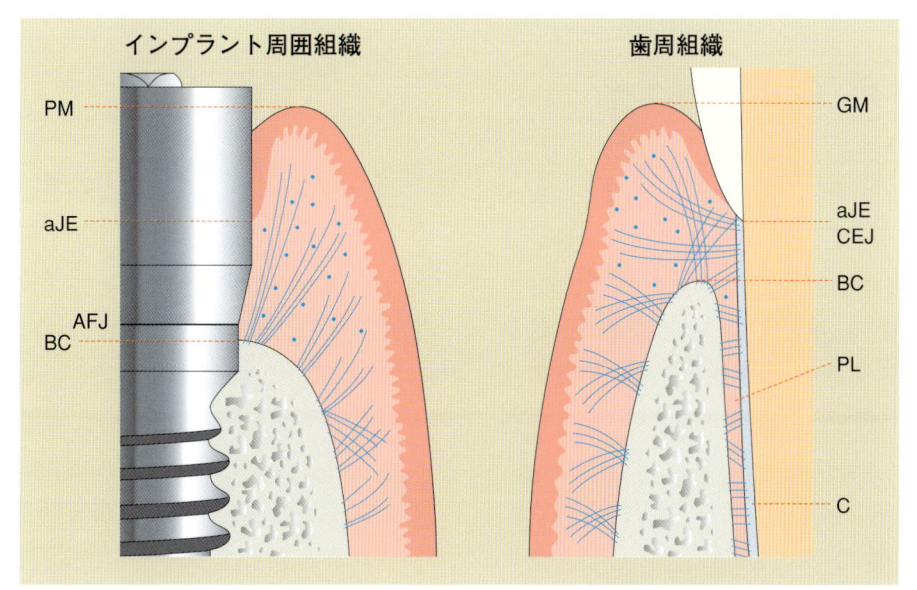

図7-2　インプラント周囲組織の特徴　PM：インプラント周囲粘膜辺縁．aJE：接合上皮最根尖側端．AFJ：アバットメント-フィクスチャー接合部．BC：歯槽骨頂．GM：歯肉辺縁．CEJ：セメント-エナメル境．PL：歯根膜．C：セメント質．（Patrick Palacci ほか：審美修復のためのインプラント植立とティッシュ・マネージメント．クインテッセンス出版，東京，1996，12より改変）

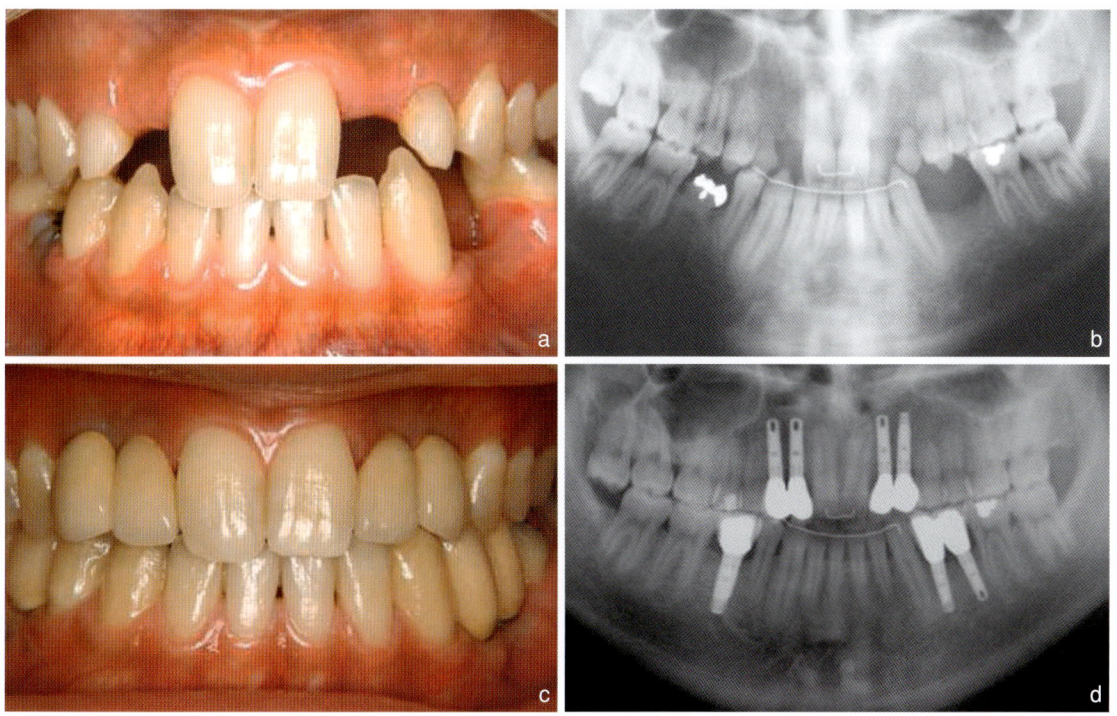

図7-3　インプラントによる欠損補綴　術前（a，b）と術後（c，d）の口腔内写真およびパノラマエックス線写真

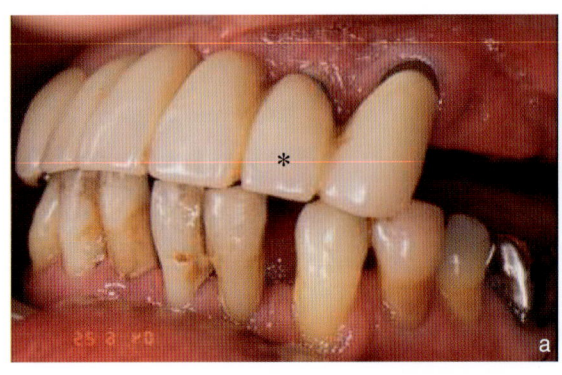

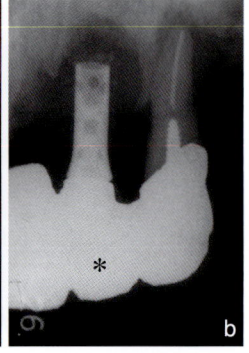

図7-4 インプラント周囲炎　a：インプラント周囲炎を発症した上顎左側側切歯部に埋入されたインプラント（＊）の口腔内写真．b：同部位のデンタルエックス線写真．フィクスチャーの最根尖側端まで周囲歯槽骨の吸収がみられる．

4 インプラント治療の適応症

1) 口腔内の状態

　最近のインプラントシステムでは，無歯顎患者だけではなく，単独歯欠損，少数歯欠損，遊離端欠損，そして多数歯欠損と，あらゆる欠損形態にも対応できるようになってきている．また，骨量が不足している場合は，GBR（骨再生誘導）法や上顎洞底挙上術などを併用することにより，適応症を広げることができる．

2) 全身の状態

　全身の状態に関する絶対的な禁忌症はこれまでのところ報告されていないが，相対的な禁忌症（血糖のコントロールが悪い糖尿病患者，喫煙者，骨粗鬆症患者，ステロイド性抗炎症薬長期服用患者，アルコール依存症患者，頭頸部放射線治療後の患者）は存在し，これらの患者ではインプラントの成功率が低下する[4]．また，骨粗鬆症の治療薬であるビスホスホネート系薬剤を投与されている患者では，外科処置などにより顎骨壊死が生じる危険性があることから，その点についても忘れずに医療面接しておく必要がある．なお，年齢はインプラントの生存率には大きな影響を及ぼさないが，高齢者および顎の成長発育が終わっていない若年者では注意が必要である．

3) 歯周病との関係

　歯周病患者におけるインプラント治療については，適切な歯周治療と，その後の管理状態が良好であれば，治療成績は一般的なものとほぼ同程度であるとされている．

5 インプラント周囲疾患

　天然歯が歯周病に罹患するのと同様に，インプラントも術後の管理が悪いと，インプラント周囲に疾患が発症する．インプラント周囲疾患はインプラント周囲の軟組織に限局した炎症性病変であるインプラント周囲粘膜炎と，軟組織の炎症性病変に進行性のインプラント周囲骨吸収を伴うインプラント周囲炎とに分類されている．インプラント周囲炎の症状は，歯肉の発赤，腫脹，出血，排膿および骨吸収など慢性歯周炎と類似しているが，インプラントの先端部付近まで骨が吸収しないと動揺を示さない点が天然歯と異なる（図7-4）．また，インプラント周囲炎が存在する状態で外傷性咬合が加わると，歯槽骨の吸収が加速することが動物実験で示されている．

　インプラント周囲のポケット内細菌叢は，天然歯が存在する部分欠損の患者では，歯周炎の歯周ポケット内から検出される細菌と構成が類似していることが明らかになっている．一方，無歯顎患者のインプラント周囲ポケットからは，歯周病原細菌や運動性桿菌が検出される頻度は低い．このことから，歯周炎に罹患した患者ではインプラント周囲炎に罹患するリスクが高いことが予想されるので，注意する必要がある[4]．したがって，歯周病患者にインプラント治療を行う際は，天然歯からの歯周病原細菌の感染リスクを最小限にするために，少なくとも歯周基本治療が終了した後に行う必要がある．

2 インプラント治療の実際とアシスタントワーク

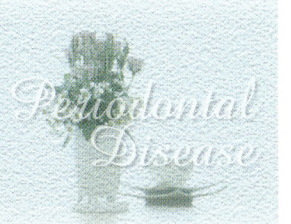

1 インプラント治療の流れ

インプラント治療の術式は，1回法と2回法に大別される（図7-5）．1回法では，インプラント埋入手術後に，すでにフィクスチャーの歯冠側の部分は歯肉を貫通して口腔内に露出しており，その状態で骨結合まで治癒を待つことになる．2回法では，インプラント埋入（一次）手術時には，フィクスチャーは完全に歯肉縁下に埋没した状態で治癒期間を待つことになり，フィクスチャーの上端部分を開放させるための二次手術を行う必要がある．

1回法のインプラントシステムは，外科処置が1回ですむため，2回法よりも簡便で患者の苦痛も少なくてすむという利点があるが，インプラント埋入部位の骨量が不足し，GBR法などの骨増大術が必要となるケースでは対応が難しく，そのような場合は2回法のインプラントシステムが適している．

上部構造を装着する補綴処置を行うまでの治癒期間は，1回法でも2回法でも同様であり，上顎では6か月以上，下顎では3か月以上が必要である．そして上部構造を装着した後は，歯周治療と同様に，メインテナンスを行う．

2 術前検査

1) 視　診
顎堤の形態，角化粘膜の幅，小帯付着部の位置，残存歯および対合歯との位置関係などを把握する．

2) 触　診
粘膜の上から手指で顎骨の形態を触知する．

3) 診断用模型
視診や触診で診査した項目を任意の方向から確認して，より正確な情報の把握を行い，フィクスチャーの配置，埋入位置，および埋入角度を決定する際の参考とする．また，診断用ワックスアップを行い，模型を咬合器に装着して残存歯列や顎間関係を詳細に把握し，咬合平面の是正やインプラント上部構造の設計に供する（図7-6）．

4) エックス線検査
パノラマエックス線写真により，顎骨の近遠心方向ならびに垂直方向の形態，骨密度，解剖学的構造物（切歯管，上顎洞，鼻腔，下顎管，オトガイ孔など）の位置などを確認する．また，残存歯

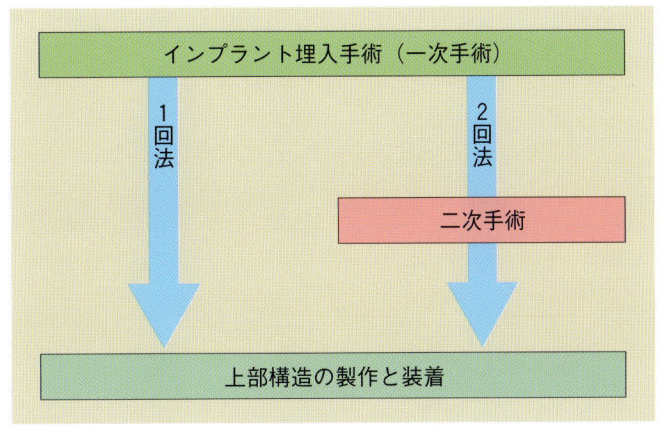

図7-5　インプラント治療の流れ

の歯周組織の状態，上顎洞炎の有無，埋伏歯などについても確認して，前処置の必要性を検討する．

パノラマエックス線写真には多くの情報が含まれているが，写真上の拡大率が部位によって異なるため，これだけでは距離の正確な把握は不可能である．造影性をもった金属球あるいは金属線を埋め込んだ診断用ステントを装着してパノラマエックス線写真を撮影することにより，顎骨の近遠心的ならびに垂直的な距離を把握することが可能となる（図7-7）．金属球あるいは金属線の寸法はあらかじめ測定し，エックス線写真上の寸法を測定することにより，拡大率が算出できる．

エックス線CTと専用ソフトウェアを利用すると，頰舌断再構築画像が得られる（図7-8）．頰舌断再構築画像では，パノラマエックス線写真では把握できない顎骨の頰舌径，上顎洞底や下顎管との三次元的な位置関係，皮質骨の厚さ，顎骨内部の骨梁構造や骨質などの情報を得ることができる．また，インプラント埋入に必要な骨増大術の検討にも有用である．

5）治療計画

以上の検査結果および条件などから，以下の項目について検討し決定する．
①上部構造のデザインと材質
②フィクスチャーの長さ，直径，本数
③埋入位置と方向
④骨増大術の必要性・時期

3 インプラント埋入（一次）手術[5]

1）術前

（1）患者説明

インプラント治療を行うことが決まったら，インプラント手術の所要時間，術後に起こりうる偶発症などを説明する．また，手術後少なくとも1～2週間は，旅行，出張，結婚式などの大事な用

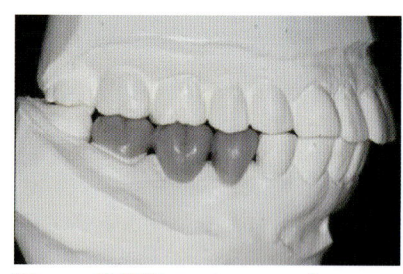

図7-6 診断用ワックスアップ

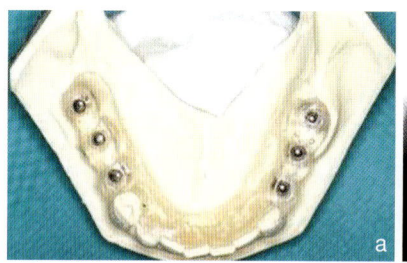

図7-7 診断用ステント　a：診断用ステント．b：診断用ステントを装着して撮影したパノラマエックス線写真．

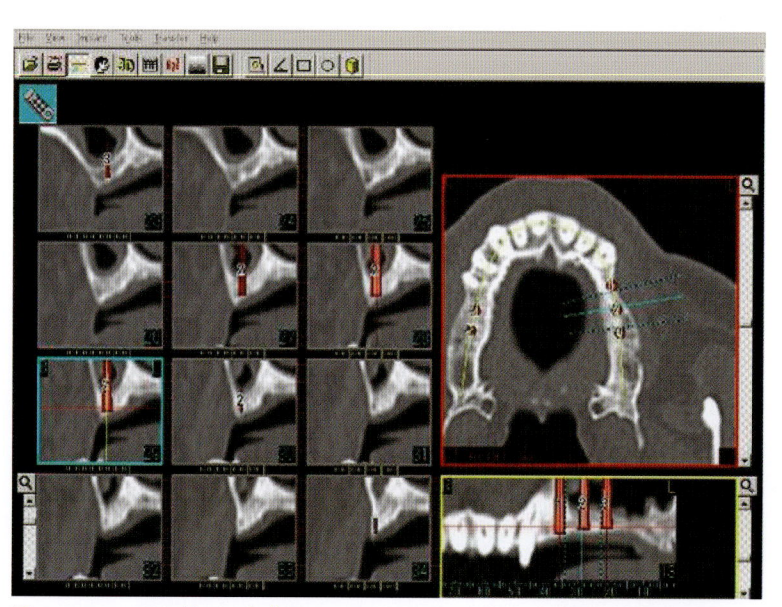

図7-8 エックス線CTと専用ソフトウェアによる頰舌断再構築画像

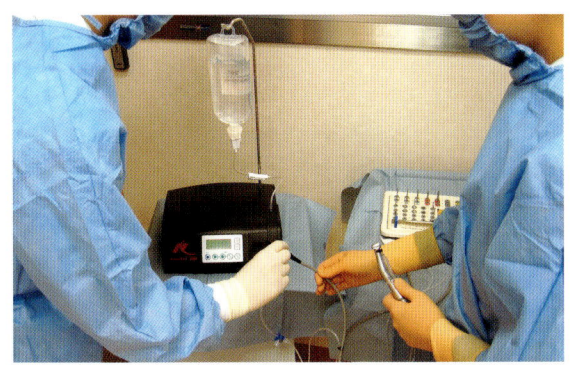

図7-9　注水機構を有するモーターシステムの組み立て

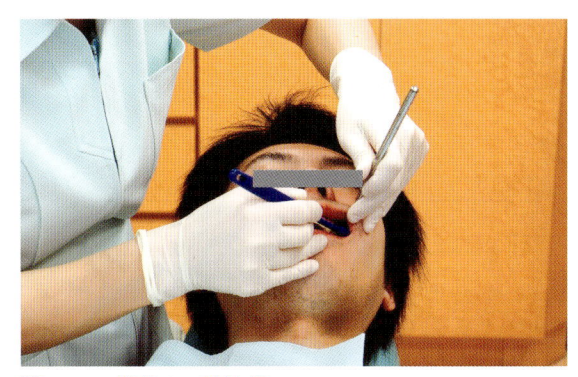

図7-10　術前の口腔清掃

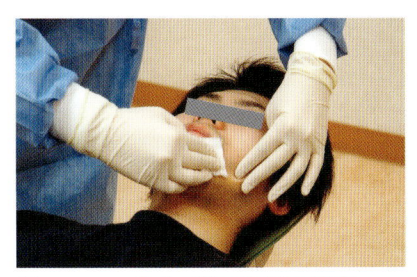

図7-11　口および鼻の周囲の消毒

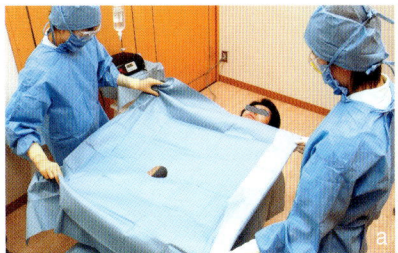

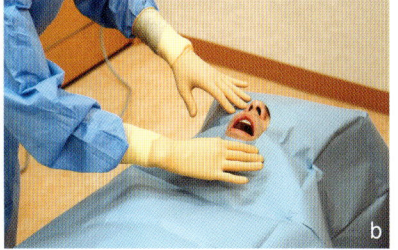

図7-12　ドレーピング　a：滅菌したドレープを患者の上に広げる．b：穴の開いた部分から口唇と鼻孔が露出する位置にドレープをセットする．

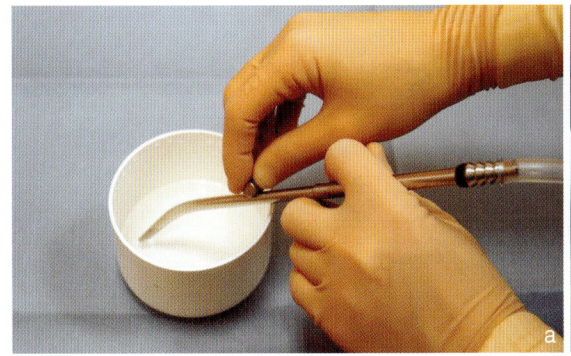

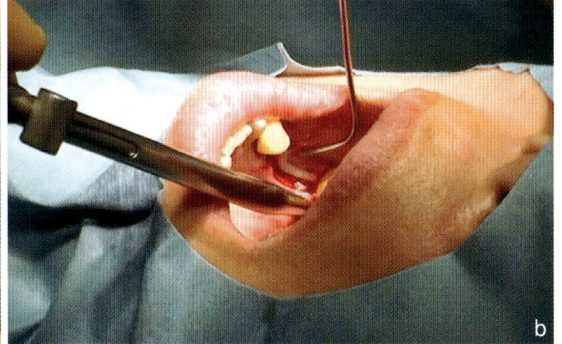

図7-13　切開・剥離時の注水と吸引　a：バキュームチップが詰まらないよう，ときどき滅菌生理食塩水を吸引する．b：口腔内の血液，唾液，生理食塩水等を吸引する．

事がないことを確認する．

(2) 器材準備

数日前にインプラント手術に必要な材料や器具の在庫を確認する．当日は，外科手術器具のほか，インプラントの埋入に用いる注水機構を有するモーターシステムを組み立てる（図7-9）．

(3) 口腔清掃

患者が来院したら，歯ブラシと含嗽剤を用いてプラークや舌苔を除去する（図7-10）．

2）術　中

通常，インプラント埋入手術は術者のほか，第一アシスタントと第二アシスタントの3名で行う．第一アシスタントは外科手術の介助を行い，第二アシスタントは清潔域の外で滅菌物を開封したり，ドリルなどの交換を行う．

(1) ドレーピング

手術部位に局所麻酔を行った後，消毒薬を浸み込ませたガーゼで口および鼻の周囲を清拭する（図7-11）．その後，頭部と胸部をドレープで覆う（図7-12）．

(2) 切開と粘膜骨膜弁の剥離

第一アシスタントは，視野を確保するために，リトラクターなどを用いて頰粘膜を牽引する．また，血液や唾液を吸引しつつ，術野を滅菌生理食塩水にて洗浄する（図7-13）．

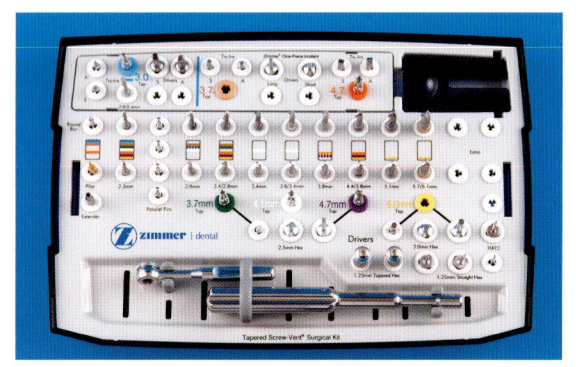

図7-14　インプラント埋入手術に用いるドリル一式

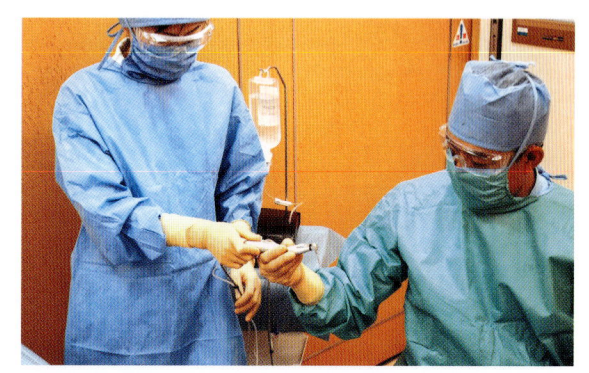

図7-15　第二アシスタントによるドリルの交換

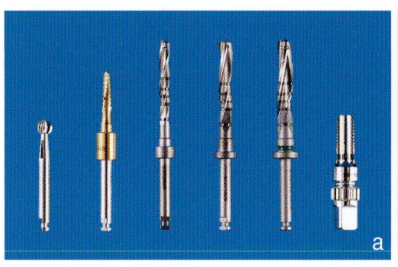

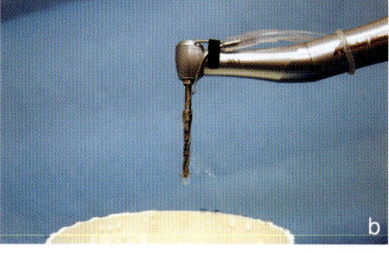

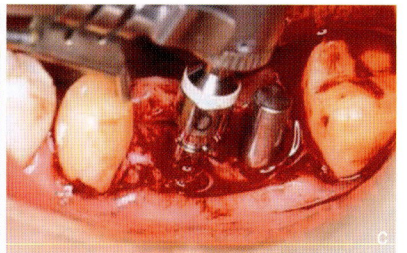

図7-16　注水機構を有するモーターシステムとドリル　a：インプラント埋入窩形成に用いるドリル一式．b：ドリルは注水しながら用いる．c：ドリルを用いた埋入窩の形成．

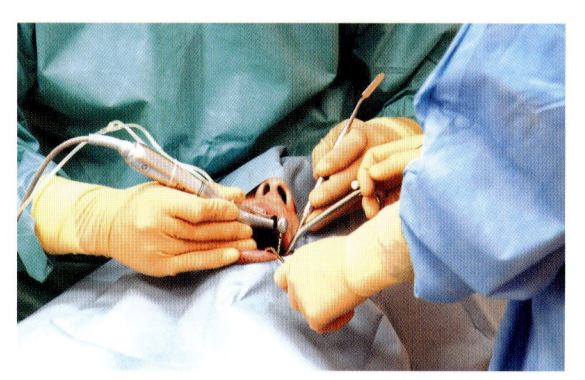

図7-17　第一アシスタントによる吸引と頰粘膜の牽引

（3）インプラント埋入窩の形成

インプラント埋入窩の形成では，各インプラントシステムによりドリルの形状が多少異なっているが，概略はほぼ同じである（図7-14）[3]．第二アシスタントは，手順に従って，細いドリルから徐々に太いドリルに交換し，術者とドリルを装着したハンドピースの受け渡しを行う（図7-15）．埋入窩形成時の発熱は骨の創傷治癒に影響することから，注水機構を有するモーターシステムとドリル，バーを用い，滅菌生理食塩水で冷却しながら，500〜1,000rpmの回転数で形成を行う（図7-16）．第一アシスタントは，注水した水および切削片を吸引するとともに，埋入窩に唾液が混入しないよう唾液も吸引する（図7-17）．

（4）埋　入

形成した埋入窩にフィクスチャーを埋入する（図7-18）．第二アシスタントは，容器からフィクスチャーを取り出し，ラチェットレンチまたはハンドピースに装着して術者に渡す．その際，フィクスチャー表面に指などが触れないように注意する．

（5）カバースクリューの装着

カバースクリューとは，フィクスチャー頂部のアバットメントとの連結部分を封鎖するもので，二次手術までの間装着させておく（図7-19）．

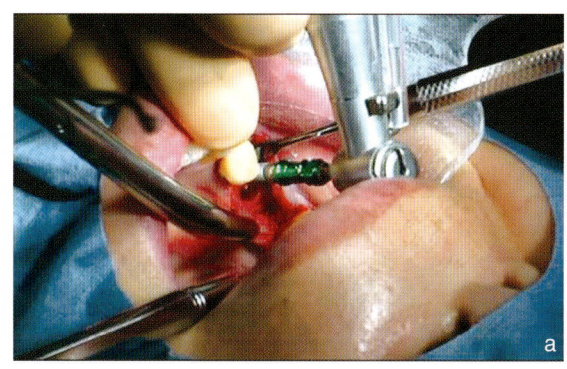

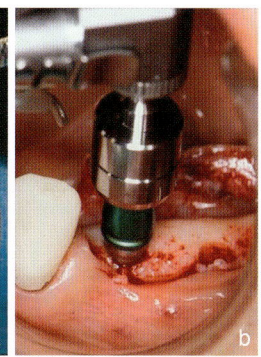

図7-18 モーターを用いたフィクスチャーの埋入　a：埋入部位には唾液などが混入しないよう吸引する．b：埋入時には注水は行わない．

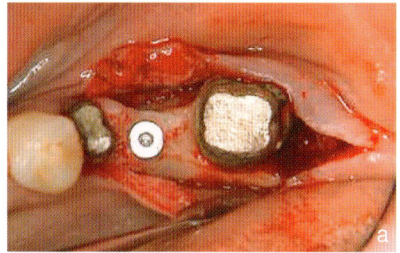

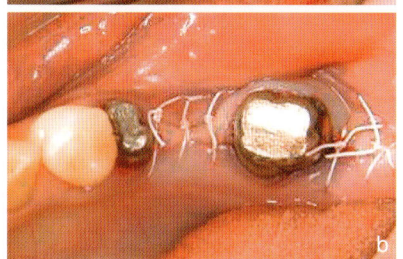

図7-19 カバースクリューの装着と縫合　a：カバースクリューの装着．b：縫合後．

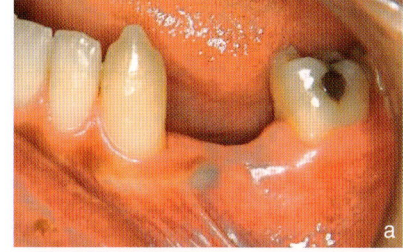

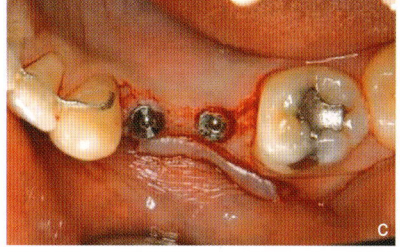

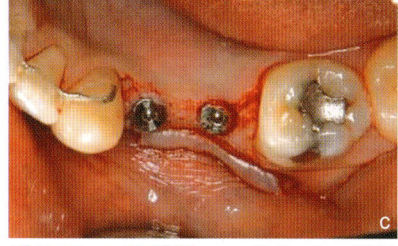

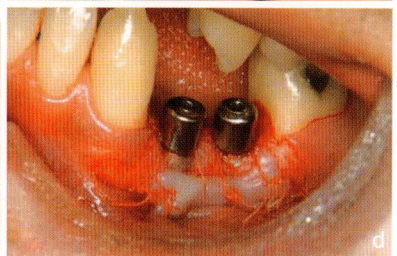

図7-20 二次手術　a：術前．b：切開．c：カバースクリューの露出．d：ヒーリングアバットメントの装着と縫合．

(6) 縫 合

　第一アシスタントは，デンタルミラーなどを用いて舌や頬粘膜を排除し，縫合針で損傷しないようにしつつ，術野を確保する．また，術野が乾燥しないように注水し，吸引する．圧迫止血した後は，必要に応じて歯周パックを行う．

3) 術　後

　患者に術後の口腔内の管理方法などを説明し，診療記録に記入し，後片づけを行う．

4 二次手術

　2回法のインプラントシステムでは，インプラント埋入後3か月から6か月後に以下のような術式で二次手術を行う（**図7-20**）．
①消毒・麻酔
②切開・剥離
③カバースクリューの露出・除去
④ヒーリングアバットメントの装着
⑤粘膜骨膜弁の縫合

5 インプラント補綴処置

　天然歯の補綴処置とは異なり，フィクスチャーもアバットメントも規格化されているため，チェアサイドでコアの形成・印象，あるいは支台歯の形成というような処置はほとんど必要ない．したがって，補綴処置の流れとしては**図7-21**に示すように，印象・トランスファー，咬合採得，そして上部構造の試適・装着となる．インプラント治療においても，印象前あるいは印象後に，プロビジョナルレストレーション（暫間補綴）を一定期間行い，咬合状態を確認してから最終補綴装置を製作する．

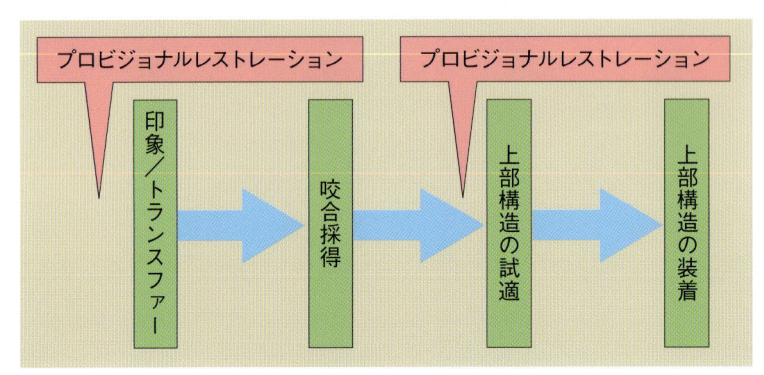

図7-21 インプラント補綴処置の流れ

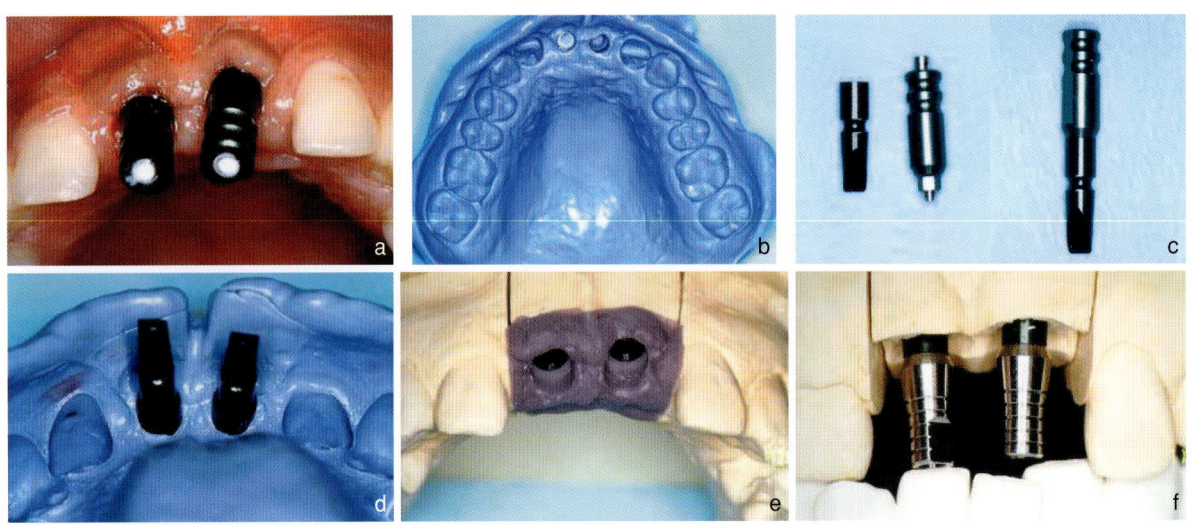

図7-22 インプラントの印象・トランスファー　a：フィクスチャーに印象用トランスファーを装着する．b：シリコーン印象材にて印象採得する．c：印象用トランスファーにアナログを装着する．d：印象用トランスファーを印象に戻す．e：印象を基に作業用模型を製作する．f：作業用模型にアバットメントを装着する．

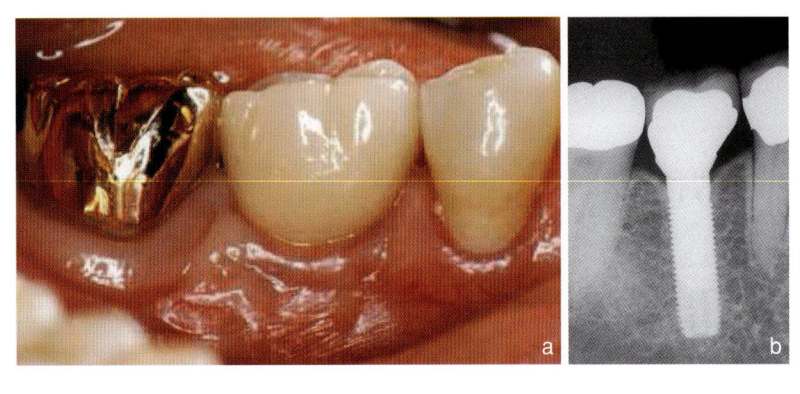

図7-23 上部構造の装着　a：下顎右側第一大臼歯に埋入したインプラントに上部構造をセットした．b：同部位のデンタルエックス線写真．

1) 印象・トランスファー

インプラント上部構造の印象は，アバットメントの形態を模型上に再現するというよりも，フィクスチャーの位置を模型上に移すという意味で，トランスファーという言葉が用いられる（図7-22）．また，位置を正確に再現するために，一般的には硬いシリコーン印象材が用いられる．

2) 上部構造の試適・装着

メタルフレームを試適し，調整後，最終補綴装置を装着する（図7-23）．

3 インプラントのメインテナンス

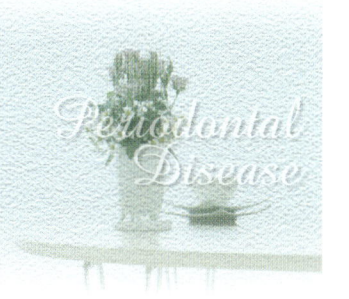

1 インプラント治療後のメインテナンス

　インプラントを長期にわたって機能させるためには，天然歯と同様，定期的にリコールを行ってメインテナンスしていく必要がある．インプラント周囲疾患を予防するためには，インプラント周囲のプラークコントロールが重要である．また，天然歯のように齲蝕，歯髄疾患，歯根破折はないが，フィクスチャー，コネクション，上部構造の破損が起こる可能性があるため，咬合関係や習癖のコントロールも重要である．メインテナンスの考え方や要点は基本的には天然歯と同様であるが，金属製の手用器具あるいは超音波スケーラーを用いると，インプラント表面に傷がつき，プラークが付着しやすくなるので注意が必要である．

2 メインテナンスの内容

1）インプラント部の診査

　インプラント周囲組織の検査には，インプラント体を傷つけないようなプラスチックプローブを用いる（図7-24）．ただし，インプラントは天然歯と比較して上部構造とインプラント体の間に外径の違いによる角度がついているため正確にプロービングポケットデプスを測定することは困難である．したがって，インプラント周囲組織の状態を定期的にエックス線写真で確認する必要がある．また，インプラント上部構造の破損や緩みがないか確認する．とくに異常がなくても，歯科医師による咬合状態の確認も必要である．

2）口腔清掃指導

　基本的には，歯周病患者に対する口腔清掃指導と同様に，口腔内のすべての歯とインプラント周囲を清掃できるよう指導する．顎堤の吸収が大きい部位や上部構造の形態によって，通常の清掃方法ではプラークコントロールが困難な場合には，その部位の状況に応じた清掃方法を指導する必要がある．

3）プロフェッショナルクリーニング

　インプラント体に付着したプラークや歯石はプラスチック製の手用スケーラー（図7-25）やテフロン製のチップを装着した超音波スケーラーを用いて除去する（図7-26）．上部構造の表面はラバーチップやラバーカップを用いて研磨する．スクリュー固定による術者可撤式のインプラント上部構造（図7-27）は，口腔外に取り出して超音波洗浄器で洗浄を行うことができるが，上部構造の着脱を頻繁に行うとインプラント周囲組織に損傷を与える可能性があるとされている．

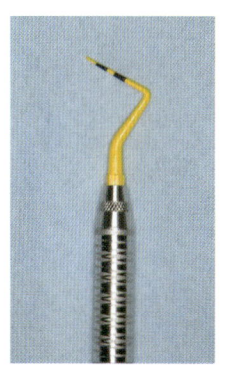

図7-24　インプラント用のプラスチックプローブ

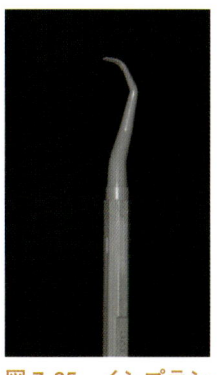

図7-25　インプラント用のプラスチックスケーラー

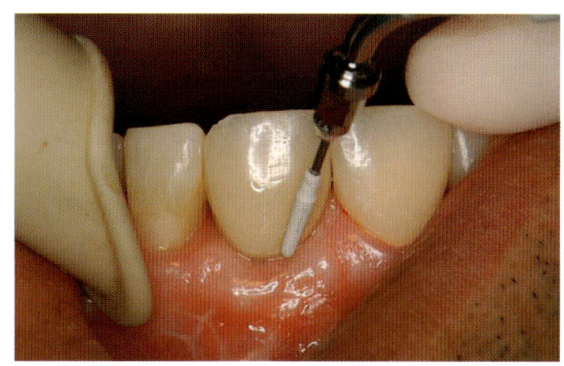

図7-26　テフロン製のチップを装着した超音波スケーラー

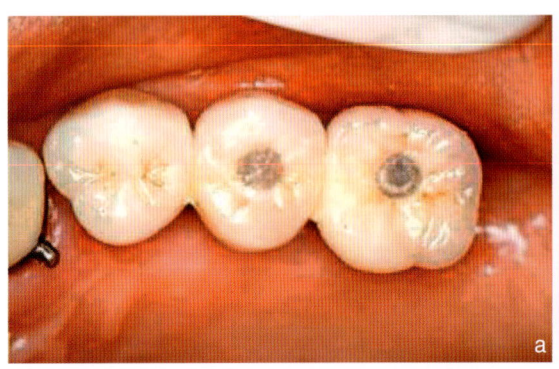

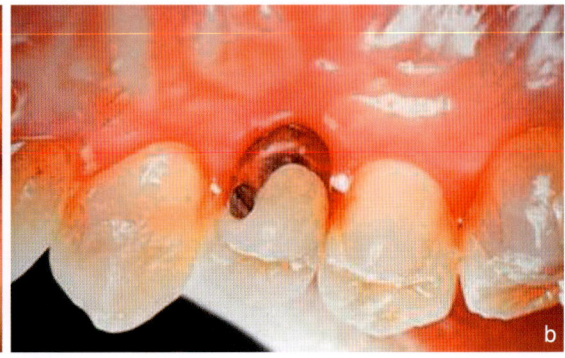

図7-27 スクリュー固定のインプラント上部構造　a：スクリューへのアクセスホールが咬合面にある上部構造．
b：側面からスクリューで固定する上部構造．

コラム
インプラントのスケーリング

　スケーリングなどの機械的なプラークコントロールは，炎症がインプラント周囲軟組織に限局しているインプラント周囲粘膜炎に対しては有効であるが，インプラント周囲骨が吸収したインプラント周囲炎に対しては効果が低いとされている．それは，インプラント上部構造およびフィクスチャーの滑沢な表面に付着した歯石は，スケーリングにより除去することができるが，フィクスチャーのスクリュー部分および粗面加工した部分に付着した歯石やプラークを除去することはできないからである．したがって，インプラント周囲に炎症が起こらないように予防する，あるいはインプラント周囲粘膜炎の段階で適切な処置を行えるようメインテナンスしていくことが重要である．また，スケーリングを行う際には，インプラントに傷をつけないよう，プラスチックスケーラーやチタン製スケーラーなどを用いる必要がある．

7章 参考文献 Reference

1) Newman MG, Takei HH, Carranza FA 編：Carranza's クリニカルペリオドントロジー．第9版，クインテッセンス出版，東京，2005，897〜938．
2) 吉江弘正，伊藤公一，村上伸也，申　基喆 編：臨床歯周病学．医歯薬出版，東京，2007，326〜333．
3) インプラント YEAR BOOK 2003　そのシステムと臨床．クインテッセンス出版，東京，2004，1〜280．
4) 赤川安正監訳：インプラント治療のためのAOコンセンサスレポート．クインテッセンス出版，東京，2008，178〜208．
5) 船越栄次編：インプラントアシスタントワークマニュアル．医学情報社，東京，2007，1〜49．

CHAPTER 8
歯周病と全身疾患や加齢についての基礎知識

西村英紀・河野隆幸：[1]
吉江弘正・山本幸司：[2]
古市保志：[3]
佐藤　聡：[4]
髙柴正悟・曽我賢彦：[5]

1 糖尿病

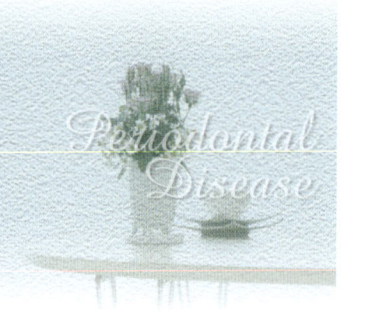

1 増加している糖尿病患者

糖尿病は歯周病のリスクファクターである．逆に，歯周病は，網膜症，腎症，神経障害，末梢血管障害，大血管障害に続く，糖尿病の第6番目の合併症[1]として捉えられているとともに，糖尿病患者の血糖コントロールにも影響を与えると考えられている．

2016年「国民健康・栄養調査」では，20歳以上で，「糖尿病が強く疑われる人（グリコヘモグロビン（HbA1c）値6.5%〈NGSP値〉以上）」は約1,000万人，「可能性が否定できない人（同6.0%以上6.5%〈同〉未満）」は約1,000万人と推定されている．両者の合計は2,000万人で，19年前の1997年の1,370万人と比較すると約1.5倍に増加している．したがって，歯科医院に来院する糖尿病患者の頻度は少なくないことが考えられるため，歯科衛生士においても糖尿病に関する正確な知識が必要である．

2 糖尿病の基礎知識

1）糖尿病とは

糖尿病とは，インスリンの作用不足による慢性の高血糖を主徴とし，それに由来するさまざまな組織・臓器障害（合併症）が生じる一連の症候群である．

糖尿病は，膵β細胞の破壊に伴う絶対的インスリン欠乏を特徴とする1型糖尿病，インスリンの分泌低下にインスリン抵抗性（インスリンが効きにくくなっている状態）が加わって発症する2型糖尿病，その他特定の機序・疾患による糖尿病，妊娠糖尿病の4つに分類される．なかでも2型糖尿病は，生活習慣とのかかわりが深く，糖尿病全体の95％程度を占めている．

2）糖尿病の治療

糖尿病の治療方法には，食事療法，運動療法，薬物療法がある．糖尿病が軽度の場合は食事療法と運動療法のみで血糖コントロールが可能であるが，進行すると，それだけでは十分なコントロールができなくなり，薬物療法が必要になる．また，1型糖尿病やインスリンの分泌が不足した2型糖尿病では，インスリン治療が必要となる．

3）糖尿病の症状

糖尿病の初期においては，自覚症状がほとんどないため，糖尿病を自覚していない患者も歯科医院に多く訪れる．しかし，のどが渇いて水分をよく摂取する（口渇・多飲），尿が多くなる（多尿），お腹がよくすく（空腹），疲れやすい，体重が減るなどの自覚症状がある場合は，すでに糖尿病が進行している可能性が高いため，歯科治療を行う前に内科へ紹介する必要がある．また，すでに糖尿病を発症している患者の場合は，必ず内科主治医へ照会を行い，糖尿病の病型，罹病期間，治療内容，血糖コントロールの状態，合併症の有無などを把握しておく必要がある．

3 歯周治療が糖尿病に影響を与えるメカニズム

糖尿病患者において体内にあるインスリンの量が同じであっても，インスリン抵抗性があると，血糖の吸収利用が低下し，血糖が下がりにくくなる．その結果，血糖を正常に保つためには，より多くのインスリンが必要になる．一般的に，インスリン抵抗性は，内臓脂肪の増加に伴い，脂肪組織での慢性炎症が引き起こされた結果，脂肪細胞からTNF（腫瘍壊死因子）-α，IL（インターロイキン）-6，MCP（単球走化性因子）-1が産生されることで誘導されると考えられている．

重度の歯周炎や歯周治療に伴って生じる菌血症あるいは歯周病原細菌由来のリポ多糖（LPS）血症は，マクロファージを活性化させ，TNF-α，

IL-6, MCP-1の産生を亢進させることが知られている．したがって，歯周治療を行い菌血症などを抑制することによって，これらの生理活性物質の産生が減少し，その結果，インスリン抵抗性が改善すると考えられる．

4 糖尿病患者の歯周治療

血糖コントロールが良好な糖尿病患者は，歯周治療にも良好に反応する．一方，血糖コントロールが不良な患者では，歯周治療を行っても悪化・再発しやすいことが知られている．また，歯周治療に伴う菌血症やLPS血症がインスリン抵抗性を増悪させることもわかっている．したがって，糖尿病患者における歯周治療の役割は，糖尿病合併症の一つである歯周病が血糖コントロールを悪化させる原因とならないように，慢性炎症をコントロールすることである．そのためには，血糖コントロールに影響を与えないように十分配慮して，歯周治療を行う必要がある．すなわち，歯肉の炎症が著明で多量の細菌感染が疑われる場合は，抗菌薬の全身投与や局所投与を行い，歯周病原細菌を減少させた後に歯周基本治療や観血処置を行うべきである（図8-1）．また通常の診療においても，糖尿病患者では感染に十分注意する必要がある．

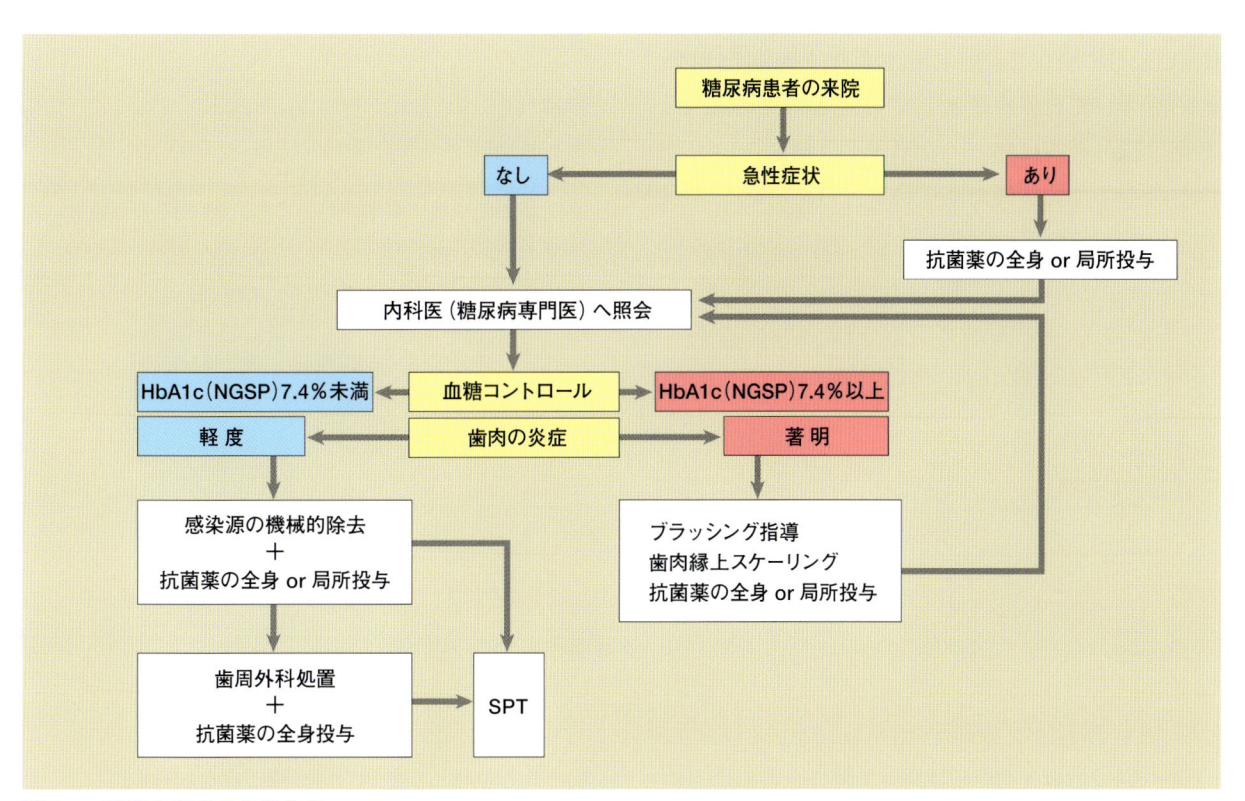

図8-1 糖尿病患者の歯周治療

表8-1 血糖コントロールの指標と評価

指　標	血糖コントロールの評価				
	優	良	可		不　可
			不十分	不　良	
HbA1c(NGSP)(%)	6.2未満	6.2〜6.9未満	6.9〜7.4未満	7.4〜8.4未満	8.4以上
			6.9〜8.4未満		
空腹時の血糖値(mg/dl)	80〜110未満	110〜130未満	130〜160未満		160以上
食後2時間血糖値(mg/dl)	80〜140未満	140〜180未満	180〜220未満		220以上
	歯科治療における観血処置が可能				内科へ紹介

（日本糖尿病学会編：科学的根拠に基づく糖尿病診療ガイドライン．2010より一部改変）

1）観血処置の基準

2010年の日本糖尿病学会「糖尿病診療ガイドライン」では，血糖コントロールの指標は「HbA1c（NGSP）6.9％未満」「食後2時間血糖値180 mg/dl 未満」を「良」としている（表8-1）．歯科治療における血糖値の基準を示したガイドラインはないが，医科領域における周術期（手術の前後の期間）の血糖値の指標は，食後2時間血糖値200 mg/dl 以下とされている[2]．一方，基礎研究[3-5]においては，血糖値が216 mg/dlを超えると，好中球の走化性，貪食能，殺菌活性などの機能が低下することが報告されている．これらを考慮すると，歯周外科手術などの観血処置では，血糖コントロールの指標において「可」の範囲内であるHbA1c（NGSP）7.4％未満や食後2時間血糖値200 mg/dl 以下が基準として適当と考えられる．また，観血処置に伴い，食事が十分摂れない可能性がある場合は，低血糖症の可能性を考慮して内科主治医へ治療後の対応について照会を行う必要もある．

2）低血糖症への対応

糖尿病患者の歯科治療時に最も注意すべきことは低血糖症であり，既往のある患者では注意が必要である．血糖値が50～70 mg/dl 以下に低下すると，手足の震え，冷汗，動悸，異常な空腹感，目のかすみ，頭痛などの低血糖症状が現れる．低血糖症を放置すると，意識がなくなり，低血糖性昏睡になる．低血糖症状が出た場合は，砂糖やブドウ糖 20 mg を摂取させるか，糖分の入った缶ジュースなどを1本程度飲ませることによって容易に改善する．

補足

2012年4月1日からの HbA1c 国際標準化に伴い，わが国で従来用いられてきた Japan Diabetes Society（JDS）値に 0.4％を加えた National Glycohemoglobin Standardization Program（NGSP）値が，日常診療でも用いられることとなった．本章においても，HbA1c の数値は，従来の JDS 値に 0.4％を加えた NGSP 値を使用している．

コラム

歯周病と糖尿病の関係について（文献的考察）

第3回米国健康栄養調査に参加した45～90歳の 4,343 人を調べた研究[6]では，HbA1c（NGSP）9％以上の2型糖尿病患者が重度歯周病に罹患する確率は，非糖尿病患者に比較して2.9倍であると報告している．逆に，Taylor ら[7]の2型糖尿病を高頻度に発症する米国アリゾナ州のピマインディアンを対象とした2年間の後向きコホート研究では，ベースライン時に重度歯周炎に罹患していた患者では血糖コントロールが不良になる確率が 6.2 倍であると報告している．

それでは，歯周治療は血糖コントロールに影響を与えるのであろうか．歯周治療によって血糖コントロールが改善した報告では，ほとんどが補助的に抗菌薬の全身または局所投与を併用している．Iwamoto ら[8]は，13人の2型糖尿病患者にミノサイクリン軟膏を4週連続局所投与することによって，歯周ポケット内の細菌数が有意に減少するとともに，血中 TNF-α 濃度が減少し，HbA1c 値が改善することを示した．しかしながら，2005年の Janket ら[9]が行ったメタ分析では，歯周治療による HbA1c の減少は2型糖尿病患者で 0.66％，歯周治療とともに抗菌薬を併用した研究では 0.71％であり，ともに有意差を示すにはいたっていない．

2 循環器系疾患

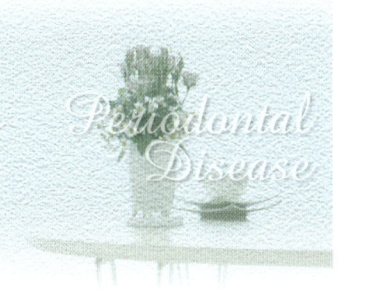

1 循環器系疾患とは

循環器とは，心臓をはじめ，血液を全身に巡らせる器官をさす．循環器系疾患としては，心臓機能に障害のある心疾患や，血管の機能障害，高血圧症，高脂血症などがあげられ，循環器系疾患は死亡原因の1/4を占めるほど高い（**表8-2**，**図8-2**）．

臨床の場面でも，高血圧症や動脈硬化症（狭心症，心筋梗塞の既往）を有している患者は多く，また高齢化社会により，不整脈のためにペースメーカーを使用している患者も多くなっていることから，これらの疾患に対する知識を深め，適切な治療を行っていくことが重要である．

2 循環器系疾患の基礎知識

1）高血圧症

頻度の高い病態であり，生活習慣病の代表的疾患である（**図8-3**）．高血圧症には，原因が不明の本態性高血圧症と，腎臓や内分泌，血管性など原因の明らかな2次性高血圧症があるが，その90％以上は本態性高血圧症とされる．高血圧症が進行すると，心臓，腎臓，脳などの各種臓器に障害が現れ，重度の場合は，狭心症，心筋梗塞，心不全，腎不全，脳梗塞を合併するようになる（**図8-4**）．

2）動脈硬化症

臓器へ血液を送る動脈の内膜に対して，主にコレステロールなどの脂肪から構成される粥状物質（アテローム斑，粥腫）が蓄積し，次第に肥厚して動脈を狭めていく疾患である（**図8-5**）．心臓の冠動脈に起きれば，狭心症や心筋梗塞になる．

3）不整脈

不整脈とは心臓の調律異常をいい，リズムの遅くなる徐脈性不整脈と，速くなる頻脈性不整脈に分かれる．徐脈性不整脈はペースメーカー装着の適応となり，頻脈性不整脈ではときに致死性の心房細動が起こり得るので，注意が必要である．

3 循環器系疾患と歯周病のかかわり

1）血液への細菌侵入

プラーク中の細菌は，歯周ポケット内の上皮を貫通して，血流内へと侵入することがある．健常

表8-2 循環器系疾患の例

	循環器系疾患
心疾患	不整脈，感染性心内膜炎，弁膜症など
血管の機能障害	動脈硬化，心筋梗塞，狭心症，静脈血栓症など
その他	高血圧症，高脂血症など

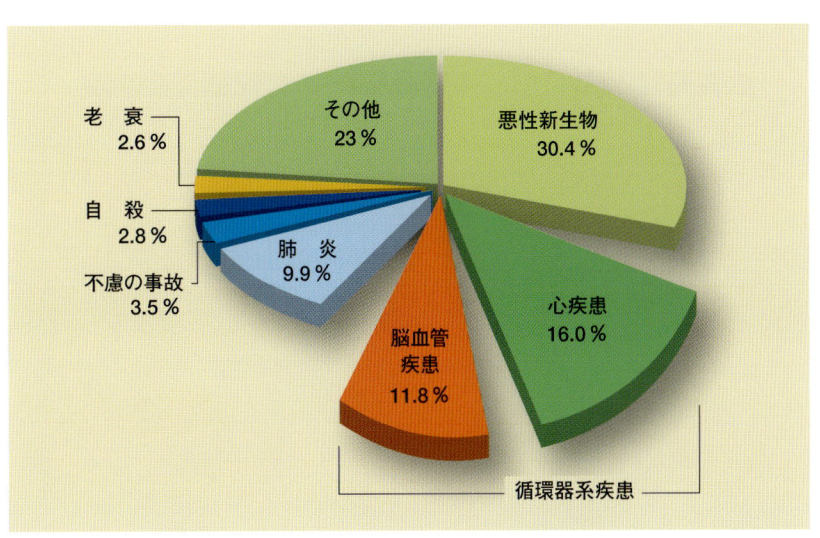

図8-2 主な死因別の死亡数の割合　　（厚生労働省：平成18年人口動態調査）

- 悪性新生物 30.4％
- 心疾患 16.0％
- 脳血管疾患 11.8％
- 肺炎 9.9％
- 不慮の事故 3.5％
- 自殺 2.8％
- 老衰 2.6％
- その他 23％

循環器系疾患

者の場合は，さまざまな防御機構が働いて，すぐに排除されるため一過性の菌血症ですむが，全身疾患などで感染に対する抵抗力が低下している場合には，敗血症に至ることがある．また，弁膜障害のある場合は，口腔内細菌により感染性心内膜炎の危険性が高くなることが以前から指摘されてきた．

2）歯周病原細菌の血管への沈着

1980年代後半になると，歯周病を含めた口腔感染症は，冠状動脈性疾患との関連性があるという報告が数多くなされ，歯周病があると狭心症や心筋梗塞のリスクが増すことが追跡調査によってわかってきた[10-12]．また，動脈硬化を起こしている血管の病変部からは歯周病原細菌が検出されており，これらは炎症の強い歯周組織から血流にのってたどり着いたものと考えられている（図8-6）．

そのほか，歯周炎によって炎症にかかわるさまざまな物質が産生されるが，なかでも歯周炎患者ではC反応性タンパク質（CRP）の値が高いことが知られている．CRPは治療によって下がる物質であるが，値が高いと心筋梗塞の再発率や致死率が高くなる．

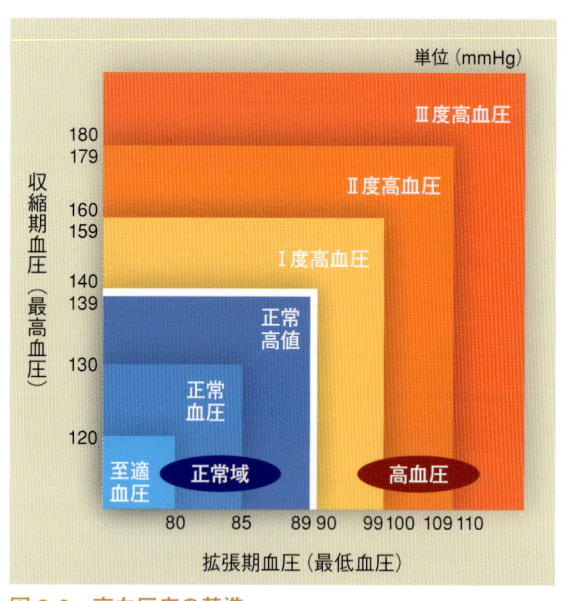

図8-3 高血圧症の基準
（日本高血圧学会編：高血圧治療ガイドライン2009年版）

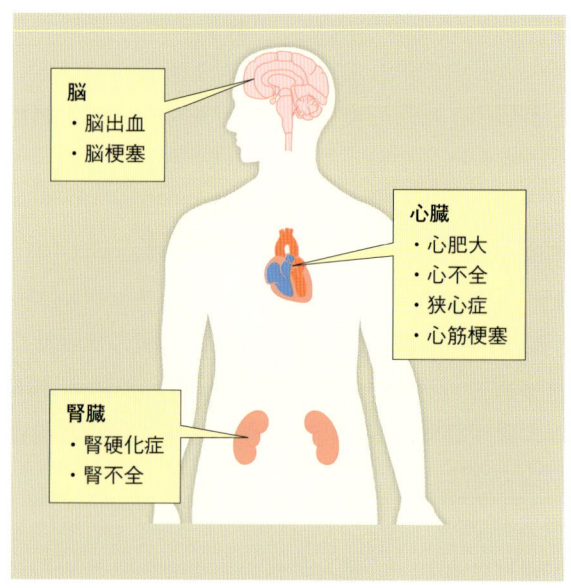

図8-4 高血圧症のさまざまな合併症

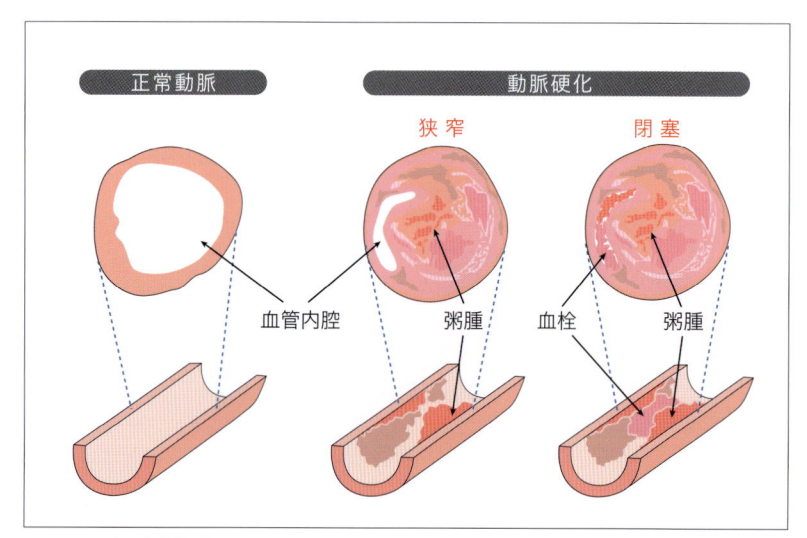

図8-5 動脈硬化症

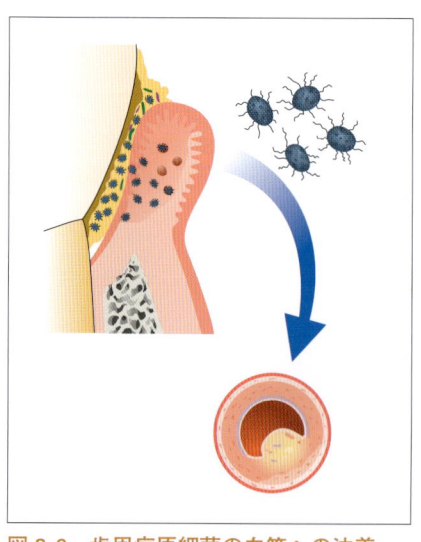

図8-6 歯周病原細菌の血管への沈着

4 歯科治療時の歯科衛生士の役割

1）動脈硬化症の患者に対して

　不安，緊張などの精神的ストレスから，過呼吸や動悸，血圧上昇が起こり，心機能の不調をきたすことがある．したがって，治療時は声かけを行って不安を取り除くようにし，また治療に伴う痛みや不快感が最小限となるような手技を心がける．

　観血処置などには制限があることも多く，積極的な歯周治療を施さずに，口腔衛生状態の改善と病状の安定をはかることが主体となることもあるため，歯科衛生士の役割が重要になってくる．

　歯周炎を治療し，局所の炎症をコントロールすることは，狭心症や心筋梗塞の既往を有している患者にとっては全身の健康にもつながることを説明し，モチベーションの向上へとつなげていく．

2）高血圧症の患者に対して

　高血圧症には特有の自覚症状がなく，いつの間にか進行していることが多いことから，日頃より全身の体調管理に注意を払うことが重要であり，ここから口腔衛生管理につなげることも歯科衛生士としての役割である．

　高血圧症の治療に用いる内服薬のうち，ノルバスク®やアダラート®といったカルシウム拮抗薬は，副作用として薬物性歯肉増殖症を起こすことが報告されている．薬物性歯肉増殖症では，プラークや歯石による炎症が増悪因子となり，歯周組織が線維性に肥厚し，歯間乳頭が歯冠部を覆うように増殖することが多い（図8-7）．また，歯肉増殖により歯肉ポケットが生じるため，ブラッシングによるプラークコントロールが低下して，歯肉の炎症が強くなり，歯周ポケットの形成に至るなどの悪循環を生みだすことも多い．症状を改善するには，歯肉縁下のプラークや歯石の除去，適切なブラッシングが必須となる．

5 治療上注意すべき点

1）観血処置

　心疾患や梗塞の既往のある患者では，内服薬として抗血栓薬（ワーファリン®，パナルジン®，バファリン81®など）を常時服用していることが多い．そのため，出血が止まりにくい状態にあるので，観血処置には十分注意する．

2）ペースメーカー

　ペースメーカーとは体動や呼吸数などを感知してペースを変調させ，必要な拍動を行わせる装置である．不整脈の患者でペースメーカーを装着している場合は，患者がペースメーカー手帳をもっているので，その内容を確認しておく．超音波スケーラーの使用はペースメーカー本体に影響を与えることがあるので使用を控える．歯科治療ではそのほか，電気メス，低・高周波治療器具，マイオモニター，超音波電動歯ブラシ，根管長測定器などの使用も控える．

3）血圧の変化

　高血圧症で降圧薬を服用している患者の場合，急にポジションを変えると，起立性低血圧を起こすことがあるので注意する．

　歯科治療では痛みを伴うことが多いため，日常的には問題ない人であっても，不安や緊張から一

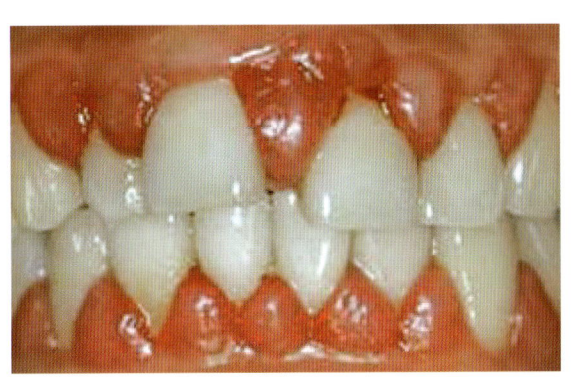

図8-7　高血圧症患者の薬物性歯肉増殖

時的に血圧が上昇することもある（白衣性高血圧）．したがって，口腔内ばかりではなく，顔面の紅潮，呼吸速度，脈拍数などにも注意を払い，そのような可能性があれば血圧測定を行い，高い場合は落ち着くまで安静にしておく必要がある．

> **コラム**
> ### 高血圧症患者で歯肉増殖がある場合は，薬を変更してもらう必要がありますか？
>
> 　高血圧症の患者に処方されている薬は，作用機序によって6つに分かれます．軽度の高血圧症であれば，1種類の薬で対応されるため，内科医と相談のうえ，変更してもらうことも可能ですが，進行した高血圧症となると機序の異なる薬を数種併用しているので，変更できないことがあります．
>
> 　薬物性歯肉増殖症は薬の副作用ですが，プラークや歯石の沈着が増悪因子となって，症状をより悪化させるので，薬の変更ができなくても，適切なブラッシングと口腔内ケア，歯周治療によって改善が見込めます．
>
> 　実際の治療例を示します．患者は80歳の男性で，ブラッシング後の出血が1〜2時間止まらないことを主訴として来院されました．狭心症，高血圧症，脳動脈瘤や硬膜下血腫の既往があり，4種の降圧薬と2種の抗血栓薬を服用しています．歯間乳頭部の腫脹が著しく，プラークと歯石の沈着を認め，歯肉からの出血も多かったです．
>
> 　歯肉縁上の歯石除去と口腔清掃指導（歯ブラシの硬さの変更，歯間ブラシやデンタルフロスの使用法など）を行うことで，自然出血は少なくなってきました．プラークコントロールが確立された段階で，浸潤麻酔下で数本ずつのスケーリング・ルートプレーニング（SRP）を全顎に対して行い，サポーティブペリオドンタルセラピー（SPT）で維持しています．歯肉増殖は，完全には治っていませんが，主訴であったブラッシング後の出血はなくなり，プラークコントロールもしやすくなって良好に経過しています．
>
> 初診時 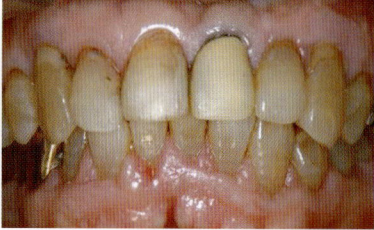　　　口腔清掃指導と歯肉縁上歯石除去後 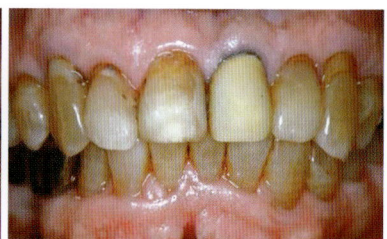　　　SPT時

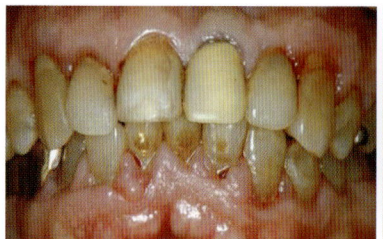

3 早産・低体重児出産

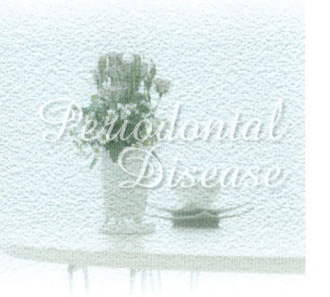

1 早産・低体重児出産とは

1）早産・低体重児出産の定義と現状

WHOでは，妊娠22週以降から37週未満の出産を早産，新生児の体重が2,500g未満の場合を低体重児出産と定義している．医療技術の進歩に伴い，以前であれば死産であった1,500g, 1,000g未満での出生数も増加し，現在では総出生数に対する低体重児出産の割合は20％近くにまで上昇している（**図8-8**）．低体重での出産（未熟児出産）は，出生後の発育に対する綿密なケアが必要となるだけでなく，障害を併発することもあり，家族や社会に対して精神的・経済的に大きな負担となることが多い．早産・低体重児出産のリスクファクターとしては，年齢，人種，多胎，短い子宮頸管，出産に関連した器官における感染症などがある．

2）早産・低体重児出産のメカニズム

出産のメカニズムは複雑で，いまだ解明の途中ではあるが，その成立にはさまざまなホルモンやサイトカインの産生が巧妙に絡んでおり，出産が近づくと子宮頸管の熟化と子宮筋の収縮が起こるが，それにはIL-8やIL-1βなどの炎症性サイトカイン濃度の上昇が関与している．

しかし，何らかの理由で，血中サイトカイン濃度が早期に上昇した場合には，子宮筋が早期に収縮し，結果的に早産や低体重児出産となる可能性が報告されている．そのような早期サイトカイン濃度の上昇の原因としては，細菌性腟炎や絨毛羊膜炎などの感染症があげられるが，早産・低体重児出産の30％ほどのケースでは出産に関連した器官での感染症は認められず，その原因あるいはメカニズムの解明が望まれている．

2 歯周病との関連

歯周病に罹患した歯周組織では，歯周病原細菌の組織為害作用あるいは生体防御反応の結果として上皮に微小潰瘍が形成され，細菌やその病原因子が体内へ侵入するための入口となり，全身への供給源ともなっている．また，歯周病に罹患した結合組織中では，炎症関連物質が産生されている．すなわち，歯周病に罹患しているということは，病原細菌とその関連物質，そして炎症性サイトカインを体内へ慢性的に供給している状態にあると考えられている．早産・低体重児出産には早期の炎症性サイトカイン濃度の上昇が関与していることから，生体における炎症関連物質の供給源の一つとして歯周病が注目されている（**図8-9**）．

1）相関に関する疫学研究

1996年にOffenbacherら[15]は，歯周病と早産・低体重児出産には相関があることを世界に先がけて報告している．その研究は，妊婦あるいは出産直後の女性を対象に歯周組織検査を行って，歯周病と出産状況との相関を調べた結果，歯周病に罹患していること（アタッチメントロス3mm以上の部位が全体の60％以上）の早産・低体重児出産に対するオッズ比が初産では7倍程度あるというものであった．この研究結果は，歯周病関係者

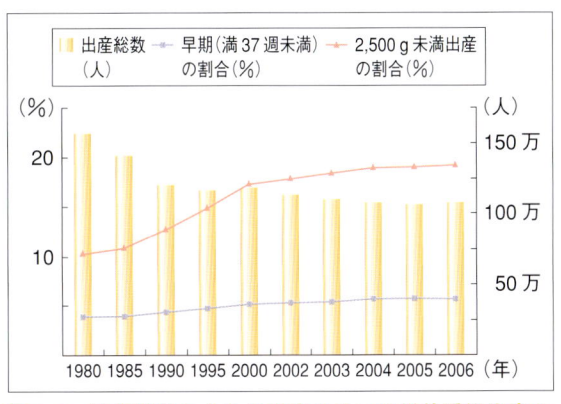

図8-8 出産総数に占める早産あるいは低体重児出産の割合
過去約25年間に低体重児出産の割合が増加している．
（厚生労働省：平成18年人口動態調査より）

のみならず一般社会でも注目を集め，世界中で大々的に取り上げられた．その後，世界各国から数多くの疫学研究が報告された．2003年頃までの研究は，主に北南米からのものであり，多くが歯周病と早産・低体重児出産には相関があったとしている．現在では，北南米のみならず，ヨーロッパやアジアからの報告も増えたが，それらのなかには歯周病と早産・低体重児出産には関連性がないとするものもいくつか存在する．また当初，このテーマに関する研究結果が発表された雑誌は歯周病関係の国際誌のみであったが，2005年以降は産婦人科関係の国際誌でも掲載されるようになってきている．最近の産婦人科関係の国際誌に発表されたシステマティックレビューでは，22編の研究のうち15編で歯周病と早産・低体重児出産との間に相関があったと結論づけている[16]．また，17編の研究データを用いたメタ分析の結果によると，歯周病と早産・低体重児出産とのオッズ比は2.83であったとの報告もある[17]．

このように，早産・低体重児出産に対する歯周病の影響については，肯定的な結果と否定的な結果が混在しており，いまだ確定的な結論が導かれていないのが現状である．その理由として，歯周病への罹患あるいは重篤度を明確に示す客観的かつ定量的な指標がないことがあげられる．また，歯周病あるいは早産・低体重児出産はともに多くの因子の影響が複雑に絡み合って発現するため，1つの因子の及ぼす影響に着目するには他の交絡因子による補正が必要である．しかしながら，その補正に一定の基準がないことなどもその理由の一つとして考えられる．現在，このような問題点に配慮した大規模疫学研究が世界各国で進行中であり，その結果報告が待たれている．

一方，歯周病と早産・低体重児出産の相関発現メカニズムを解明することは，両者の予防あるいは治療の観点から重要である．妊婦において，プラーク中の口腔内細菌の組成，歯肉溝滲出液あるいは血中サイトカイン濃度などを測定し，早産・低体重児出産との関連性を解析しようとする研究がいくつか実施されている[18]．しかしながら，そのような研究の数は少なく，いまだ明確な結論を導くには至っていない．今後，関連性に影響を及ぼしている因子が，細菌レベル，分子レベル，あるいは遺伝子レベルで解明されれば，それぞれのレベルでの方策によって，より効果的に影響を抑止できる可能性がある．

2）歯周治療と早産・低体重児出産

歯周病が早産・低体重児出産に悪影響を及ぼしているとすれば，歯周病に罹患した妊婦に歯周治

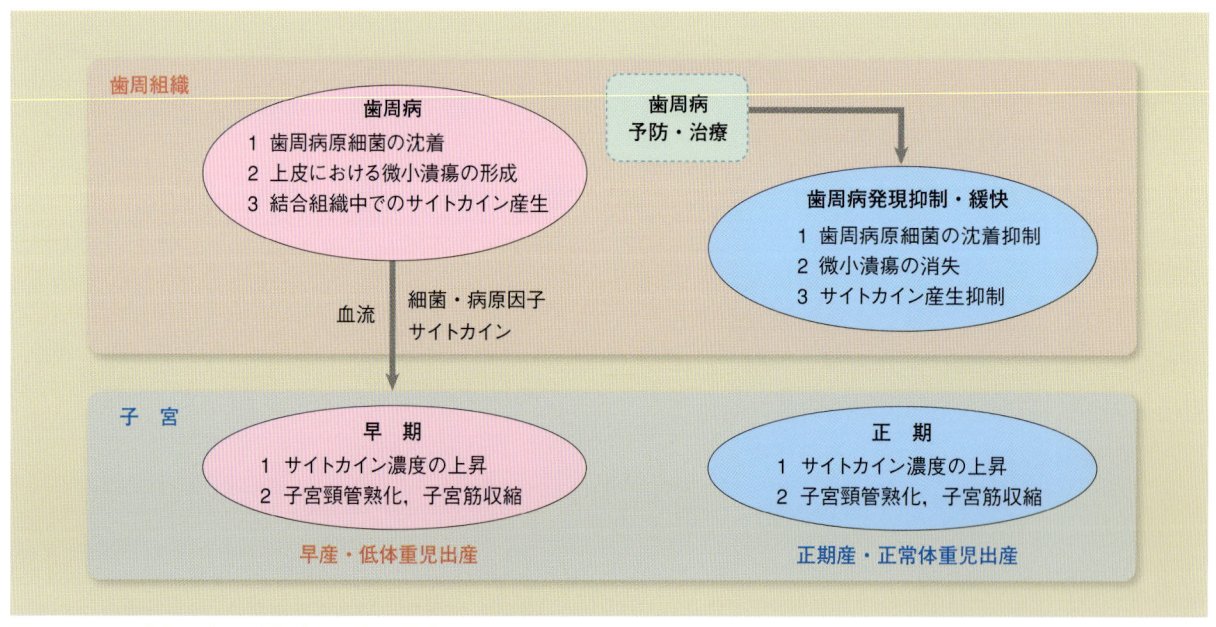

図8-9　歯周病と早産・低体重児出産の関連性と予想されるメカニズム

療を行うことで，早産・低体重児出産の発現率を低下させられる可能性がある．また，低下が認められて，はじめて歯周病と早産・低体重児出産との因果関係が成立することにもなる．

　これまで，歯周治療による早産・低体重児出産に対する介入研究は北南米を中心に行われてきた．それらの結果では，介入により効果（早産・低体重児出産の発現率の低下）があったとするもの[19, 20]と，なかったとするもの[21]が混在している．前述したシステマティックレビュー[16]では，歯周治療によって早産・低体重児出産が抑制できる可能性は明らかにされているが，明確な結論を導くにはさらなる研究が必要であると結論づけている．このように結果にばらつきが生じている理由の一つとしては，研究計画そのものに起因するものと考えられる．すなわち，介入を行う時期あるいは内容によって，結果の大部分がすでに決定づけられている可能性が高いということである．具体的には，妊娠安定期にスケーリング・ルートプレーニングなどの炎症を抑えるための処置を行ったとしても，すでに母体あるいは胎児の発育に対して影響が及んでいるため，介入時期としては遅すぎるという可能性も否定できない．このような疑問を解決する方法としては，妊娠可能な年齢群における歯周病の予防と治療内容の検討といった観点からも，介入効果を評価していく必要性があると考えられる．

3）まとめ

　歯周病の早産・低体重児出産へ及ぼす影響と歯周治療による介入効果について述べてきた．現時点では，それらの可能性を完全に否定することはできないが，明確なエビデンスとするにはさらなるデータの蓄積が必要と結論づけられる．とくに，介入によって早産発現を抑制できるかについては，今後さらなる詳細な検討と大規模な無作為化疫学研究の実施が必要である．また，このテーマに関する本邦発のデータがきわめて乏しいため，今後の臨床研究の実施と結果発表が待たれている．

コラム
妊娠中に歯周治療を行ってもよいか？

　妊娠中期（安定期）であれば，一般的な歯科治療の妊娠に対する影響はないとされており，局所麻酔下でスケーリング・ルートプレーニングを実施することも可能である．ただし，その実施には，患者と術者が十分な信頼関係を得ていることが重要であり，妊婦へのストレスを最小限に抑えるべきである．また，抗菌薬を併用する場合にはその選択に注意し，歯に着色を誘発する可能性が高いテトラサイクリン系抗菌薬の使用は避けるべきである．妊娠後期であっても，プラークコントロールにきわめて有効な歯肉縁下イリゲーションやPMTCなどの侵襲性の小さい歯周治療は実施可能である．

コラム
妊娠性歯肉炎の原因とその対処法は？

　妊娠中は，ホルモンバランスの変化により血管の透過性が亢進し，歯肉が浮腫様の形態となり，結果的に歯肉ポケットを形成することが多い．また，歯周病原細菌の一つである P. intermedia は，エストロゲンの存在下でその増殖が活発になることが報告されている．これらがアタッチメントロスと辺縁歯槽骨の吸収を伴わない妊娠性歯肉炎の特徴と考えられている．この浮腫様の歯肉形態は，出産が終わると自然に消退するが，プラークコントロールの徹底によっても緩和することから，その不快症状を軽減するには妊娠期間の口腔衛生状態の管理が重要である．

4 喫 煙

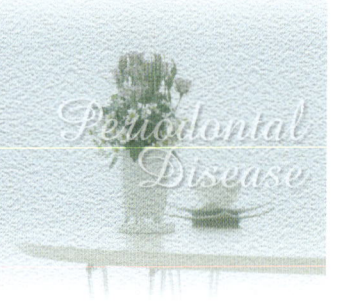

1 喫煙による生体への影響

喫煙は，癌，心疾患，脳血管疾患などの生活習慣病だけでなく，歯周病や慢性閉塞性肺疾患などさまざまな疾患のリスクファクターとなることが知られている．このような喫煙の生体に対する為害作用は，タバコの煙に含まれる約40種類の発癌性物質と約200種類の有害物質によるものであると考えられており，そのなかでもニコチン，一酸化炭素，タールは三大有害物質といわれている．

1）ニコチン

ニコチンはタバコ1本あたり0.1～2.0 mg含まれている．ニコチンは神経系に作用することで，循環器系に対しては末梢血管の収縮や心収縮力の増加などの急性作用を示し，血圧の上昇をきたす．また，免疫系に対しては，好中球の貪食能や走化能，マクロファージの抗原提示能を抑制する．なお，体内に吸収されたニコチンは，肝臓でコチニンに代謝される．

2）一酸化炭素

赤血球内のヘモグロビンは，通常，肺から取り込まれた酸素と結合して，局所の細胞へ酸素を運搬する．一酸化炭素はこのヘモグロビンと強い結合力を有しており，その強さは酸素と比較して約240倍ともいわれている．したがって，一酸化炭素が存在すると，酸素はヘモグロビンと結合できなくなるため，結果的に全身的な酸素欠乏を引き起こし，虚血性心疾患や慢性呼吸器疾患などのリスクが高まると考えられている．

3）タール

タールとは，一般にヤニとよばれるもので，タバコの煙からニコチンと水蒸気を除去した後に残る粒子相の総称である．タールには発癌性物質や有害物質が多く含まれているので，口腔局所に対しては直接的な刺激または組織破壊に関係していると考えられている．

2 歯周病に対する喫煙の影響

タバコの煙に最初に曝露される組織は口腔であり，口腔内にもさまざまな影響を及ぼす．歯周病との関係については，発症にかかわる環境因子とされており，喫煙者が歯周病に罹患する割合は非喫煙者に比べて約2～8倍（オッズ比）ともいわれ，高いリスク度を有する．また喫煙量や喫煙歴は，歯周病の重症度，さらにはその進行に伴った歯の喪失とも関連していることが認められている．

1）歯周組織に対する影響

喫煙による歯周組織への影響としては，ニコチンの免疫系に及ぼす影響により歯周組織の抵抗力が低下するとともに，ニコチンの末梢血管収縮作用による血流低下が伴うので，歯周病の発症や進行にかかわっていると考えられている．

またニコチンは，歯肉線維芽細胞の増殖およびコラーゲンの産生を抑制し，コラゲナーゼの産生を促進することで，歯周組織破壊を促進している[22]．さらに，ニコチンは歯肉上皮細胞や歯肉線維芽細胞に対して刺激を加えることで，炎症に関与するIL-1やIL-6の産生を促している[23,24]．これらの炎症性サイトカインは，歯周病原細菌の有するLPSと相乗的に働き，歯周組織を破壊するとともに，歯周組織の創傷治癒を遅らせると考えられている．

2）喫煙者にみられる歯周組織の徴候

喫煙者の口腔内所見としては，歯肉の黒色化（メラニン色素の増加），歯肉の線維化，歯面への着色，口臭の増悪，味覚の低下などがある（図8-10，8-11）．歯肉は，ニコチンおよび一酸化炭素の影

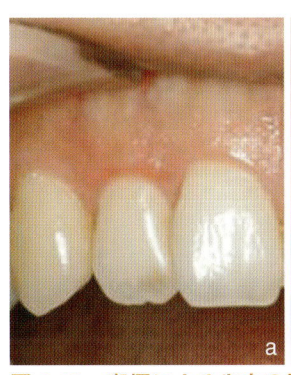

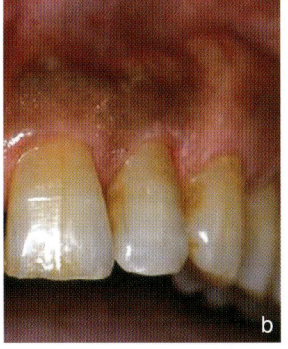

図8-10 喫煙による歯肉の影響　a：臨床的に健康な歯肉．b：喫煙者の歯肉で，メラニン色素沈着が観察できる．

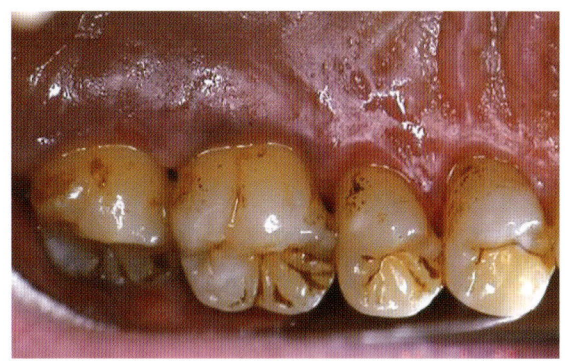

図8-11 喫煙者の上顎口蓋側の歯肉　色素沈着と線維化がみられる．

響により酸素濃度や免疫力が低下しているため，強い局所の炎症はみられず，プロービング時の出血が少なく，発赤も弱い．

プラークの付着量や辺縁歯肉の炎症については，喫煙者と非喫煙者との間に差はみられない．一方，歯槽骨の吸収度または歯周ポケットの存在部位数については，喫煙者のほうが非喫煙者に比べて重度といわれている．

喫煙による歯周病原細菌への影響については，喫煙者では *Porphyromonas gingivalis*, *Aggregatibacter* (*Actinobacillus*) *actinomycetemcomitans*, *Tannerella forsythia* などの割合および増殖能が高いことが知られており，その他の歯周病原細菌についても多く検出されている[25]．

3）歯周治療の効果に対する影響

歯周治療に対する反応が少ない歯周炎は喫煙者に多くみられるという報告に基づき，喫煙者に対する歯周治療の研究では，歯周治療の各段階における治療効果の比較が多くなされている．歯周基本治療においては，スケーリング・ルートプレーニングのみの治療では，非喫煙者に比べて喫煙者のほうが治療効果が劣ることが認められている[26,27]．一方，スケーリング・ルートプレーニングに加え，ドキシサイクリンなどの抗菌薬による薬物療法を併用した研究では，喫煙者と非喫煙者との間に治療効果の差は認められなかったという報告もある．歯周外科治療における研究では，フラップ手術，歯周組織再生療法，歯周形成手術のいずれにおいても，喫煙者は非喫煙者と比較して治療効果が劣ることが示されている[28]．

したがって，喫煙は歯周治療の効果にも影響を及ぼすため，禁煙支援は必要不可欠な治療行為の一部ともいえる．喫煙者に対する歯周治療では，治療の開始前に，喫煙の影響についての十分な説明ならびに禁煙支援を行う必要がある．禁煙できない患者に対しては，治療期間の短縮，薬物療法の併用なども考慮に入れた非外科的な治療計画の立案が望まれる．また，喫煙患者に対しては治療中も継続的なモチベーションの強化を行い，禁煙への意識変化を行う必要がある．

4）歯周治療に対する禁煙対策

現在，禁煙活動は多くの地域社会や分野において活発に行われている．このようななか，日本歯周病学会では2004年に禁煙宣言を行い，その活動方針の一つに「本学会員は非喫煙者であることを目指す」と明記している．

5 加齢変化

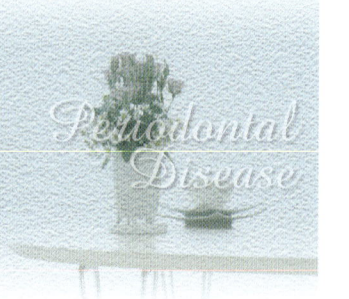

1 高齢化が進行する社会における歯科衛生士の役割

歯周病は口腔のみならず全身の状態にも影響を与えることが明らかとなっており，とくに高齢者では生体の防御機能が低下しているので，歯周病が全身状態に及ぼす影響は大きくなると予想される．したがって，歯周治療を行うことは医科的な疾患の悪化を防ぐことにもなり，それを担う医療従事者の一員としての歯科衛生士の役割は大切である．しかし，それには歯科医療に関する知識と技能だけでなく，医療全般を理解する能力が求められる．すなわち，歯科疾患と全身疾患の関係をよく理解する能力，そして患者やその家族への説明を十分に行う能力が必要である．さらに，口腔は会話と摂食の機能に重要であるので，その機能を守ることはQOL（生活の質：quality of life）の維持につながるという観点からも，歯科衛生士は高齢者の歯科治療に積極的に関与する姿勢でなければならない．

2 高齢者の口腔に関係する加齢変化

1) 唾液分泌量の変化

従来は，高齢になるにつれて唾液分泌量が減少するという報告[29]が主であったが，近年では，成人と高齢者との間で刺激時唾液および安静時唾液の量には差がないという報告[30]，あるいは高齢者では安静時唾液は減少しているが刺激時唾液の量は成人と差がないという報告[31]もある．これらの報告による違いの一因として，高齢者では基礎疾患の有病者率が高いことが考えられる．この基礎疾患のなかには，糖尿病など口渇の症状を引き起こす疾患がある．さらに，基礎疾患の治療薬として各種の薬剤を服用していることが多いが，それらのなかには催眠薬や精神安定薬などのように唾液腺機能の低下を引き起こすものもある（表8-3）．このような背景が高齢者の口渇感や口腔粘膜の乾燥に影響すると考えられる．

口腔乾燥は，唾液分泌の減少によって自浄作用が低下し，細菌因子の増加と歯肉組織の脆弱化をもたらすことから，歯周病のリスクファクターであると理解されている．また，口腔乾燥は，唾液の潤滑作用の低下と唾液タンパクの質的・量的な変化によって口腔粘膜の保護作用の喪失をもたらす．その結果，口腔粘膜に擦過傷を引き起こすことから直接的な感染経路を形成することになる．さらに，唾液量の減少による嚥下困難から，誤嚥性肺炎のリスクを高めることにもなる．

近年では，多種の唾液代替剤（人工唾液）が日本においても市販されている．口腔内の感染管理と口腔機能維持には，このような製品を用いるこ

表8-3 口渇や口腔乾燥の原因疾患と服薬

分類	具体例
電解質のバランス障害，体液の喪失，循環血液の減少から口渇を感ずる疾患	体液減少（下痢，嘔吐，発汗多過）；尿崩症（中枢性，腎性）；糖尿病；腎不全（慢性，利尿期の急性）；心不全；肝不全；甲状腺機能異常症（亢進症，低下症）；副腎皮質機能亢進症；鉄欠乏性貧血；血液中の恒常性維持因子のバランス異常（ナトリウム，カリウム，酸塩基平衡，ホルモン）
唾液腺の障害から唾液分泌が減少して口渇となる疾患	シェーグレン症候群；他の自己免疫系疾患（関節リウマチ等）；放射線障害・後遺症
服用薬剤の副作用：抗コリン作用などによるもの	抗精神病薬；抗うつ薬；降圧剤；胃腸薬
局所的な要因	口呼吸（習慣や鼻疾患等の呼吸器関連疾患による）；口腔粘膜への化学的障害（嗜好品や歯磨剤等）

注意）口渇感と口腔粘膜の乾燥の見分けが大切

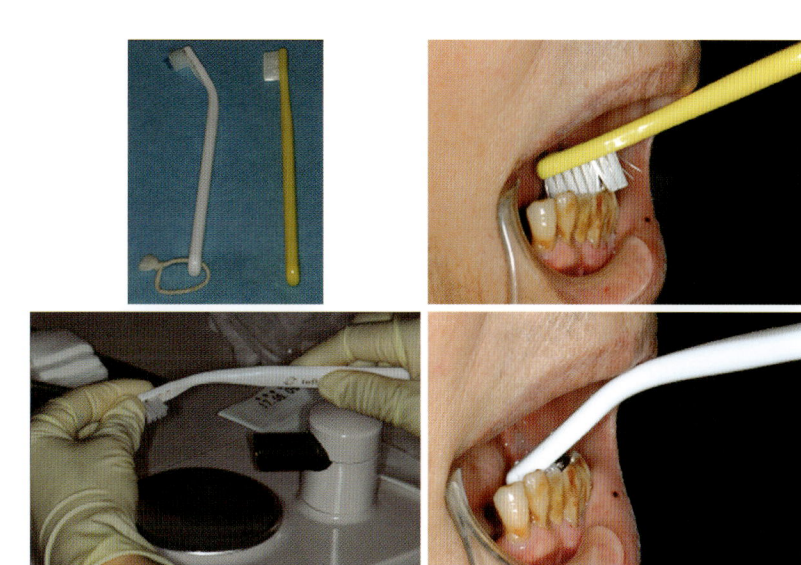

図 8-12　腕がやや不自由な患者に下顎前歯舌側を磨けるよう工夫した歯ブラシの一例　通常の歯ブラシでは，下顎前歯の切端には当たるが，舌側歯面には当てられない．歯ブラシのネックの部分をバーナーで加熱して曲げたところ，患者自身でのプラークコントロールが可能となった．
（元・国立療養所邑久光明園　歯科衛生士　今吉千夏氏　提供）

とが効果的である．

2）口腔清掃能力の低下

　高齢者の口腔内は，多数の補綴装置を装着していたり，歯肉が退縮して歯根が露出していたりすることが多く，プラークが蓄積しやすい環境である場合が多い．したがって，そのプラークコントロールのためには，高度な技術と根気を伴った努力が要求される．しかし，加齢に伴う運動能（手指や舌・頰などの口腔部分）や感覚（目，手指，そして口腔）の低下のために，高齢者自身によるプラークコントロールは困難になることが多い．とくに要介護高齢者の口腔内の環境は，世界中のどの国を例にとっても，劣悪であるとする報告がある[32]．

　自立的な口腔衛生管理が可能な高齢者に対しては，成人と同様に，個々の口腔状況に合わせたプラークコントロールを指導することが重要である．しかし，運動機能が低下してきたために，部分床義歯の鉤歯，孤立歯，そして根面板を装着した残根歯など複雑になった形態に対応するには，歯ブラシの選択や清掃法に工夫が必要となることも多い（図 8-12）．電動式の歯ブラシや歯間ブラシ，さらには抗菌薬配合の洗口剤の併用など，患者の理解力と運動能力を鑑みながら，方法の選択

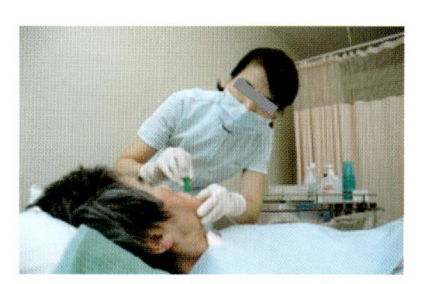

図 8-13　認知症病棟における歯科衛生士の口腔ケア　病床や在宅での口腔ケアでは，その継続性が問題となる．歯科医師と歯科衛生士による週一度程度の専門的な口腔ケアに加えて，看護師や家族による日常的な口腔ケアの実施をはからなければならない．
（岡山市：特定医療法人　万成病院　歯科医長　小林直樹先生，元・歯科衛生士　藤原ゆみ氏　提供）

や組み合わせを検討する必要がある．

　一方，高齢者による自立的な口腔衛生管理が不可能な場合には，専門的な口腔清掃を頻繁に行うことが必要となる（図 8-13）．介護や在宅の現場における口腔ケアと一般的な歯周治療の違いは，舞台が診療室ではなく生活（介護）の場であることである．そのため，解剖学や生理学の知識に裏づけされた口腔ケアの技術[33]は当然のこと，全身状況を把握するための隣接医学の知識と，他の医療職種や家族といった周囲の人たちとの情報交換，人間関係の樹立といった能力も必要である．

3 高齢者の歯周治療[34]

　高齢者の身体の特性に対応して歯周治療を行う必要がある．一般的な身体特性（心肺機能，免疫機能，組織修復能力），心理状態と記憶に関する能力，手指や脚の機能，耳や目などの感覚器の機能，さらには家庭環境の状態，そしてこれらの急激な変化などを勘案する．漫然とこれまでの治療・管理を行うことにならないよう注意を払いたい．

　とくに，身体的・精神的なストレスによって生体の恒常性を維持する予備力が減少している[35]ので，侵襲が大きな治療を長時間にわたって行うことがないように注意するとともに，非観血的な歯周基本治療を選択したり，洗口剤の使用などの補助的な療法を勧めたりすることも考慮しなければならない．なお，通院の身体的・経済的な負担へも配慮が必要である．

4 高齢者の歯周治療における留意点

　脳梗塞の後遺症や神経内科的な疾患による不随意運動の影響のために，咬合性外傷が起こることが多いので注意が必要である．歯周組織に炎症があるところへこの外傷力が加わると，歯の動揺が悪化するだけではなく，歯槽骨の吸収が進行するので注意が必要である．

　一方で，呼吸が困難であることや，顎に力が入らないことから，開口状態になることがある．口呼吸を行ってしまうので，乾燥防止と異物の落下・吸入を防止するためにマスクが装着されていることがある．マスクの下でも口腔内は乾燥するのでバイオフィルムが固着し（歯面だけではなく歯肉・口腔粘膜にも），歯周病が悪化する（う蝕も発生する）ことが多いので注意が必要である．

コラム

特別養護老人ホーム入所者に口腔ケアを行うことで誤嚥性肺炎を予防できるか？

　口腔ケアを行うと誤嚥性肺炎を予防できることを検証した論文がある[36,37]．その結果は，口腔ケアを行うと発熱発生率は減り，肺炎発症率およびそれによる死亡率は有意に減少するというものであった．また，この結果は調査期間の延長とともに顕著となっており，口腔ケアを長期間継続することが誤嚥性肺炎の予防に効果的であることを示している．

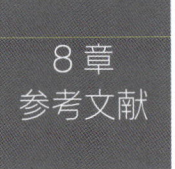

8章 参考文献 *Reference*

1) Löe H : Periodontal disease. The sixth complication of diabetes mellitus. *Diabetes Care*, 16 (1) : 329 ～ 334, 1993.
2) 日本糖尿病学会編：糖尿病専門医研修ガイドブック―日本糖尿病学会専門医取得のための研修必携ガイド．改訂第3版，診断と治療社，東京，2006, p253.
3) Robertson HD et al. : The mechanism of infection in patients with diabetes mellitus : a review of leukocyte malfunction. *Surgery*, 75 (1) : 123 ～ 128, 1974.
4) Bagdade JD et al. : Impaired granulocyte adherence. A reversible defect in host defense in patients with poorly controlled diabetes. *Diabetes*, 27 (6) : 677 ～ 681, 1978.
5) Molenaar DM et al. : Leukocyte chemotaxis in diabetic patients and their nondiabetic first-degree relatives. *Diabetes*, 25 (Suppl 2) : 880 ～ 883, 1976.
6) Tsai C et al. : Glycemic control of type 2 diabetes and severe periodontal disease in the US adult population. *Community Dent Oral Epidemiol*, 30 (3) : 182 ～ 192, 2002.
7) Taylor GW et al. : Severe periodontitis and risk for poor glycemic control in patients with non-insulin-dependent diabetes mellitus. *J Periodontol*, 67 (10 Suppl) : 1085 ～ 1093, 1996.
8) Iwamoto Y et al. : The effect of antimicrobial periodontal treatment on circulating tumor necrosis factor-alpha and glycated hemoglobin level in patients with type 2 diabetes. *J Periodontol*, 72 (6) : 774 ～ 778, 2001.
9) Janket SJ et al. : Does periodontal treatment improve glycemic control in diabetic patients ? A meta-

analysis of intervention studies. *J Dent Res*, 84（12）：1154〜1159, 2005.
10) DeStefano F et al.：Dental disease and risk of coronary heart disease and mortality. *BMJ*. 306（6879）：688〜691, 1993.
11) Beck J et al.：Periodontal disease and cardiovascular disease. *J Periodontol*, 67（10 Suppl）：1123〜1137, 1996.
12) Arbes SJ Jr et al.：Association between extent of periodontal attachment loss and self-reported history of heart attack：an analysis of NHANES III data. *J Dent Res*, 78（12）：1777〜1782, 1999.
13) 吉江弘正ほか：歯周病と7つの病気．永末書店，2007，52〜71.
14) 長崎県保険医協会編：病気を持った患者の歯科治療．2005，41〜56.
15) Offenbacher S et al.：Periodontal infection as a possible risk factor for preterm low birth weight. *J Periodontol*, 67：1103〜1113, 1996.
16) Hasegawa K et al.：Associations between systemic status, periodontal status, serum cytokine levels and delivery outcomes in pregnant women with a diagnosis of threatened premature labor（TPL）. *J Periodontol*, 74：1764〜1770, 2003.
17) Xiong X et al.：Periodontal disease and adverse pregnancy outcomes：a systematic review. *BJOG*, 113：135〜143, 2006.
18) Vergnes JN, Sixou M：Preterm low birth weight and maternal periodontal status：a meta-analysis. *Am J Obstet Gynecol*, 196：135 e131〜137, 2007.
19) Lopez NJ et al.：Periodontal therapy reduces the rate of preterm low birth weight in women with pregnancy-associated gingivitis. *J Periodontol*, 76：2144〜2153, 2005.
20) Gazolla CM et al.：Evaluation of the incidence of preterm low birth weight in patients undergoing periodontal therapy. *J Periodontol*, 78；842〜848, 2007.
21) Michalowicz BS et al.：Treatment of periodontal disease and the risk of preterm birth. *N Engl J Med*, 355：1885〜1894, 2006.
22) Tipton DA, Dabbous MK：Effects of nicotine on proliferation and extracellular matrix production of human gingival fibroblasts in vitro. *J Periodontol*, 66：1056〜1064, 1995.
23) Johnson GK, Organ CC：Prostaglandin E2 and interleukin-1 concentrations in nicotine-exposed oral keratinocyte cultures. *J Periodontal Res*, 32：447〜454, 1997.
24) Wendell KJ, Stein SH：Regulation of cytokine production in human gingival fibroblasts following treatment with nicotine and lipopolysaccharide. *J Periodontol*, 72：1038〜1044, 2001.
25) Kamma AR et al：Clinical and microbiological characteristics of smokers with early onset periodontitis. *J Periodontal Res*, 34：25〜33, 1999.
26) Preber H, Bergström J：The effect of non-surgical treatment on periodontal pockets in smokers and non-smokers. *J Clin Periodontol*, 13：319〜323, 1986.
27) Grossi SG et al.：Assessment of risk for periodontal disease. I. Risk indicators for attachment loss. *J Periodontol*, 65：260〜267, 1994.
28) Tonetti MS et al.：Effect of cigarette smoking on periodontal healing following GTR in infrabony defects. A preliminary retrospective study. *J Clin Periodontol*, 22：229〜234, 1995.
29) Pedersen W et al.：Age-dependent decreases in human submandibular gland flow rates as measured under resting and post-stimulation conditions. *J Dent Res.*, 64：822〜825, 1985.
30) Tylenda CA et al.：Evaluation of submandibular salivary flow rate in different age groups. *J Dent Res*, 67：1225〜1228, 1988.
31) Percival RS et al.：Flow rates of resting whole and stimulated parotid saliva in relation to age and gender. *J Dent Res*, 73：1416〜1420, 1994.
32) Simons D et al.：Oral health of elderly occupants in residential homes. *Lancet*, 353：1761, 1999.
33) 金子芳洋（監修），小林直樹（企画・制作）：DVD版　動画でマスター　リハビリテーション口腔ケア；摂食・嚥下障害，要介護者へのアプローチ．医歯薬出版，東京，2006.
34) 日本歯周病学会編：高齢者と有病者の歯周治療．歯周病の診断と治療の指針2007．医歯薬出版，東京，2007，31〜34.
35) 植松宏：疾患別内科エマージェンシー対応　高齢者歯科臨床ナビゲーション．医歯薬出版，東京，2003，16.
36) Yoneyama T et al.：Oral care and pneumonia. Oral Care Working Group. *Lancet*, 354：515, 1999.
37) Yoneyama T et al.：Oral care reduces pneumonia in older patients in nursing homes. *J. Am. Geriatr. Soc.*, 50：430, 2002.

CHAPTER 9
症例のまとめ方とプレゼンテーション

鈴木基之：1, 2
茂木美保：3（症例写真提供：鈴木基之）

1 情報の収集と整理

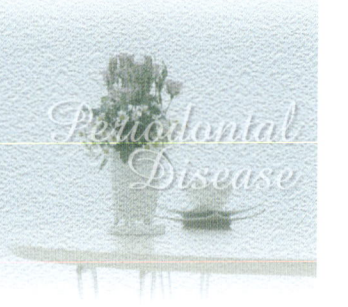

症例に関する情報は、疾病の過去から現在への状況を把握し、予後を決定するうえでの重要な資料となる（図9-1）。これらの医療情報を適切に聴取し、正確かつ機能的に整理することが大事である。とくに生活習慣病の特徴をもつ慢性疾患である歯周病の治療は、その経過が長く、積極的治療終了後のメインテナンスやサポーティブペリオドンタルセラピー（SPT）を永続して行う必要がある。また患者との共同治療で行わなければならないため患者の情報はきわめて重要である。

この情報は患者の言葉で述べられる主観的情報と術者が口腔内を検査することにより得られる客観的情報に大別される。

1 主観的情報

医療情報のうちの主観的情報とは主訴、現病歴、既往歴など問診で得られるものであり、患者の言葉で語られるため表現や情報そのものが主観的であり正確性に欠ける部分がある。しかし、オープンクエスチョンで多くの情報を収集することを第一に心掛ける。

医療従事者はこの主観的情報を客観的立場から正確に記録する必要がある。これらの主観的情報と現症を考え合わせることにより、疾病の歴史を知ることができる。つまり疾病を自覚してから問診時までの疾病のおおよその経過が判明する。またこの間の患者の疾病対応がわかる。とくに患者の対応は共同治療を基本とする歯周治療においては、後のモチベーションの際や治療に対する協力度を測るうえで貴重な資料となるばかりか、治療の予後を測るうえでも重要である。

これら問診の間に、病気に関する質問や治療に対する希望を十分に聴取し、正確に記録することは治療計画立案にあたり重要である。主観的情報としてはこのほかに、患者の生活習慣や仕事や家庭生活についても把握する必要がある。これらの情報により、個々の患者の状況にあった指導が可能となる。

また長期にわたるメインテナンスやSPTの際には、全身の状況の把握と情報のアップデイトは重要である。

2 客観的情報

客観的情報とは医療従事者が患者の現症を正確に把握したもののことであり、歯周病においては歯周組織の破壊程度の検査と原因に対する診査からなる。

これらの検査情報は患者の病態を知るうえで重要であるばかりか、治療効果や治療のための原因除去程度を知るうえで重要であり、歯周治療を行ううえで重要な指標となるため規格性の高い情報を得る必要がある。

この規格性の高い検査を行うためには使用器具の統一、検査器具使用法の規格化、検査基準の規格性、口腔内写真やエックス線写真撮影の撮影方向と撮影条件の規格化が必要である。検査者が変更するような場合はあらかじめ検査基準について統一化が必要である。

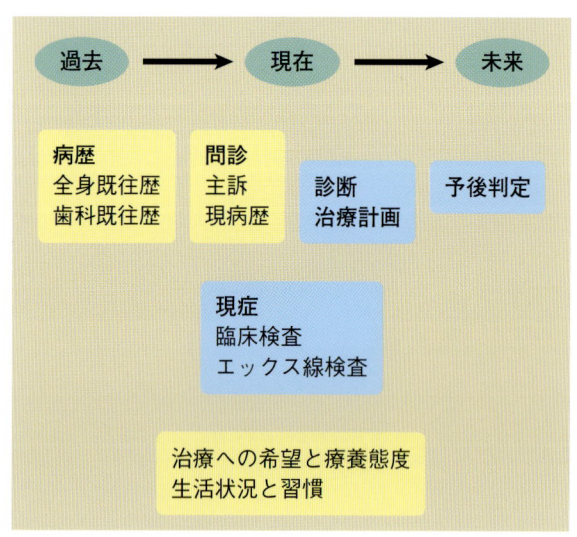

図9-1 検査と病気の時系列

2 プレゼンテーションの基本

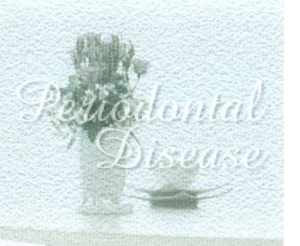

プレゼンテーションとは，実際にその場に形のない物事を，簡潔かつわかりやすく説明し，その情報を的確に伝えることである．このプレゼンテーションは言語と非言語により行われる．すなわち発表者の言葉とその他のコミュニケーション手段により行われる．

情報伝達は人の五感により行われるが，そのうち聴覚と視覚によるものがほとんどである．この聴覚と視覚を比較した場合，視覚のほうが情報吸収力が大きいといわれている．そのため多くのプレゼンテーションは視覚素材（スライドなど）を用いて行われるのが一般的である．したがってプレゼンテーションにおいて視覚素材はきわめて重要である．

1 プレゼンテーションで考慮する三つのP

プレゼンテーションはコミュニケーションの一つであるため，よいプレゼンテーションを行うには相手（people），目的（purpose），場所（place）の三つのPを考慮する必要がある．

たとえば，歯科医療分野の場合，コミュニケーションの相手すなわちプレゼンテーションの対象が，患者または一般の人であるか，あるいは専門家であるかによって使用する言葉を変える必要がある．前者に対しては平易な言葉を用いてわかりやすい解説を行い，後者に対しては専門家としての共通認識のもとに適切な専門用語を正しく使う必要がある．そうすることにより短時間に正確にお互いのコミュニケーションを高めることができる．

目的を考えた場合も，一般人への啓発かまた専門家同士の討論のためのプレゼンテーションかによって使用する言葉や手段が異なってくる．

また，プレゼンテーションが行われる場所はどの様な場であるのか，すなわち学会などの学術的な場，仲間内の研修の場，一般の人への説明の場などそれぞれの場を考慮し，それにふさわしいものとしなければならない．

プレゼンテーションを行うときは，これら三つのPを十分分析したうえで，その主題とシナリオを考えるべきである．

2 プレゼンテーションの準備

プレゼンテーションを行うに当たり発表者は聴衆に何を伝えるかを十分検討して主題を決定する．聴衆はプレゼンテーションにおいて何が発表されるかをタイトルから判断するので，内容に一致し，主題をよく表すタイトルを決める必要がある．

プレゼンテーションの趣旨を聴衆に正確に伝えるためには，シナリオの作成が必要となる．このシナリオは論理性をもったものであるべきである．論理性をもたないプレゼンテーションでは聴衆の内容理解を妨げ結果的に失敗となる．また多少シナリオにストーリーをもたせることにより聴衆の興味が増加する．

たとえば歯科臨床症例発表すなわちケースプレゼンテーションにおいて，症例の成功した部分を訴えたいと思っても，その症例の概観から話し，段階をおって症例の問題点，解決策，結果と話さなければ聴衆には正確に情報が伝わらない．

またこれらのシナリオと整合した視覚素材（スライドなど）の利用は聴衆の理解を助ける．

スライドの作成にあたっては聴衆にみやすいものでなければならない．つまり話を聞きながらスライドにより視覚情報を得るのであるから，短時間で理解できるように注目点の指示や，簡潔な表現の文章表記が必要となる．

プレゼンテーションを実際に行うときには，発表者の話す速度も重要である．速すぎれば聴衆は理解できないので，時間が少ないような場合には，

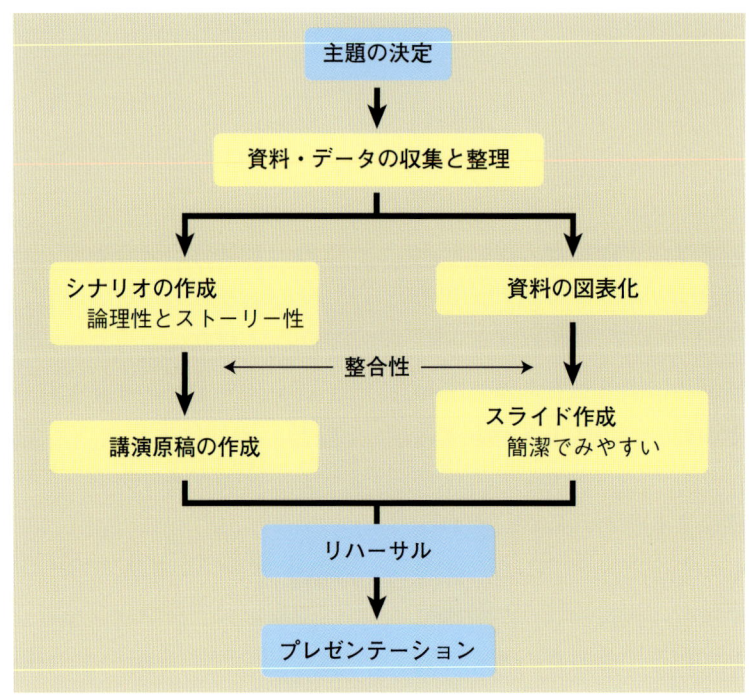

図 9-2　プレゼンテーション原稿の作成

主題を絞り込み視覚素材で理解可能な部分については，注目点を指示したものの供覧だけにとどめるなどの工夫が必要である．なお，どのような場合でもプレゼンテーションを行う前に実際にリハーサルをして準備をすることが大切である（図9-2）．

コラム：より表現力豊かなスライドを作成するには

メニューバーの「スライドショー」→「アニメーションの設定」または「画面切り替え」（右図）をクリックし，設定するとスライドの表現力がより豊かになる．「（オブジェクトの）アニメーション」はスライドに挿入した写真などを，時間差をつけて表示させたり，とくに注目してもらいたい部分に印をつけたりすることで，印象深くみせてよりわかりやすいスライドが作成できる．「画面切り替え」は，スライドの切り替えにアニメーションのような効果がだせるので，スライドの流れに変化をつけることができる．ただし，みやすいスライドにするには，アニメーションなどを多く入れすぎないことも大切である．

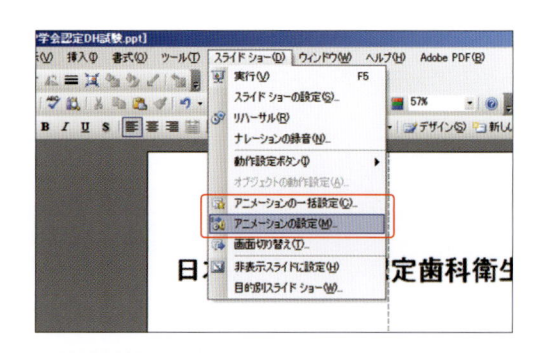

3 ケースプレゼンテーションの実際

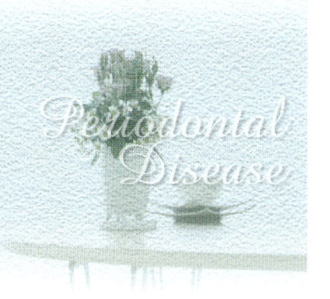

　認定歯科衛生士試験（認定試験）では，スライド（パワーポイントで作成されたデジタル画像）を使いながら10分間でプレゼンテーション（症例発表）を行い，5分間の口頭試問を受ける．試験に合格するには，限られた時間内に審査員に自分が担当した業務の内容やその効果などを理解してもらう必要があり，プレゼンテーションの方法について配慮する必要がある．具体的なポイントは以下のとおりである．

・歯科医師が行った治療をメインとするのではなく，自分が歯科衛生士としてどのように関わったかを審査員へ伝える．
・患者との信頼関係が確立されていることを表すためには，長期症例が有効である．

　認定試験におけるスライドは，自分の行った業務を審査員に伝えるための媒体であるので，その内容がとても重要になる．スライドには必要事項を網羅させるだけではなく，審査員が理解しやすいよう内容を整理しておくことが大切である．また，スライドは発表時間を厳守できる枚数を準備する．

1 パワーポイントの使い方

　パワーポイントとは，Microsoft社のプレゼンテーション用ソフトで，簡単にスライドが作成できるばかりでなく，スライドにそった発表用原稿も作成できる．また，発表だけでなく，ポスターや配付資料の作成などにも幅広く活用することができる．以下にパワーポイントによるスライド作成の基本的方法を示すが，このほかにもいろいろな方法がある．まずは作成してみることが大切であり，またオリジナル色を出したいと思えばいくらでも凝ることができるということが理解できるだろう．

　パワーポイントでスライドを作成する場合には，1枚1枚仕上げるのではなく，まずは全体の構成を考える．すなわち，

① テキストの入力（内容をまとめ，スライドにまず表9-1に示すようなタイトルだけを入力し，全体の流れができてから，本文のテキストを入力）
② 書式の設定（配色やフォントの組み合わせなど全体のデザインの決定）
③ 写真（画像）などの挿入および書式の調整
④ アニメーション効果などの設定
⑤ 発表用原稿の作成
⑥ リハーサル
⑦ プレゼンテーション

という流れで作成したほうが効率的である．

1）ソフトの確認

　スライド作成に使用するパソコンにパワーポイントがインストールされているかを確認する．インストールされていない場合は購入してインストールする必要がある．

2）パワーポイントの起動と表示モード

　左下にある「スタート」→「プログラム」→

表9-1 スライドのタイトル例

流れ	タイトル
1	テーマ・氏名
2	患者概要
3	初診時の検査結果
4	初診時の口腔内写真
5	初診時のエックス線写真
6	診断と治療計画
7	治療経過
8	メインテナンス・SPT移行時の検査結果
9	メインテナンス・SPT移行時の口腔内写真
10	メインテナンス・SPT移行時のエックス線写真
11	メインテナンス・SPT時の検査結果
12	メインテナンス・SPT時の口腔内写真
13	考察
14	まとめ

「Microsoft Office」→「Microsoft Office PowerPoint」をクリックして，パワーポイントを起動させると，標準表示モードの画面がパソコンに出てくる．

(1) 標準表示

左に「アウトラインペイン」，右上に「スライドペイン」，右下に「ノートペイン」が表示される（図9-3）．この「標準表示」モードにて，スライドを作成する．また，メニューバーの「表示」→「ツールバー」にて，「標準」「書式設定」「作業ウィンドウ」「図形描画」などを選択し，ツールバーに表示させておくとスライド作成時に便利である（図9-4）．

(2) スライド一覧表示

すべてのスライドが並んで表示されるため，プレゼンテーション全体の構成の確認に用いる．また，「標準表示」モードの「アウトラインペイン」同様に，スライドの削除や順番の入れ替え（移動）を行うことができる．

(3) 現在のスライドからスライドショー

複数のスライドを順番に，パソコンの画面全体に表示させる機能で，ケースプレゼンテーションでは，この機能を使って行う．

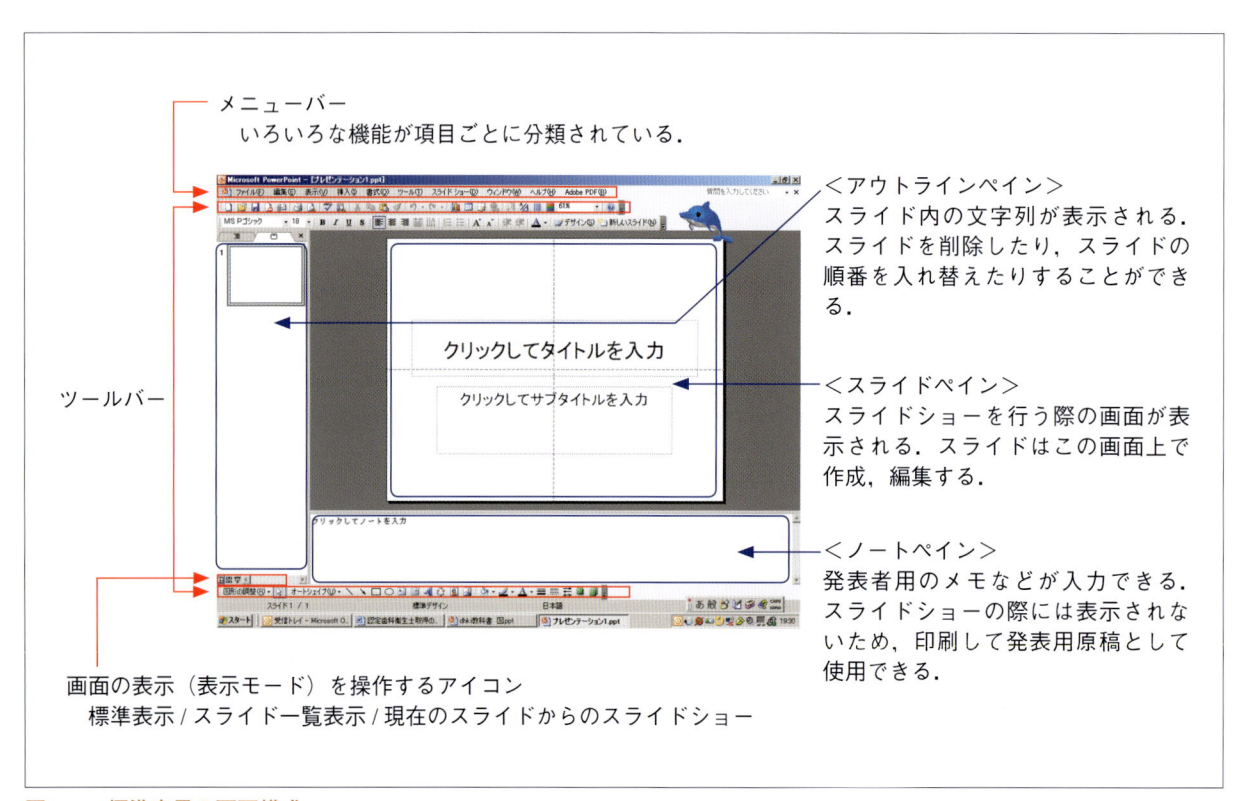

図9-3 標準表示の画面構成

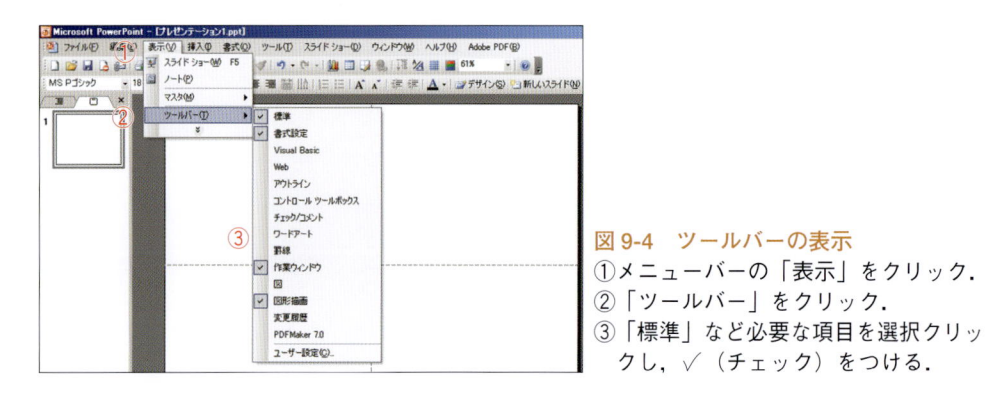

図9-4 ツールバーの表示
①メニューバーの「表示」をクリック．
②「ツールバー」をクリック．
③「標準」など必要な項目を選択クリックし，✓（チェック）をつける．

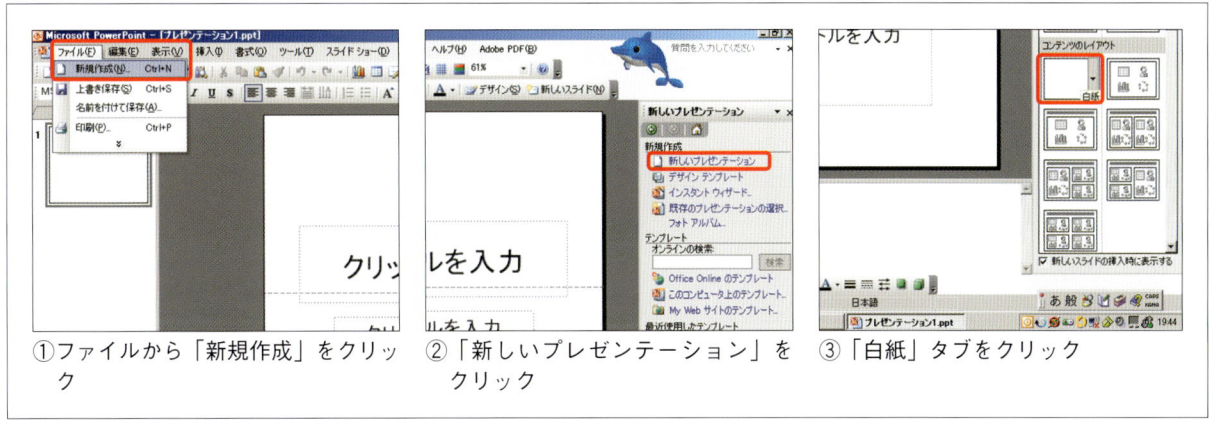

①ファイルから「新規作成」をクリック　②「新しいプレゼンテーション」をクリック　③「白紙」タブをクリック

図9-5　新しいプレゼンテーションの作成

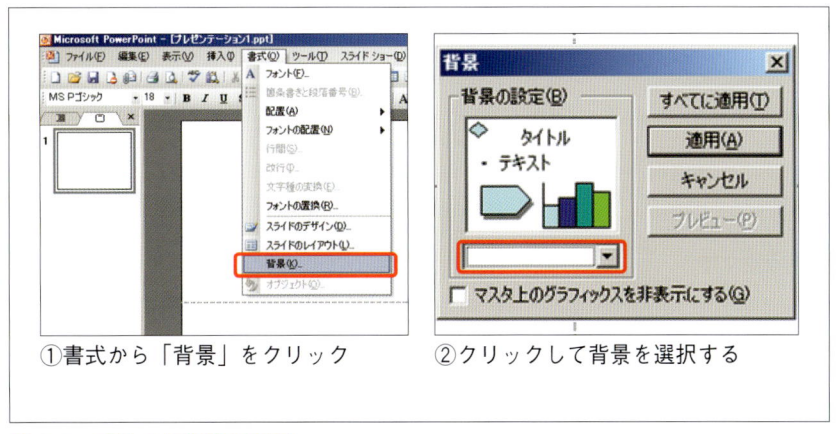

①書式から「背景」をクリック　②クリックして背景を選択する

図9-6　スライド背景の変更

3）新しいプレゼンテーションの作成

メニューバー「ファイル」→「新規作成」→「新しいプレゼンテーション」→「スライドのレイアウト」の「白紙」タブをクリックする（図9-5）．スライドの背景の色を変更したい場合には，メニューバーの「書式」→「背景」タブをクリックし，「背景」ダイアログボックスを表示させ，背景の設定をする（図9-6）．「すべてに適用」をクリックするとすべてのスライドに反映され，「適用」をクリックすると現在表示されているスライドのみに反映される．なお認定試験では，みやすいようにスライドの背景は単純であることが原則であり，グラデーションや影文字などは使用しない．

4）文字の入力

まず1枚目のスライドに，タイトル，発表者の所属，氏名などを入力する．

(1) プレースホルダーの表示

プレースホルダーとは，スライドの中に文字を入力するための枠であり，斜線と網点の2種類の枠がある．

・斜線の状態：プレースホルダー内にテキストを入力できる．

・網点の状態：プレースホルダー内のテキスト全体の体裁を整えることができる．

ツールバー「テキストボックス」をクリックし，「スライド」上にマウスポインターを合わせ，クリックすると「プレースホルダー」が表示されるので，文字を入力する（図9-7）．

①「テキストボックス」をクリック　②スライド内にマウスポインターを合わせクリック　③文字を入力する

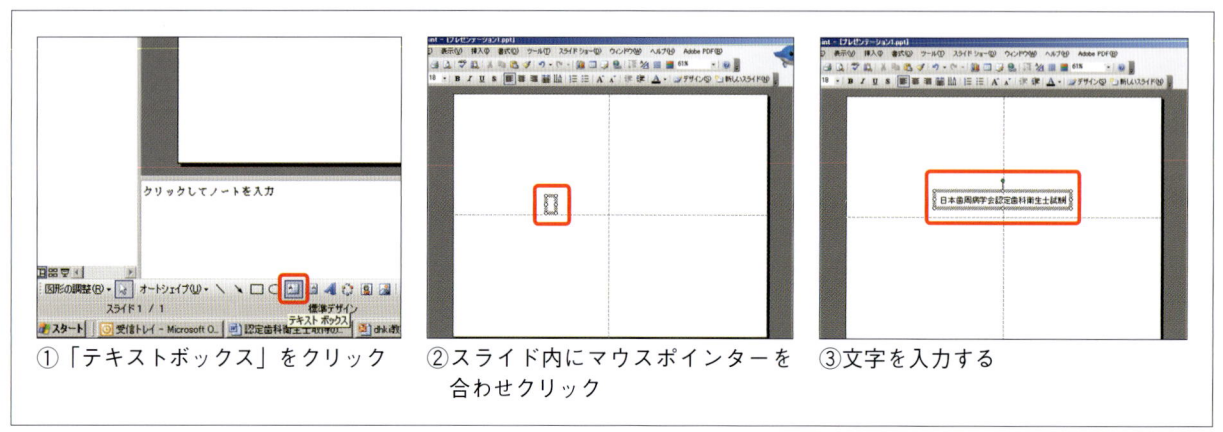

図 9-7　プレースホルダーの表示と文字の入力

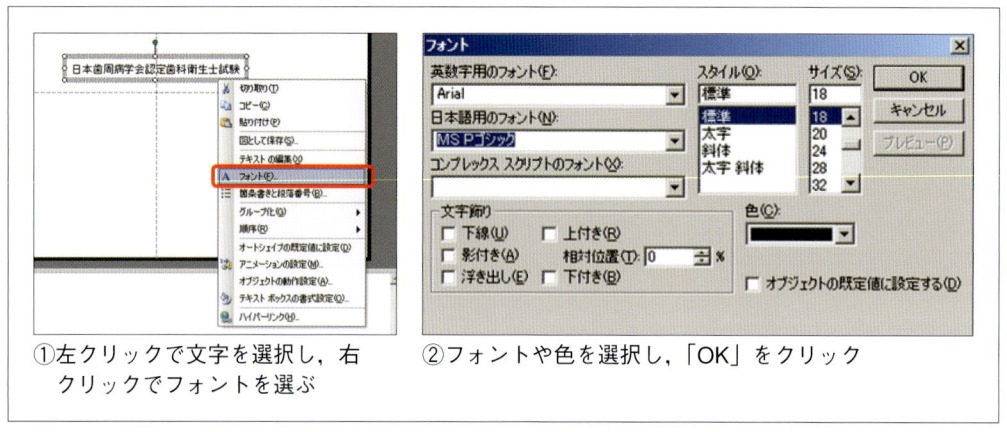

①左クリックで文字を選択し，右クリックでフォントを選ぶ　②フォントや色を選択し，「OK」をクリック

図 9-8　文字体裁の変更

（2）入力した文字列の体裁変更

変更したい文字列をドラッグして範囲を指定する．右クリックから「フォント」を選び，「フォント」ダイアログボックスにて「フォント」「スタイル」「サイズ」「色」などを選択して「OK」をクリックする（図 9-8）．文字は全スライドで統一させ，シンプルなフォントを選び，サイズは 20 ポイント以上が望ましい．また，1 枚のスライドの情報量が多いと，文字や写真が小さくなりみづらくなるため，バランスを考慮することが重要である．

（3）プレースホルダーの位置の移動

プレースホルダーをクリックすると，○印がついた枠が表示されるので，ドラッグして所定の位置へ移動させる．また，キーボードの矢印でも動かすことができる．なお，微細な移動をさせたい場合には Ctrl キー＋矢印で行う．

メニューバー「表示」→「グリッドとガイド」→「ガイドの設定」でガイドを表示させると，スライド画面の中央に縦と横に点線が表示される．この点線を目安にして，プレースホルダーの位置を調整するとよい．このガイドは上下左右に動かすことができ，またスライドショーでは表示されないので，位置を決める際に便利である．

5）保　存

メニューバー「ファイル」→「名前をつけて保存」にて，名前をつけて保存する（図 9-9）．上記の手順で，次々とスライドを作成していくが，誤ってスライドを削除してしまわないためにも，こまめに上書き保存（メニューバー「ファイル」→「上書き保存」）することが大切である（図 9-10）．

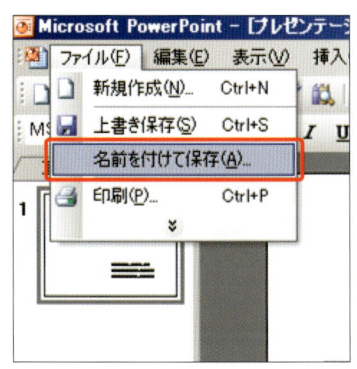

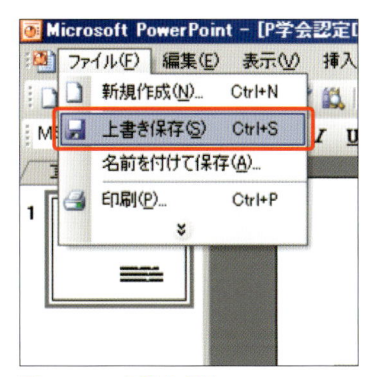

図9-9　名前をつけて保存　　図9-10　上書き保存　　図9-11　写真の挿入

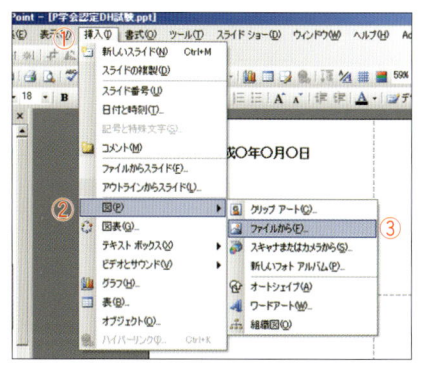

6）新しいスライドの挿入

2枚目以降のスライドで，患者の概要（年齢，性別，主訴，現病歴，既往歴，現症）や治療経過をまとめる．症例の提示にあたっては，個人情報保護法に基づき，患者のプライバシーを侵害しないよう，個人情報の取り扱いには十分配慮する．

メニューバー「挿入」→「新しいスライド」をクリックする．「スライドのレイアウト」ダイアログボックスが再び表示されるので，「白紙」を選択する．"4）文字の入力"と同様，テキストボックスにて文字を入力する．

7）写真の挿入

メニューバー「挿入」→「図」→「ファイルから」→写真を保存してあるファイルの場所を選択し，写真を挿入する（図9-11）．もしくは，保存した画像にマウスポインターを合わせ，右クリック→「コピー」をクリックした後，スライド画面にてマウスポインターを合わせ，右クリック→「貼り付け」をクリックする．

なお，写真や動画は容量が大きいため，プレゼンテーションを実行する場合，パソコンの機種によってはスライド送りに時間がかかるなどの障害が出ることがある．したがって，写真を圧縮したり，必要最小限の写真を使用するなどの配慮が必要である．

8）写真の調整

（1）サイズの調整

挿入した写真をクリックし，写真の回りに○印が表示された状態にする．そこにマウスポインターを合わせ，マウスポインターを矢印に変え，ドラッグして写真の大きさを調整する（図9-12）．もしくは，写真をクリックし，右クリックから「図の書式設定」を選択し，「図の書式設定」ダイアログボックスを表示させ，「サイズ」タブを選択し，「縦横比を固定する」にチェックがついていることを確認し，任意の「高さ」に設定する．

（2）位置の調整

"4）の（3）プレースホルダーの位置の移動"と同様に，写真をドラッグして所定の位置へ移動させる．

（3）ミラー像の反転

ミラー像の写真は，反転させてからパソコンに保存したほうがよいが，パワーポイントの画面上でも反転させることができる．ツールバーの「図形の調整」→「回転／反転」→「左右反転」をクリックする（図9-13）．

（4）写真のトリミング

画像の一部だけを表示させたい場合には，トリミング（画像の特定の範囲の切り抜き）を行う．写真を選択し，ツールバーの「トリミング」をクリックすると，写真の枠が白い○印からハンドルという黒線に変わる（図9-14）．マウスポインターをハンドルに合わせ，ドラッグさせると，トリミングができる．なお，元に戻す場合には，ツールバーの「元に戻す　入力」（図9-15）をクリックすると，その前の状態に戻る．

①変更する写真をクリックする

②〇印にマウスポインターを合わせドラッグする

②右クリックし,「図の書式設定」を選択する

③「サイズ」タブで変更し,「OK」をクリックする

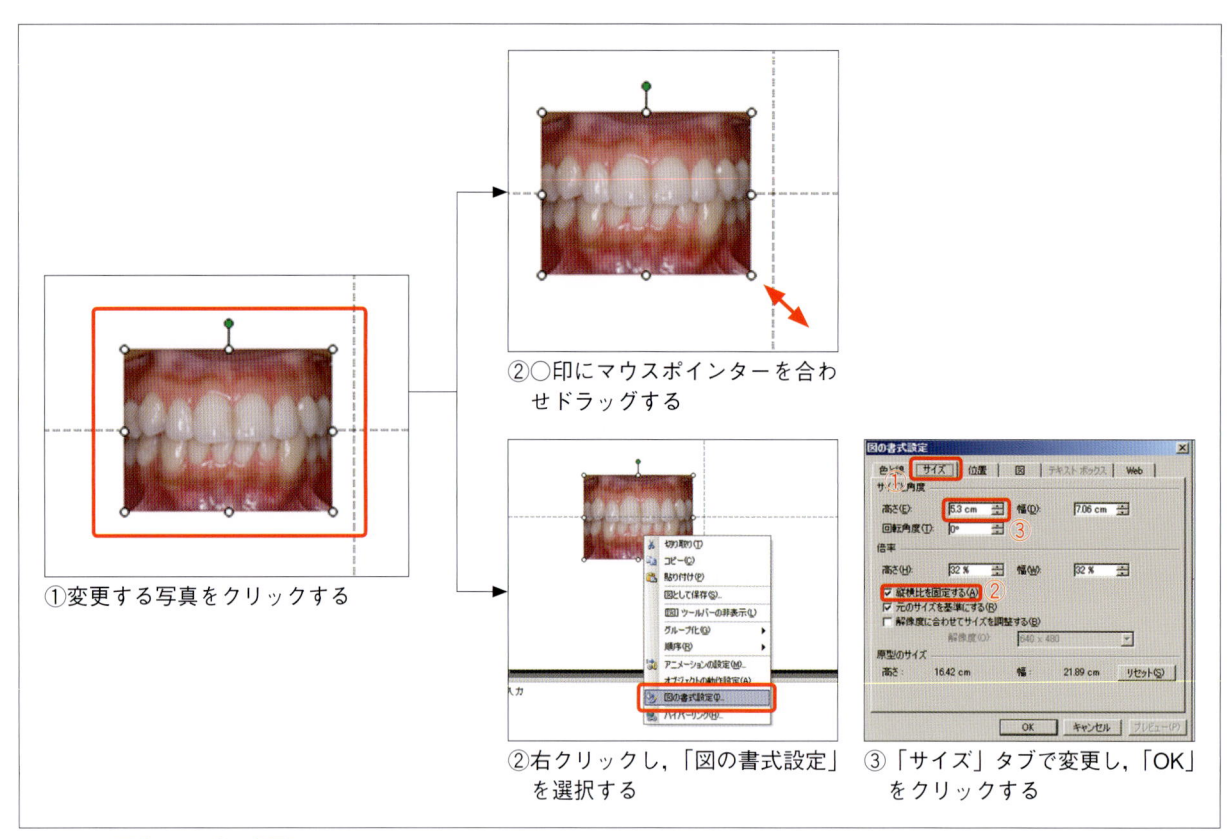

図 9-12　写真サイズの変更

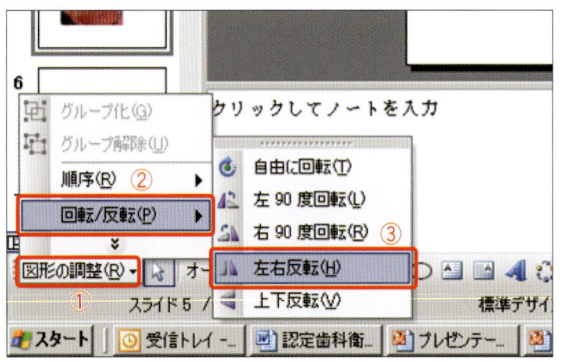

図 9-13　写真の左右反転

①ツールバーの「トリミング」をクリックする

②マウスポインターをハンドルに合わせクリックする

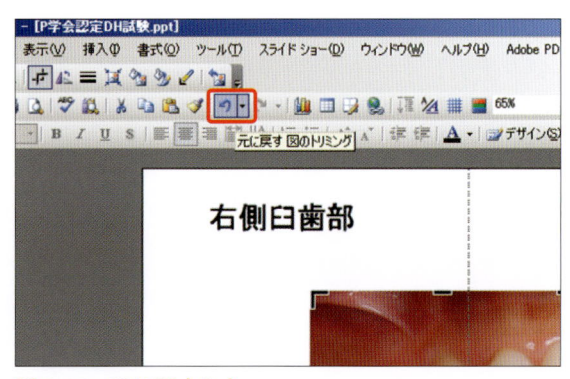

図 9-15　元に戻す入力

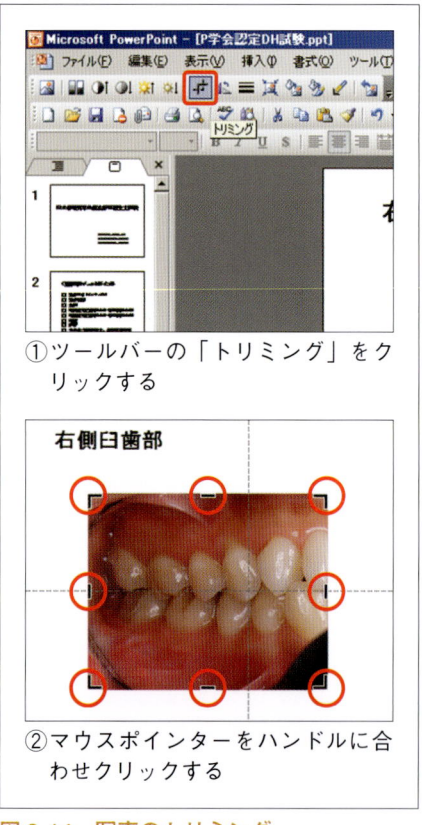

図 9-14　写真のトリミング

152

9章　症例のまとめ方とプレゼンテーション

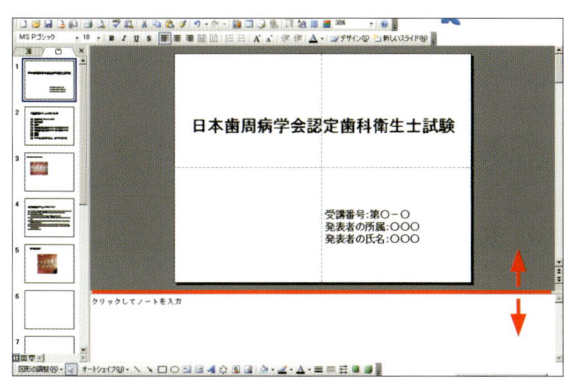

図9-16　ノートペインの領域の変更

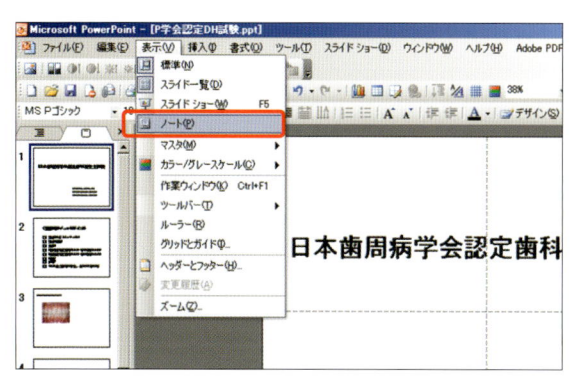

図9-17　ノート表示への切り替え

①ファイルから「印刷」をクリックする　　②「印刷対象」で「ノート」を選択し，「OK」をクリックする

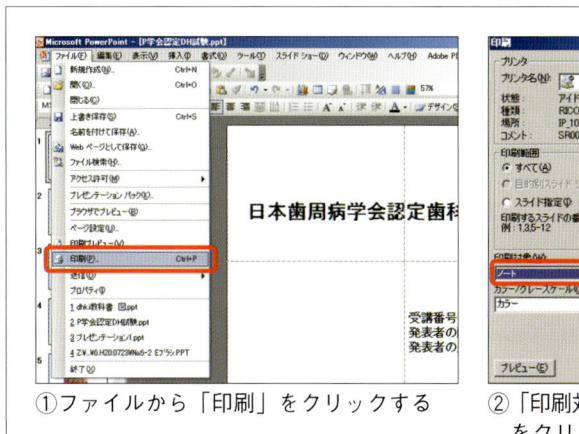

図9-18　原稿の印刷

9）作成したスライドの確認

メニューバー「スライドショー」→「実行」をクリックすると，1枚目のスライドからスライドショーが始まる．現在パソコンに出ているスライドから確認したい場合には，左下の「現在のスライドからのスライドショー」をクリックする（図9-3）．

「スライドショー」の画面では，キーボードの「→」もしくは「↓」で次のスライドに進ませる．逆にスライドを前に戻す場合には，「←」または「↑」で行う．認定試験はこのスライドショーで行うので，使用するスライドをしっかりチェックすることが大切である．

10）発表用原稿の作成

原稿を読まずに自分の言葉で発表することが理想ではあるが，熟練が必要である．また発表時間は厳守しなければならないため，慣れないうちは発表用原稿を作成するようにする．

スライド1枚ずつにあわせて，標準表示モードの「ノートペイン」（図9-3）へ発表原稿を入力する．ノートペインの領域の幅は，上端の境界線にマウスポインターを合わせ，上下にドラッグすると調整できる（図9-16）．

もしくは，メニューバー「表示」→「ノート」（図9-17）をクリックすると，画面がノート表示に切り替わる．ノートの部分をクリックして，テキストを入力する．このノート表示では，ノートを印刷した場合のイメージを確認することもできる．

11）原稿の印刷

作成したスライドは，用途に合わせていろいろな形で印刷することができる．ここでは，発表用にスライドと発表用原稿を組み合わせた印刷方法を紹介する．

表9-2 チェックリスト

＜ケースプレゼンテーションを行う症例について＞
□書類審査で第1症例として提出した歯周炎症例を発表する．
□初診時からメインテナンスまたはSPT期間をとおして担当し，現在，炎症徴候のない症例であり，メインテナンスまたはSPT移行時から少なくとも6か月以上維持できていること．
□メインテナンスまたはSPT時に適正に機能している残存歯が10歯以上存在していること（2020年4月より施行）．
□初診時，メインテナンスまたはSPT移行時，メインテナンスまたはSPT時の各時点で最低5枚（正面観，左右側方面観および上下咬合面観）の口腔内写真がある．義歯装着の症例に関しては，義歯未装着状態の規定写真に加えて，義歯装着開始時・メインテナンスまたはSPT移行時・メインテナンスまたはSPT時の義歯装着部位の写真が必要．
□プロービング値（1歯6点計測．ただし，本制度施行前である2005年4月以前の初診の症例のみ1歯1点計測も可），動揺度，BOP，PCRの検査結果が揃っている．
＜スライドの内容＞
【患者紹介】
□患者氏名（イニシャル）と性別
□主訴
□現病歴（全身的・歯科的）と既往歴（全身的・歯科的）
□現症
□診査結果と診断
□その他：症例報告上，必要な特徴など
【治療経過】
□治療経過：申請者が歯科衛生士として関与した部分，プラークコントロールの方法および炎症の改善状態などについて十分説明する．
□初診時の検査（プロービング値，動揺度，BOP，PCR，根分岐部病変）の結果
□初診時の口腔内写真（最低5枚：正面観，左右側方面観および上下咬合面観）
□メインテナンスまたはSPT移行時の口腔内写真（最低5枚：正面観，左右側方面観および上下咬合面観）
□メインテナンスまたはSPT移行時の検査（プロービング値，動揺度，BOP，PCR，根分岐部病変）の結果
□メインテナンスまたはSPT時の口腔内写真（最低5枚：正面観，左右側方面観および上下咬合面観）
□メインテナンスまたはSPT時の検査（プロービング値，動揺度，BOP，PCR，根分岐部病変）の結果
□その他：初診時と直近もしくはメインテナンスまたはSPT時のデンタルエックス線写真10～14枚法（パノラマエックス線写真も可）を提示する．
＜発表の仕方＞
□ケースプレゼンテーションの時間（10分間）を厳守する．
□OSはWindowsで，Microsoft Office PowerPoint 2003～2010までのバージョンで，フォントはMSゴシックを使用して作成する．
□スライドファイルは，ウイルスチェック機能のついたパソコンで，発表するファイルのみをUSBフラッシュメモリーに保存する．
＜ケースプレゼンテーション当日＞
□試験30分前に来場し，ウイルスをチェックするため，控え室で必ず「試写」を行う．
□用意するもの①：発表資料のファイルのみが保存されたUSBフラッシュメモリー（トラブルに備えて，2つ持参のこと）
□用意するもの②：発表資料を紙媒体に印刷したもの

メニューバーの「ファイル」→「印刷」をクリックし，「印刷」ダイアログボックスを表示させ，「印刷対象」で「ノート」を選択する（**図9-18**）．なお，「プロパティ」をクリックすると，スライド4枚分を1頁に印刷できるなど，いろいろな機能を選択することもできる．

2 リハーサルとスライドの修正

原稿ができたら，「スライドショー」を実行し，タイマーなどで時間を計りながら，原稿を実際に読んでみる．できれば，第三者に聞いてもらい，話すスピードやスライドのみやすさなどについて意見をもらうとよい．練習を何回も重ねて，スライドの修正を図り，修正を行ったら必ずスライドショーで再確認する．また，認定試験前には**表9-2**に示すチェックリストで，スライドなどに不備がないかを確認する．リハーサルを重ね，自信をもって試験に臨むことが重要である．

せっかく作成したので削除せずに他の機会で活用したいスライドや，後で追加したくなると思わ

れるスライドなどは，プレゼンテーションのときだけ非表示にすることもできる．スライド一覧表示モードにて，非表示にしたいスライドをクリックし，ツールバー「スライドショー」→「非表示スライドに設定」を選択する．非表示となったスライドは右下のスライド番号に斜線がかかる．なお，非表示にしたスライドを再び表示させたい場合は，スライド一覧表示モードにて，再び表示させるスライドをクリックで選択し，ツールバー「スライドショー」→「非表示スライドに設定」を選択する．

3 合格へ導くケースプレゼンテーションのテクニック

認定試験において，ケースプレゼンテーション（以後，ケースプレ）は，審査員への印象が合否を大きく左右する．本人が無自覚であろうと自覚的であろうと，ひと言ひと言，一挙手一投足，すべてがメッセージとなり，審査員へ伝わる．とくに合格点ギリギリのケースプレでは，プレゼンテーションの内容次第で，合格にも不合格にもなるため，審査員を納得させるわかりやすい発表がポイントとなる．

1）症例の選択

日常臨床で，よく遭遇する症例は，プラーク性歯肉炎や慢性歯周炎の症例がほとんどであり，ケースプレに向く，特殊な症例を担当することはないか，あってもきわめて少ないのが現状である．単純な慢性歯周炎の症例を選択する際には，歯科衛生士として関わった歯周治療部分に重点をおいてプレゼンテーションすることが大切である．その場合，とくに炎症のコントロールに関してはブラッシング指導のみならず，SRPのテクニックが口腔内写真にて提示できるような症例を選択することがポイントである．また，単純な歯周病患者さんの症例で治療内容が一般的な場合には，数年から十数年にわたる長期症例を選択するのも効果的である．

2）起承転結を重視したストーリー性

認定試験は限られた時間で合否を判定するため，最低限のストーリー性が要求される．

とくに治療経過は，歯科医師が行った治療内容ではなく，歯科衛生士として，「この部分」の治療に関わり，「何を」行ったか，その結果「このように」メインテナンスまたはSPTされているというような「流れ」が必要であり，治療前後を比較できる資料を整えておくと伝えやすい（図9-19）．

長期症例であれば，患者さんとの間に信頼関係が確立されていることが審査員に伝わりやすく，「長期にわたり良好に経過している」，「途中で問題がでたがこのような対応で切り抜けた」などのストーリー性をもつとより望ましいプレゼンテーションとなる．

3）時間の厳守

時間厳守で終了するように心がけると，おのずとスライドの枚数が決まる．枚数が多く，「ハイ次，

図9-19

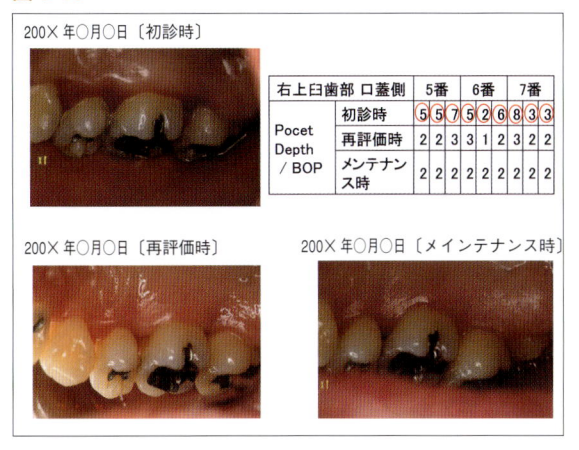

図9-20

ハイ次」と目まぐるしくスライドが変わるような発表は好ましくないため，リハーサルを十分行い，時間配分を考慮したうえで，スライドの枚数を調整することがポイントである．

時間いっぱい使って表現できるように，実際に先生や同僚に聞いてもらい批評を受け，何度も練習することが大切である．

4）わかりやすいスライドの作成

スライドの背景は，多色使いで見にくいものにならないようにし，グラデーションや影文字を使わないことを原則とする．また，アニメーションの多用は煩わしく，逆効果となるので，注意が必要である．

受験者の顔写真および勤務先の歯科医院の写真は不要であり，年号は，西暦で統一させる（図9-20，21）．また，文字は読みやすいように20ポイント以上のサイズとし，1枚に多くの情報を記載し過ぎないよう配慮する．

口腔内写真は，歯周組織の状態が明瞭に判別でき，術前術後で比較できるものが望まれている．またピントが合っていること，色，明るさが適正であること，構図などが一定であることなどがポイントである．上下顎咬合面観では，臼歯部歯肉の状態がわかりにくいため，口蓋・舌側面観は，前歯部と臼歯部とで分けて撮影したものが望ましい（図9-22）．

エックス線写真は，申請時の資料作成に関して必ずしも必要とされていないが，ケースプレでは，初診時と直近もしくはメインテナンスまたはSPT時のデンタルエックス線写真10〜14枚法（またはパノラマエックス線写真）を提示することとなっている（図9-23）

最後のスライドとして，考察などに関する「まとめ」のスライドを作成すると，ケースプレ全体を引き締める効果がある（図9-24）．

図 9-21

図 9-22

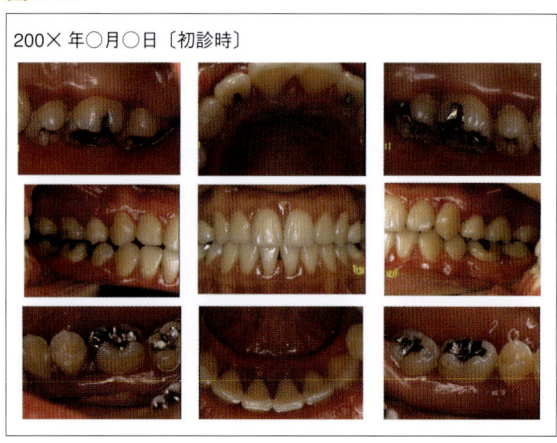

図 9-23

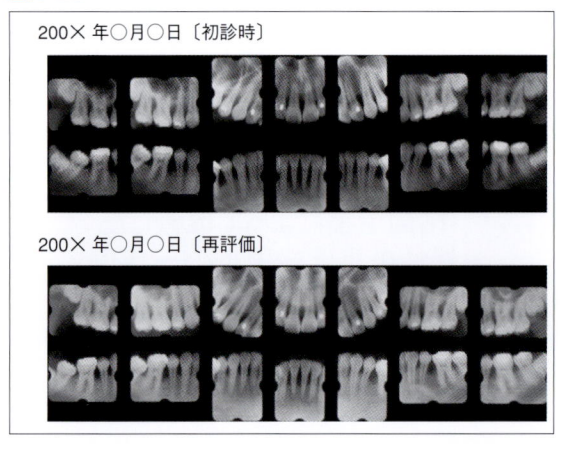

図 9-24

5）抑揚のある口頭発表

　スライドは，受験者のメモ代わりではないので，発表原稿をしっかり作成することが必要である．通常，マイクは使用しないため，部屋（審査会場）の大きさに見合う十分な声量をもって，語尾をはっきりさせ，適切なスピードで明瞭に話す．単調な棒読みにならないように心がけ，審査員の興味を喚起させるためにも，自分が担当して苦労した部分や強調したいところをしっかり主張することがポイントである．

　ケースプレゼンテーションの試験においては，限られた時間のなかで，肝心な内容を審査員へ伝えなくてはならない．そのためには，情報を吟味し，推敲を重ねた原稿を基に，文字スライドばかりでなく，口腔内写真やエックス線写真などを用いて，炎症の改善などを一目で理解してもらえるようにビジュアル化させたスライドを作成することが効果的である．

　また，質疑応答に対しては，想定質問を作成し，ケースプレゼンテーションのリハーサルとともに回答の練習を重ねておくことも，合格への第一歩である．

＊本項では PowerPoint 2003 を用いたプレゼンテーション例を示したが，PowerPoint2007 以降では画面デザインが変更されている（下図）．なお，操作手順に大きな変更はない．

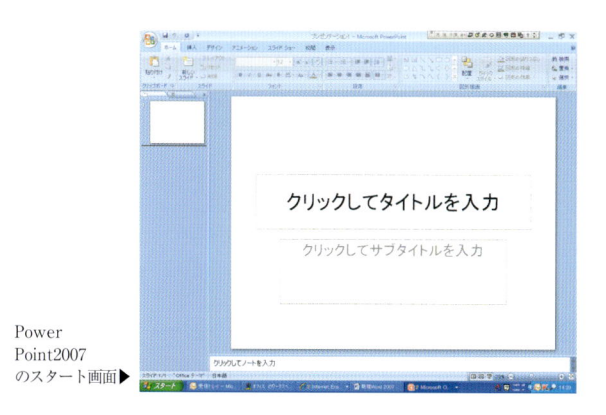

PowerPoint2007 のスタート画面▶

コラム　合格が遠のくケース　～失敗した受講生から学ぶ～

1. 不適切な症例
   - 歯肉炎症例
   - 歯周外科，歯周―矯正，歯周補綴，インプラント治療など盛りだくさんの治療が含まれた症例
     〔歯科医師の処置がメインであり，認定歯科衛生士試験にふさわしい症例ではない．〕
   - ブラッシング指導だけで，炎症が改善した症例
     〔スケーラーなどのインスツルメンテーションに熟達しているのかが判断できない．〕
   - 初診時からメインテナンスあるいはサポーティブペリオドンタルセラピー（SPT）期間を通して担当していなかった症例
     〔患者さんを引き継いだ，転職したためデータが手に入らなかったなど，どんな理由があるにせよ，症例の条件（表9-2 チェックリスト参照）がクリアされていることが必須である．〕

2. 症例報告書の不備
   - 主訴に診断名が記載された症例
     〔「主訴」という用語を理解していない．〕
   - 現病歴に「特になし」と記載された症例
     〔「現病歴」という用語を理解していない．〕
   - 口腔内写真を見ると補綴物があるのに，「口腔既往歴なし」と記載された症例
   - 診断が『歯周病学用語集（日本歯周病学会編）』『歯周治療指針2015（日本歯周病学会編）』に準じていない症例
     〔診断は歯科医師が行うのだが，歯周病の分類を理解していない．〕

3. その他
   - ウイルスに感染した USB の持参
     〔他の受験者に大変迷惑をかけた事例．〕
   - 側方面観，咬合面観のミラー像の写真を反転させていない資料
     〔側方面観，咬合面観の口腔内写真は，口腔内を直視したイメージで活用する．〕
   - 審査員の質問に対し，「院長から言われたので，私はよくわかりません」と開き直るような態度で回答
     〔責任転嫁をし，受験者の姿勢として好ましい態度ではない．〕

索引 — index

和文索引

あ

- アシスタントワーク ………… 106, 110, 117
- アタッチメントロス ………… 19, 44, 47
- アバットメント …………114
- アルコール依存症患者 ……116
- 1型糖尿病 …………126
- 一次性咬合性外傷 ………4, 64
- 一酸化炭素 …………136
- 遺伝性疾患 …………47
- 医療情報 …………144
- 医療面接 …………14, 15
- インスリン …………126
- インスリン抵抗性 …………126
- インターロイキン …………126
- インタラクティブな
  コミュニケーション …15, 16
- インプラント周囲炎 ……116, 123
- インプラント周囲粘膜炎 ……116
- インプラント体 …………114
- インプラント治療 ………… 7, 114, 115, 117
- インプラント補綴処置 ………121
- インプラント埋入（一次）手術 …………118
- 運動療法 …………126
- エアスケーラー …………101
- 栄養障害 …………3
- エックス線CT …………118
- エックス線写真 …………38
- エナメルマトリックス
  タンパク質 …………56, 61
- エムドゲイン …………27
- 炎症性サイトカイン …………133
- エンドトキシン …………73
- オープンクエスチョン …69, 144
- オッセオインテグレーション …………114

か

- 外傷性因子 …………3
- 外傷性咬合 …………41
- 潰瘍性歯肉炎 …………2
- 家族歴 …………17
- カッティングエッジ …74, 82
- 環境因子 …………2
- 患者教育 …………6, 50
- 間接介助 …………111
- 感染症 …………70
- 既往歴 …………144
- 危険因子 …………2
- 喫煙 …………2, 5, 136
- 喫煙者 …………116
- 客観的情報 …………144
- キャビテーション効果 …………77
- 急性歯肉膿瘍 …………26
- 共同治療者 …………70
- 局所的原因 …………3
- 局所薬物配送システム …………86
- 禁煙指導 …………46, 50, 52, 137
- 禁煙宣言 …………137
- 菌血症 …………126, 130
- グリコヘモグロビン …………126
- クリニカルアタッチメント
  レベル …………6, 22
- グレーシーキュレット …………74
- 軽度歯周炎 …………47
- 軽度慢性歯周炎 …………47
- ケースプレゼンテーション …155
- 血液疾患 …………44
- 血管の機能障害 …………129
- 血糖コントロール …126, 128
- 原因除去治療 …………6
- 言語的コミュニケーション …15
- 現症 …………144
- 現病歴 …………17, 144
- 口角鉤 …………34, 110
- 抗凝固薬 …………131
- 口腔乾燥 …………138
- 口腔機能回復治療 …………7
- 口腔清掃習慣 …………70
- 口腔前庭異常 …………31
- 口腔内写真 …………33

- 高血圧症 …………129
- 咬合因子 …………2
- 咬合干渉 …………41
- 咬合検査 …………6
- 咬合性外傷 ………4, 28, 41, 64
- 咬合調整 …………7
- 咬合治療 …………7
- 口呼吸 …………32
- 高脂血症 …………129
- 口頭発表 …………156
- 高齢者 …………138
- 高齢者の歯周治療 …………140
- 誤嚥性肺炎 …………140
- 骨再生誘導 …………116
- 骨粗鬆症患者 …………116
- コミュニケーション ………… 14, 16, 68, 145
- コンプライアンス …………92
- 根分岐部 …………76, 79, 98
- 根分岐部病変 …………6, 28

さ

- 細菌因子 …………2
- 再評価 …………6, 90
- サポーティブペリオドンタル
  セラピー …………6, 92
- 歯科医師 …………147
- 歯科衛生士 …… 8, 17, 97, 101, 131, 147
- 歯科衛生士の役割 ……6, 7, 109
- 歯科的既往歴 …………17
- 歯冠・歯根の形態異常 …………31
- 自己効力感 …………29
- 歯根膜 …………2
- 歯周炎 …………47
- 歯周基本治療 …………6
- 歯周-矯正治療 …………7
- 歯周外科治療 ………6, 106, 137
- 歯周靱帯 …………2
- 歯周組織 …………2
- 歯周組織検査 …………6

歯周組織再生療法 …………22, 27, 56, 58, 61	スィーピングストローク ……79	デブライドメント …………20, 23, 92, 97, 98
歯周治療の流れ …………6, 7	垂直性骨欠損 ……………39	デンタルエックス線写真 ……38, 41
歯周病 …………………………2	スケーリング ……………6, 46	電歪式（ピエゾ式）…………77
歯周病安定期治療 ……………11	スケーリング・ルートプレーニング ……6	動機付け ………………………71
歯周病原細菌 ……3, 5, 44, 130	ステロイド性抗炎症薬	頭頸部放射線治療後の患者 ……116
歯周病の予防 ……………………6	長期服用患者 …………116	糖尿病 ………………2, 44, 126
歯周病分類システム …………2, 3	ストーン ………………………82	動脈硬化症 ……………………129
歯周ポケット …………………31	ストローク ………………76, 81	閉じられた質問 …………15, 69
歯石 ………………………3, 31	スライドショー ……………148	ドレーピング …………………119
歯槽硬線 ………………………39	スライドの作成 ……………156	ドレープ …………………111, 119
歯槽骨 …………………………2	生活習慣 …………………70, 126	
歯槽骨吸収形態 ………………38	生活習慣病 ……5, 70, 129, 136	**な**
歯槽骨の吸収 …………………47	生体因子 ………………………2	ナイトガード ……41, 50, 58, 62
歯槽骨の形態 …………………38	性ホルモン ……………………3	内分泌異常 ……………………3
歯槽骨レベル …………………38	セメント-エナメル境 …………22	2型糖尿病 ……………………126
支台装置 ……………………114	セメント質 ……………………2	ニコチン ……………………136
執筆状変法 …………………74	セルフケア …………58, 70, 72, 90, 100	二次性咬合性外傷 ……4, 28, 64
歯肉 ……………………………2	セルフコントロール …………80	妊娠性歯肉炎 …………………135
歯肉炎 …………………………44	全身的原因 ……………………3	認定歯科衛生士 ………8, 9, 38
歯肉炎指数 …………………25	全身の既往歴 …………………17	認定歯科衛生士試験 …………147
歯肉の黒色化 ………………136	早期接触 ………………………41	認定歯科衛生士制度 …………8
歯肉の状況 ……………………3	象牙質知覚過敏 …………64, 108	ネイバース型プローブ ………29
脂肪細胞 ……………………126	早産 ………………………133	
シャープニング ……82, 84, 97	双方向的コミュニケーション ……15	**は**
自由診療 …………………10, 11		パーソナル・コミュニケーション ………15
重度歯周炎 ……………………55	**た**	バーニッシュ …………………82
重度慢性歯周炎 ………………55	タール ………………………136	白線 ……………………………39
修復・補綴治療 ………………7	第一シャンク ……………74, 82	発表用原稿の作成 ……………153
主観的情報 …………………144	耐性菌 …………………………86	歯の形態 ………………………39
主訴 …………………16, 144	唾液分泌の減少 ……………138	歯の動揺度 …………………6, 26
腫瘍壊死因子 ………………126	タッピングストローク ………79	パノラマエックス線写真 ……38
循環器系疾患 ………………129	単球走化性因子 ……………126	歯磨き習慣 ……………………5
上顎洞底挙上術 ……………116	単純性歯肉炎 …………………2	パワーポイント ……………147
小帯異常 ………………………31	チーム医療 …………………106	非言語的コミュニケーション …………15, 68
上部構造 ……………………114	治癒 ……………………………91	肥大性歯肉炎 …………………2
症例分析 ………………………6	中等度歯周炎 …………………51	秘密保持 ………………………17
食事指導 ……………………107	中等度慢性歯周炎 ……………51	病状安定 ……………7, 91, 92, 97
食習慣 ……………………5, 70	超音波スケーラー ……76, 77, 98	開かれた質問 ……………15, 69
食事療法 ……………………126	直接介助 ……………………110	フィクスチャー ……………114
食片圧入 …………………31, 41	治療計画 ………………………6	フェザータッチ ………………78
歯列不正 ………………………31	低血糖症 ……………………128	副作用 …………………………86
磁歪式（マグネット式）………77	低体重児出産 ………………133	服薬指導 ……………………107
侵襲性歯周炎 …………47, 59	テストバー …………………83	不整脈 ………………………129
心臓機能 ……………………129	テトラサイクリン系抗菌薬 ……86	付着の喪失 ………………2, 44
診療報酬 ………………………10		
診療報酬明細書 ………………10		

フッ化物 …………………93
フッ化物応用……………7
不適合修復物……………31
プラーク ……………2, 3, 44
プラークコントロール ………6
プラークコントロールレコード
　………………………8, 24
プラーク指数……………24
プラークリテンションファクター
　………………………6, 29, 72
ブラキシズム……41, 50, 58, 62
プラスチック製キュレット……101
ブラックトライアングル ……108
ブラッシング指導 ………6
ブレード …………74, 82, 97
プレゼンテーション……145, 147
プレゼンテーションの作成……149
プロービング……………18
プロービング時の出血……6, 26
プロービングチャート……45
プロービングポケットデプス……6
プロフィーカップ ……101

プロフィーブラシ ……101
プロフィーポイント ……101
プロフェッショナルケア
　………………7, 11, 25, 72, 100
プロフェッショナルコントロール
　………………………80
プロフェッショナルトゥース
　クリーニング……………7
ペースメーカー……………131
縫合 ………………110, 121
ボーンサウンディング………29
保険診療…………………10
ホルモンの変調……………3, 44

ま
慢性歯周炎………………4, 47
慢性疾患…………………144
ミラー……………………35, 36
メインテナンス
　………………6, 7, 46, 100, 123
メラニン色素の増加………136

モチベーション
　…… 68, 70, 72, 92, 101, 144
問診 ………………………144

や
薬物性歯肉炎……………2
薬物療法…………………126
要介護高齢者……………139
予後判定…………………6

ら
ラバーカップ……………101
ラバーチップ……………101
ラポール……………14, 69
リコール……………93, 100
リスクファクター …… 2, 5, 100,
　126, 133, 138
リトラクター……………110, 119
リハーサル………………154
リポ多糖血症……………126
レスト……………………74
レセプト…………………10

欧文索引

Aggregatibacter（Actinobacillus）
　actinomycetemcomitans
　………………………4, 59, 137
Bacteroides forsythus …………4
BOP ……………………6, 26
CAL ……………………6, 22
CEJ ……………………22
Fusobacterium nucleatum ………4
GBR法 …………………116, 117
GTR ……………………27
HbA1c …………………126

IL-1 ……………………136
IL-1β ……………………133
IL-6 ……………………126, 136
IL-8 ……………………133
LDDS ……………………86
LPS ……………………126
MCP-1 …………………126
NGSP値 …………………126
O'Learyらのプラークコントロー
　ルレコード………………24
PCR ……………………8, 24

PMTC …………………84
Porphyromonas gingivalis …4, 137
PPD ……………………6
PTC ……………………7
SPT ……………………6, 7, 92
SRP ……………………6, 73
Tannerella forsythia ………4, 137
Tarnowの分類………28, 29
TNF-α …………………126
Treponema denticola …………4

歯科衛生士のための歯周治療ガイドブック
　―キャリアアップ・認定資格取得をめざして―　　ISBN978-4-263-42170-3

2009年 9 月10日　第1版第1刷発行
2025年 5 月10日　第1版第9刷発行

　　　　　　　　　　　　　　　　特定非営利活動法人
　　　　編　集　日 本 歯 周 病 学 会
　　　　発行者　白　石　泰　夫
　　　　発行所　医歯薬出版株式会社
　　　　〒113-8612 東京都文京区本駒込1-7-10
　　　　TEL．(03)5395-7638(編集)・7630(販売)
　　　　FAX．(03)5395-7639(編集)・7633(販売)
　　　　　　　　　　https://www.ishiyaku.co.jp/
　　　　　　　　　　郵便振替番号　00190-5-13816

　　乱丁，落丁の際はお取り替えいたします　　印刷・木元省美堂／製本・愛千製本所
　　　　　　　　　　　Ⓒ Ishiyaku Publishers, Inc., 2009. Printed in Japan

本書の複製権・翻訳権・翻案権・上映権・譲渡権・貸与権・公衆送信権(送信可能化権を含む)・口述権は，医歯薬出版(株)が保有します．
本書を無断で複製する行為(コピー，スキャン，デジタルデータ化など)は，「私的使用のための複製」などの著作権法上の限られた例外を除き禁じられています．また私的使用に該当する場合であっても，請負業者等の第三者に依頼し上記の行為を行うことは違法となります．

JCOPY ＜出版者著作権管理機構 委託出版物＞
本書をコピーやスキャン等により複製される場合は，そのつど事前に出版者著作権管理機構(電話 03-5244-5088，FAX 03-5244-5089，e-mail：info@jcopy.or.jp)の許諾を得てください．